国家执业药师资格考试辅导用书

中药学综合知识与技能

ZHONGYAOXUE ZONGHE ZHISHI YU JINENG

主　编　费小凡

中国科学技术出版社
·北京·

图书在版编目(CIP)数据

中药学综合知识与技能/ 费小凡主编. —北京：中国科学技术出版社,2020.10
ISBN 978 - 7 - 5046 - 8709 - 8

Ⅰ. ①中… Ⅱ. ①费… Ⅲ. ①中药学—资格考试—自学参考资料 Ⅳ. ①R28

中国版本图书馆 CIP 数据核字(2020)第 111942 号

策划编辑	闫 鹏 张 晶 崔晓荣
责任编辑	张晶晶
装帧设计	创意弘图
责任校对	凌 雪
责任印制	马宇晨

出 版	中国科学技术出版社
发 行	中国科学技术出版社有限公司发行部
地 址	北京市海淀区中关村南大街 16 号
邮 编	100081
发行电话	010 - 62173865
传 真	010 - 62173081
网 址	http://www.cspbooks.com.cn

开 本	787mm×1092mm 1/16
字 数	435 千字
印 张	17.75
版 次	2020 年 10 月第 1 版
印 次	2020 年 10 月第 1 次印刷
印 刷	三河市荣展印务有限公司
书 号	ISBN 978 - 7 - 5046 - 8709 - 8/R · 2583
定 价	79.00 元

编者名单

主　编　费小凡

副主编　宋　毅　金朝辉　杨　林

编　者　（以姓氏笔画为序）

王　立　王建莉　石红霞　叶　祥

冯　露　刘　菊　刘多娇　杨　林

何云华　但丝圆　宋　毅　陈　力

金朝辉　周　俊　胡　燕　胡在元

费小凡

内容提要

    本书是国家执业药师资格考试"中药学综合知识与技能"的复习参考用书，由具有丰富考试辅导经验的专家依据最新考试大纲的要求，在深度分析历年考试的命题规律后编写而成。本书在编写结构上分为复习指导与正文两部分，复习指导是对该部分内容包含知识点的分析，提示考生应该掌握的重要内容。正文部分按照考试大纲的要求顺序展开编写，既考虑到知识点的全面性，又重点突出，对常考或可能会考的重要知识以波浪线的形式加以标注，关键词以黑体字的形式加以强调。每一部分内容后附有同步练习题，可帮助考生掌握本部分的重点内容，熟悉相关考点。本书知识点全面，重点突出，能有效体现考试的出题思路及方向，是中医执业药师资格考试的必备参考用书。

前　言

　　本套考试辅导丛书包括了国家执业药师资格考试的所有科目，分为药学和中药学两类，除了"药事管理与法规"是药学和中药学类的共同考试科目外，药学类还包括"药学专业知识（一）""药学专业知识（二）""药学综合知识与技能"3 个科目，中药学类还包括"中药学专业知识（一）""中药学专业知识（二）""中药学综合知识与技能"3 个科目，因此共 7 个分册。

　　为了帮助广大参加执业药师资格考试的人员准确、全面地理解和掌握应试内容，顺利通过考试，本套丛书的内容紧扣考试大纲，对教材内容进行了高度概括、浓缩，重点突出考试内容，帮助考生减少复习的盲目性。在复习章节内容的基础上，辅以针对性的同步练习，可以帮助考生掌握考点，加深记忆。每个科目另有相应的模拟试卷作为实战训练，使考生能熟悉考试题型、明确要点和考点，适用于临考前的实战训练。

　　本年度除共同考试科目"药事管理与法规"外，其他科目考试仍然继续使用 2015 年国家食品药品监督管理总局制定的《国家执业药师资格考试大纲》。2019 年，"药事管理与法规"科目由国家药品监督管理局执业药师资格认证中心根据《国家执业药师资格考试大纲（第七版）》（以下简称《大纲》）相关规定及国家新印发或修订的药事管理法律法规进行相应的调整。其中在第一章第一小单元中增加第五细目"执业药师执业活动的监督管理"及要点"监督检查的内容""违法违规参加资格考试，不按规定配备、注册及'挂证'行为的处理"。在第二章第一小单元中增加第五细目"改革完善仿制药的供应保障及使用政策"及要点"《改革完善仿制药供应保障及使用政策的意见》的主要内容"。在第三章第一小单元第二细目对应要点中，将"卫生计生部门职责"变更为"卫生健康部门职责"，"工商行政管理部门职责"变更为"市场监管部门职责"，增加"医疗保障部门的职责"。在第五章第二小单元中增加要点"药物临床应用管理"。在第六章第四小单元中增加细目"古代经典名方中药复方制剂的管理"和要点"古代经典名方目录""古代经典名方的中药复方制剂的管理要求"。

　　希望本套辅导丛书能帮助参加执业药师考试的应试者节省复习时间，提高考试通过率。若有疏漏或不当之处，敬请广大读者予以斧正。

四川大学华西医院　费小凡

前 言

出版说明

我国执业药师资格考试工作实行全国统一大纲、统一考试、统一注册、统一管理、分类执业。为帮助广大考生在繁忙的工作之余做好考前复习，我们组织了四川大学华西医院的药学专家对近年考试的命题规律及考试特点进行了精心分析及研究，并按照最新的考试大纲及科学、严谨的命题要求编写了这套《国家执业药师资格考试辅导用书》。本辅导丛书包括两个系列：应试指导系列和模拟试卷系列。

应试指导系列共 7 个分册，即：《药事管理与法规》《药学专业知识（一）》《药学专业知识（二）》《药学综合知识与技能》《中药学专业知识（一）》《中药学专业知识（二）》《中药学综合知识与技能》。均根据应试需求，由权威药学专家倾力打造，紧扣新大纲和考点，内容精练，重点突出，对重要的知识点及考点予以提示并加以强调，是一套契合大纲、真题的考试辅导用书，便于考生在有限的时间内进行有针对性的复习。

模拟试卷系列共 7 个分册，每个分册共包含 5 套试卷，即：《药事管理与法规模拟试卷》《药学专业知识（一）模拟试卷》《药学专业知识（二）模拟试卷》《药学综合知识与技能模拟试卷》《中药学专业知识（一）模拟试卷》《中药学专业知识（二）模拟试卷》《中药学综合知识与技能模拟试卷》。这个系列的突出特点是贴近真实考试的出题思路及出题方向，试题质量高，题型全面，题量丰富。题后附有答案及解析，可使考生通过做题强化对重要知识点的理解及记忆。

本套考试辅导用书对考点的把握准确，试题的仿真度非常高。在编写过程中，编者进行了大量的研究和总结工作，并广泛查阅文献资料，付出了大量心血和努力，感谢专家们的辛勤工作！由于编写及出版的时间紧、任务重，书中的不足之处，请读者批评指正。

中国科学技术出版社

目　录

第1章　中医基础理论

一、中医学的基本特点

【复习指导】本部分内容历年偶考，要熟练掌握中医基础理论的整体观念和辨证论治两大基本特点。

中医理论体系的基本特点是：整体观念、辨证论治。**整体观念**为古代唯物论和自然辩证法在中医学中的体现，是中医理论的指导思想；**辨证论治**是中医学诊治疾病的基本原则。

（一）整体观念

整体即统一性、完整性和联系性。整体观念是中医学关于人体自身及人与环境之间的统一性、完整性和联系性的认识，整体观念不但贯穿于中医生理、病理、诊法、辨证、防治、养生等整个理论体系中，还具有重要的临床指导意义。

1. 人是一个有机的整体　人体是由多个脏腑、形体和官窍组成的，每个脏腑、形体和官窍都有其不同的结构和功能，它们并不是孤立的，而是密切联系的，在结构上不可分割，生理上相互联系，病理上相互影响。所以，在诊断、治疗疾病时也要从整体着手，才能诊断确切、治疗得当。

（1）在结构上：人体是由五脏、六腑、五体、五官、九窍、四肢百骸等组织器官通过精、气、血、津液的作用和经络的联结作用，共同构成了以心、肝、脾、肺、肾为中心的相互联系、密不可分、缺一不可的统一整体。

（2）在功能上：人体正常的生理功能不仅要依靠各脏腑组织发挥自己的功能，还要靠脏腑组织之间相互促进、相互制约，共同维持人体正常的生命活动。

（3）在病理上：由于人体是一个有机的整体，在脏腑组织结构上相互联系、功能上相互为用，所以在病理上也会相互影响。

（4）在诊治上：人体的脏腑与形体、官窍是一个整体，生理上相互联系，病理上相互影响，所以在诊断疾病上可从整体出发，来认识局部组织器官的外在变化，来判断内脏的病变，也可以说局部病变是由整体功能失调所致，所以在治疗时也应从整体出发采取适当的治疗方法和措施，进行综合调理，才能有较好的疗效。

（5）在养生康复上：中医养生注重形神共养以维护健康、形神共调以治疗疾病。

2. 人与环境的统一性

（1）人与自然环境的统一性：人类生活在自然环境中，而自然界中存在着人类赖以生存的必备条件。而自然环境的运动变化可直接或间接地影响人体，使机体相应地产生反应，即"人与天地相参也，与日月相应也"。自然界的季节气候、昼夜晨昏及地理环境对人体都是有影响的。

（2）人与社会环境的统一性：人的本质是一切社会关系的总和，人与社会有着非常密切的联系。人的生产活动创造了社会，同时人生活在社会环境之中，社会的政治、经济、法制、科技、文化等环境也会对人产生影响，如社会的安定与动荡、社会的经济与文化发展，以及人的社会地位的变迁，都可以引起人体身心功能的变化。故《论衡》曰："太平之世多长寿之人。"《素问·疏五过论》曰，"尝贵后贱"可致"脱营"病，"故贵脱势，虽不中邪，精神内伤，身必败亡"。

（二）辨证论治

辨证论治是中医认识和治疗疾病的基本原则，是对疾病进行辨析、判断和处理的一种独特的研究和治疗方法。主要从以下几点加以认识。

1. 症、证、病的区别

症：即症状和体征的总称，指疾病的具体临床表现，如恶寒发热、恶心呕吐、面赤、舌红等。

证：是机体在疾病发生过程中某一阶段的病理概括，包括病因、病位、病性及邪正关系等，如肺阴亏虚证、脾胃虚弱证、肝火上炎证等。

病：疾病，是在一定病因或条件下，机体对外界有害因素的一种反应，具有特定的病因、发病形式、病变机制和症状、体征，如感冒、消渴、胸痹、中风等。

2. 辨证与论治的关系　辨证论治是运用中医理论辨析有关疾病的临床资料，确立证候，以制定治则治法，付诸实施的思维过程，可分为辨证和论治两个阶段。

（1）辨证：是指将望、闻、问、切四诊所收集的症状和体征等资料，通过综合分析，辨别疾病的原因、性质、部位及邪正之间的关系，最后判断其为某种性质的"证候"。

（2）论治：是指根据辨证的结果，确定相应的治疗原则和方法，是研究和实施治疗的过程。

（3）辨证论治的关系：辨证是决定治疗的前提和依据，论治是治疗疾病的手段和方法，通过论治可以检验辨证正确与否。辨证和论治是诊治疾病过程中不可分割的两部分，是理论与实践相结合的体现，也是理、法、方、药理论体系在临床上的具体运用，还是中医临床诊治的基本原则。

（4）辨证论治的应用：辨证论治是指导中医临床诊治的基本原则，能辨证地看待病和证的关系，认为同种疾病出现不同的证候，而不同的疾病在其发展过程中可出现相同的证候，所以在治疗时可采用"同病异治"或"异病同治"的治疗方法。**同病异治**，是指同一种疾病，根据其发病的时间、地域及患者反应的不同，或处于不同的发展阶段，所表现的证有所不同，而采用不同的治法。如温病的卫分证、气分证、营分证、血分证，就是温病过程中四个不同阶段的证候，应分别治以解表、清气、清营、凉血等法。**异病同治**，是指不同的疾病，在其发展过程中，出现了性质相同的证候，因而可采用同一方法治疗。如久痢、脱肛、子宫下垂等不同的病，都表现为中气下陷证，均可以用升提中气的方法治疗。相同的证，其治法基本相同；不同的证，其治法不同，这就是所谓的"证同治亦同，证异治亦异"。这种针对疾病发展过程中不同性质的矛盾用不同方法去解决的原则，就是辨证论治的精神实质。

【同步练习】

一、A 型题（最佳选择题）

1. 根据中医理论，"症""证""病"的含义不同，下列表述中属于"证"的是

A. 胸痹　　　　　　B. 心悸　　　　　　C. 气虚血瘀　　　　　　D. 胸胁胀满

E. 胸痛彻背

本题考点：症、证、病的概念。症，即症状和体征的总称，指疾病的具体临床表现。证，是机体在疾病发生过程中某一阶段的病理概括，包括病因、病位、病性及邪正关系等，能够反映出疾病发展过程中某一阶段的病理变化的本质，因而它比症状能更全面、更深刻、

更准确地揭示出疾病的发展过程和本质。病，疾病，是在一定病因或条件下，机体对外界有害因素的一种反应，具有特定的病因、发病形式、病变机制和症状、体征。

2. "同病异治"的"同病"是指

A. 病因相同　　　　B. 病种相同　　　　C. 病证相同　　　　D. 病机相同

E. 症状相同

本题考点：同病异治的概念。同病异治，是指同一种疾病，由于所表现的证不同，因而治法各异。

二、B 型题（配伍选择题）

（3—4 题共用备选答案）

A. 感冒　　　　　　B. 咳嗽　　　　　　C. 风寒犯肺　　　　D. 鼻痒喷嚏

E. 恶寒发热

3. 属于"病"的是

4. 属于"证"的是

本题考点：症、证、病的概念。

三、X 型题（多项选择题）

5. 中医学的基本特点有

A. 阴阳学说　　　　B. 整体观念　　　　C. 八纲辨证　　　　D. 辨证论治

E. 五行学说

本题考点：中医学的基本特点：一是整体观念，二是辨证论治。

参考答案：1. C　2. B　3. A　4. C　5. BD

二、阴阳学说

【复习指导】本部分内容较难，历年都会考。其中，阴阳的基本概念和阴阳的关系要熟练掌握；熟悉阴阳在中医学中的应用。

中医学的阴阳学说，是运用阴阳的运动规律解释人体的生命活动、病理变化，指导临床实践的一种基本理论。阴阳学说认为，自然界的一切事物都存在相互对立的阴阳两个方面，而阴阳是自然界的根本规律，是一切事物生长、发展、变化、衰亡的根源。

（一）阴阳的属性

阴阳，是对自然界相互关联的某些事物或现象对立双方属性的概括。既可代表两个相互对立的事物或现象，又可代表同一事物或现象内部对立的两个方面。一般来说，阳的特性是指具有剧烈运动的、上升的、外向的、明亮的、温热的性质；阴的特性是指具有相对静止的、下降的、内守的、晦暗的、寒冷的性质。若以天地为例，则天为阳，地为阴；若以水火为例，则水为阴，火为阳。把阴和阳的相对属性运用到医学领域中，将对人体具有推动、温煦、兴奋等作用的物质和功能，都归属于阳；而对人体具有凝聚、滋润、抑制等作用的物质和功能，都归属于阴。

1. 规定性　指阴阳两个方面是具有特定属性的，用阴阳属性划分的事物或现象，必须依据这个规定的属性进行，具有不可变性和不可颠倒性，如天为阳，地为阴，天不能称为阴，地也不能反称为阳。

2. **普遍性** 阴阳的对立统一是天地万物运动变化的总规律，代表自然界中普遍存在的既相互关联又相互对立的众多事物。凡属相互关联的事物或现象，或在同一事物内部，都可以用阴阳来概括、分析其各自的属性，如天与地、动与静、水与火、明与暗等。

3. **相关性** 指用于划分阴阳相互对立的事物或现象，应是在同一范畴、同一层次、同一统一体中。具有相关性才可划分阴阳，如天与地、昼与夜、寒与热等。

4. **相对性** 具体事物和现象阴阳属性的划分不是绝对的，也不是一成不变的，而是相对的、可变的。也就是说，随着时间的推移或运用范围的不同，事物的性质或对立面会有所改变，其阴阳属性也就会随之而改变。阴阳的相对性表现为以下两点。

（1）阴阳的相互转化：在一定条件下，事物的阴阳属性可以相互转化，阴可以转化为阳，阳也可以转化为阴，如寒证和热证的转化，病证的寒热性质变了，其阴阳属性也会随之改变。

（2）无限可分：任何相互关联的事物或现象都可以概括为阴阳两种属性，而任一事物的内部又可分为阴阳对立的两个方面，即阴中有阴阳可分，阳中也有阴阳可分，不断地一分为二，以至无穷，如昼为阳，夜为阴，昼与夜还可分阴阳，即上午为阳中之阳，下午则为阳中之阴；前半夜为阴中之阴，后半夜则为阴中之阳。每一事物或现象都包含着阴阳，都可以一分为二。

（二）阴阳的相互关系

1. **阴阳的对立制约** 对立，即相反，制约即抑制、约束。阴阳对立制约是指属性相反的阴阳双方处于同一个统一体中相互抑制，相互约束，相反相成。

阴阳制约，指属性对立的阴阳双方相互抑制，相互约束，相互斗争。如寒能祛热而制约热，而热能散寒而制约寒。在正常状态下，处于同一个统一体中的阴阳，既相互排斥，又相互制约，从而取得动态平衡，称之为"阴平阳秘"。

人的机体之所以能进行正常的生命活动，也是阴阳对立制约斗争取得统一的结果，如人体的兴奋与抑制、合成与分解、吸收与排泄等，无一不是体现阴阳的对立制约作用。

2. **阴阳的互根互用** 阴阳互根互用，指阴阳之间相互依存、互为根本并相互资生、促进、助长。

阴阳互根，互为根本、相互依存，阴和阳任何一方都不能脱离对方而单独存在，每一方都以对方的存在作为自己存在的前提或依据。也就是说，没有阴也就无所谓阳，没有阳也就无所谓阴，如上属阳，下属阴，无上就无所谓下，无下亦无所谓上；春夏属阳，秋冬属阴，无春夏就无所谓秋冬，无秋冬亦无所谓春夏。此即"阴根于阳，阳根于阴，无阳则阴无以生，无阴则阳无以化"。

阴阳互用，是指阴阳双方的相互资生、促进、助长的关系。如春夏阳气生而渐旺，阴气也随之增长，故天气虽热而雨水增多。此即"阳生阴长，阳杀阴藏"。

人的生命过程中，一方面，脏腑的功能活动（阳），不断地化生为人体所必需的气、血、津液等精微物质（阴）；而另一方面，气、血、津液等精微物质，又不断地给脏腑提供营养，以使脏腑能发挥正常的功能活动，这体现了阴阳的互根互用。

3. **阴阳的消长平衡** 消，即减少、消耗。长，即增多、增长。所谓消长平衡是指阴阳是在彼此消长过程中维持的一种相对的动态平衡。

阴阳消长，是指事物或现象对立制约、互根互用的阴阳两个方面处于不断的运动变化之中，并非处于静止的状态，阴阳双方在彼此的消长运动中保持着动态平衡。阴阳消长包括由阴阳相互制约所造成的此长彼消、此消彼长及由阴阳互根互用所造成的此长彼长、此消彼消两个方面。

（1）此长彼消，此消彼长：即阴长则阳消，阴消则阳长。如从四季气候变化而言，由春至夏，气候由温渐热，是不断的"阳长阴消"的过程。就由秋至冬，气候由凉变寒，是不断的"阴长阳消"的过程。就人体生理功能而言，人体阴阳的消长亦与自然相应，日间"阳长阴消"，功能偏于兴奋状态；夜间"阴长阳消"，功能偏于抑制状态。总体上，阴阳都保持着相对的动态平衡，从而维持其相对的平衡。

（2）此长彼长，此消彼消：即阴长阳亦长，阴消阳亦消。就自然界四季气候变化而言，春夏阳气生而渐旺，阴气也随之增长，天气虽热而雨水增多；秋冬阳气衰而渐少，阴气随之潜藏，天气虽寒而降水较少，如此维持自然界气候相对稳定。

就人体的功能活动而言，功能为阳，物质为阴，消耗物质化生功能是"阴消阳长"，通过脏腑的功能把饮食消化、转变为人体所需的物质（水、谷、精、微和津液）的过程则是"阳消阴长"；从另一角度来看，人体强健功能的发挥必须有充足的物质（精、血）储备为前提，此属阳随阴长的消长变化。于人体生理活动而言，人体阴精和阳气相互依存和资生，一方旺盛，则可促进另一方亦随之增长；一方不足，无力资生助长对方，则对方亦随之消减而虚弱。

阴阳消长是绝对的，阴阳平衡是相对的，保持阴阳双方在消长运动过程中的动态平衡极其重要。若由于某种原因，阴阳消长的运动变化出现太过或不及，形成阴或阳的偏盛或偏衰，自然界就会出现气候异常变化，人体则引起病变。"阳胜则阴病""阴胜则阳病"及"阳虚阴盛""阴虚阳亢"，皆属阴阳对立制约关系失常而出现的此长彼消或此消彼长，而"精气两虚""气血两虚"，则是此消彼消。

4. 阴阳的**相互转化**　转化即转换、变化。阴阳转化，指事物的阴阳属性，在一定条件下可以向其相反的方向转化，即属阳的事物可以转化为属阴的事物，属阴的事物可以转化为属阳的事物。

阴阳的转化，大多数情况是一个由量变到质变的渐变发展过程，但有时可能以突变的形式发生。如一年四季之中的寒暑交替，一天之中的昼夜转化，人体新陈代谢过程中物质与功能的转化，疾病发展过程中的表证与里证、寒证与热证、虚证与实证、阴证与阳证在一定条件下的相互转化等，都属于由量变到质变的渐变过程。而在某些疾病状态下，如急性热病中，患者邪热壅盛，表现为高热、咳喘、面红、烦渴、气粗、脉数有力等，属于阳热实证；若邪热盛极，大量耗伤人体的正气，可突然出现面色苍白、体温骤降、四肢厥冷、精神萎靡、脉微欲绝等虚寒的阴证。这是阴阳在一定条件下相互转化的突变例证。

综上所述，阴阳的对立制约、互根互用、消长平衡和相互转化，是从不同的角度来说明阴阳之间的相互关系及其运动规律的。它们之间是相互联系、相互影响、相反相成、互为因果的。阴阳两个方面既是相互对立、相互制约的，又是相互依存、互根互用的，从而达到两者的对立统一。阴阳的消长、转化，又是以阴阳的对立、互根为内在根据的。若阴阳消长是一个量变的过程，那阴阳转化就是一个质变的过程，而阴阳消长是阴阳转化的前提与基础，阴阳转化是阴阳消长的结果。

（三）阴阳学说的临床应用

中医学运用阴阳学说的特点来说明人体组织结构、生理功能、病理变化、疾病诊断、预防治疗等，成为中医学在临床应用中的重要思维方式和理论基础。

1. 在疾病诊断中的应用　中医学认为，人体正常的生命活动都需要阴阳保持对立统一的协调关系。而疾病发生、发展的根本原因是由于机体正邪相争所导致阴阳失调的体现。不管疾病的临床表现如何错综复杂、千变万化，都可以用阴阳来加以概括和说明。

（1）诊治方面：用阴阳的属性来分析望、闻、问、切四诊所得到的临床资料，辨别出患者疾病的阴阳属性，以便对症治疗，就色泽而言，黄赤色泽鲜明者属阳，青白黑晦暗者属阴；就声音而言，语声高亢洪亮者属阳，低微无力者属阴；就症状而言，身热属阳，身寒属阴，口渴喜冷者属阳，口渴喜热者属阴；就脉象而言，脉之浮、数、洪、滑者属阳，沉、迟、细、涩者属阴。

（2）辨证方面：在疾病的辨证过程中，关键是要辨别疾病的阴、阳、表、里、寒、热、虚、实，即"八纲辨证"；其中，表证、热证、实证属阳证；里证、寒证、虚证属阴证。在脏腑辨证中，脏腑气血阴阳失调可表现出许多复杂的证候，但不外乎阴、阳两大类：如疔、痈、丹毒脓肿等发病时，表现为红、肿、热、痛等症状，属于阳证；如结核感染、肿瘤等，表现为苍白、平塌、不热、不痛或隐痛，属于阴证。辨别疾病的阳、阴证候是诊断疾病的基本原则，具有重要的临床意义。只有分清阴阳，才能正确把握疾病的本质，从而采取正确的治疗方法和措施。

2. 在疾病治疗中的应用　疾病发生、发展的根本原因是阴阳失调，所以调整阴阳，补其不足，泻其有余，可促使阴平阳秘，恢复阴阳相对平衡，是治疗疾病的基本原则。阴阳学说用于指导疾病的治疗，一是确定治疗原则，二是归纳药物的性能。

（1）确定治疗原则

①阴阳偏盛的治疗原则：阴阳偏盛是由阴邪或阳邪过盛导致的。出现的是实证，治疗原则可采用"损其有余"，即"**实者泻之**"。阴阳偏盛的治疗原则包括热者寒之和寒者热之。

热者寒之：阳盛则热属实热证，宜用寒凉药治其阳，治热以寒，即"热者寒之"，如用苦寒药来治疗里实热证。

寒者热之：阴盛则寒属实寒证，宜用温热药治其阴，治寒以热，即"寒者热之"，如用辛温解表药来治疗表寒证。

若在阳盛或阴盛的同时，由于"阳胜则阴病"或"阴胜则阳病"而出现的阴虚或阳虚，又应兼顾其不足，可在治疗之中配以滋阴或助阳之品。

②阴阳偏衰的治疗原则：阴阳偏衰是由阴气或阳气虚损导致的，出现的是虚证，所以治疗原则可采用"补其不足"，即"**虚则补之**"。阴阳偏衰的治疗原则包括滋阴壮水和扶阳益火。

滋阴壮水：由阴偏衰而不能制阳所导致的阳亢者，属"阴虚则热"的虚热证，一般不宜用寒凉药直折其热，要用"壮水之主，以制阳光"的方法，即滋阴壮水之法，以抑制阳亢火盛，《内经》称之为"阳病治阴"。

扶阳益火：由阳偏衰而不能制阴所导致的阴盛者，属"阳虚则寒"的虚寒证，一般不宜用辛温发散药以散阴寒，要用"益火之源，以消阴翳"的方法，即用扶阳益火之法，以消退阴盛，《内经》称之为"阴病治阳"。

③阴阳互损的治疗原则：由阴阳互损所导致的阴阳两虚，应采用阴阳双补的治疗原则。对阳损及阴导致的以阳虚为主的阴阳两虚证，应以补阳为主，兼以补阴；对阴损及阳导致的以阴虚为主的阴阳两虚证，应以补阴为主，兼以补阳。如此则阴阳双方相互资生，相互为用。

（2）归纳药物的性能：临床中治疗疾病就是调整机体阴阳的偏盛偏衰。所以，必须要根据药物的性能，正确辨别药物的阴阳属性，才能根据不同的疾病选择合适的药物，才会有好的效果。

归纳药物的阴阳属性主要是根据其气、味、升降浮沉来决定的。

药物的**四气**：药性主要指药物的寒、热、温、凉，又称"四气"。其中寒、凉属阴，温、热属阳。一般来说，能减轻或消除机体的热证的药物多属于寒性或凉性，如黄芩、栀子等，多用于阳热证；能散寒温里，减轻或消除机体的寒证的药物多属于热性或温性，如肉桂、附子等，多用于阴寒证。

药物的**五味**：是指酸、苦、甘、辛、咸五种味。有些药物具有淡味或涩味，所以实际上不止五味，但习惯上称为"五味"。其中，辛味能发散，甘味能滋补与缓急，淡味有渗泄作用，酸味有收敛之效，苦味能降能泻，咸味能软坚润。所以，将辛、甘、淡三味归属为阳；酸、苦、咸三味归属为阴。

药物的升降浮沉：升降浮沉是指药物在体内发挥作用的趋向。升是上升，降是下降，浮为向外发散为表，沉为收敛和泻利二便等。升浮之药，大多具有升阳、发表、祛风、散寒、涌吐、开窍等功效，可用于祛风散寒、开窍等，其性升浮多上行向外，故属阳。沉降之药，大多具有泻下、清热、利尿、重镇安神、潜阳、息风、消导积滞、降逆收敛等功效，可用于清热泻下、重镇安神等，其性降沉多下行向内，故属阴。

治疗疾病时，要根据病证阴阳盛衰情况，确定合适的治疗原则，再结合药物性能的阴阳属性和其具体功效，选择相应的药物，用以治疗疾病所引起的阴阳失调，从而达到治愈疾病的目的。

【同步练习】

一、A 型题（最佳选择题）

1. 根据阴阳理论，下列属阳的是
A. 滋润   B. 兴奋   C. 抑制   D. 凝聚
E. 收敛

本题考点：阴阳的属性。阴和阳的相对属性引入医学领域，即把对于人体具有推动、温煦、兴奋等作用的物质和功能，统属于阳；而对人体具有凝聚、滋润、抑制等作用的物质和功能，都归属于阴。

2. 根据阴阳相互关系，寒极生热、热极生寒属于阴阳的
A. 相互交感   B. 对立制约   C. 互根互用   D. 消长平衡
E. 相互转化

本题考点：阴阳相互转化的关系。阴阳消长过程中，事物由"化"至"极"，即发展到一定程度，超越了阴阳正常消长的阈值，事物必然向着相反的方面转化。

3. 阴虚不能制阳应采用的治法是
A. 阴病治阳   B. 阳病治阴   C. 阳中求阴   D. 阴中求阳
E. 阴阳双补

本题考点：疾病治疗原则的确定。阴虚不能制阳而致阳亢者，属虚热证，不能用寒凉药直折其热，要用"壮水之主，以制阳光"之法，即用滋阴壮水之法，以抑制阳亢火盛，这种治疗原则也称为"阳病治阴"。

4. 下列不属于升浮性所示的作用是
A. 潜阳   B. 发表   C. 祛风   D. 涌吐
E. 开窍

本题考点：升降浮沉的所示作用。升浮者为阳，有升阳、发表、祛风、散寒、涌吐、开窍等功效；沉降者为阴，有泻下、清热、利尿、重镇安神、潜阳、息风、消导积滞、降逆收敛等功效。

二、B 型题（配伍选择题）
（5—6 题共用备选答案）
A. 实寒证　　　　　B. 实热证　　　　　C. 虚寒证　　　　　D. 虚热证
E. 亡阳证
5. 阳偏盛病机表现的临床证候是
6. 阳偏衰病机表现的临床证候是
本题考点：阴阳偏盛是由阴或阳过盛导致的，出现的是实证。阳偏盛则热而导致的实热证，阴偏盛则寒而导致的实寒证，阳偏衰阴盛者，是"阳虚则寒"的虚寒证，阴偏衰而阳亢者，是"阴虚则热"的虚热证。

三、X 型题（多项选择题）
7. 阴阳学说的基本内容有
A. 相互制约　　　　B. 互根互用　　　　C. 消长平衡　　　　D. 相互转化
E. 相互对立
本题考点：阴阳的相互关系。阴阳学说的基本内容，主要包括阴阳之间阴阳对立、阴阳互根、阴阳消长、阴阳转化的相互关系，以及这种关系在自然界万物的生长、发展和变化中的作用和意义。阴阳之间错综复杂的关系主要表现在阴阳的对立制约、互根互用、消长平衡和相互转化等。

8. 阴阳偏衰的治疗原则是
A. 补其不足　　　　B. 实者泻之　　　　C. 虚则补之　　　　D. 损者益之
E. 损其有余
本题考点：阴阳的关系在治疗上的应用。补其不足、损者益之、虚则补之都属阴阳不足之虚性病证的治疗原则，所以可用于阴阳偏衰所致病证的治疗。

参考答案：1. B　2. E　3. B　4. A　5. B　6. C　7. ABCDE　8. ACD

三、五行学说

【复习指导】本部分内容较复杂，历年都会考，对五行的基本概念和内容要熟练掌握；要熟悉五行的关系及阴阳在中医学中的应用。

（一）五行与五行学说

"五"是指木、火、土、金、水五种物质，"行"是指运行、运动变化的意思。中医学的五行学说认为，物质世界是由木、火、土、金、水五类物质的运动变化所产生的。五行是对自然界五时气候运行特点和规律的概括。五行学说是用木、火、土、金、水功能属性来归类事物或现象的属性，并以五者之间相互资生、相互制约的规律来论述和推演事物或现象之间的相互关系及复杂的运动变化规律的学说。

古人在长期的生活和生产实践中，对木、火、土、金、水五类基本物质悉心观察，形成了对五行特性直观朴素的认识。五行概念中的木、火、土、金、水是对黄河中下游流域一年中五个时段的气候特点和物候特点的抽象概括，分别代表了其所言喻的春气温暖而万物生发、夏气炎热而万物繁茂、长夏湿润而万物变化、秋气燥（凉）而万物收敛沉降、冬气寒冷而万物闭藏的气候特点和生化特点。五行的特性就是木、火、土、金、水所代表的春温、夏热、长夏湿、秋燥（凉）、冬寒的气候特性和相应的生、长、化、收、藏的物候变化特性。正如《尚书·洪范》载："水曰润下，火曰炎上，木曰曲直，金曰从革，土爰稼穑。"五行的特性如下。

1. 木的特性　"木曰曲直"，"曲"的意思是弯曲、曲折隐秘之处；"直"的意思是伸直、畅达于外；"曲直"即能屈能伸，向上向外的舒展之意，指随着春天温暖的气候，万物由弯曲而伸直、由弯曲隐秘之处而伸达于外的生长过程。"木曰曲直"是说木有生长、柔和、能屈能伸、升发的特性，所代表的是春天的温暖和万物随之而生的特点。凡具有生长、升发、能屈能伸特性的事物或现象，都可归属于木。

2. 火的特性　"火曰炎上"，"炎"有热的意思，为火光向上和盛大之貌；"上"，意为升、盛、大；"炎上"是指火具有炎热、上升的特性，指随着夏天的炎热，万物盛大繁茂生长的过程。"火曰炎上"是说火具有向上、温暖、发热的特性，代表夏天的炎热和万物随之而盛长的过程及特点。凡具有温热、升腾、茂盛特性的事物或现象，都可归属于火。

3. 土的特性　"土爰稼穑"，"稼"指春日播种和禾之秀实；"穑"指秋收谷；"稼穑"指植物随着长夏雨水集中的湿润之时由禾而秀实成熟的过程。"土爰稼穑"是说土具有载物、生化的特性，代表长夏的湿润和植物多于此时秀实变化的过程及特点。故称土载四行，为万物之母。凡具有生化、承载、受纳性能的事物或现象，皆归属于土。五行以土为贵。

4. 金的特性　"金曰从革"，"从"的意思是顺从、服从；"革"的意思是改革、变革；"从革"，即自然而然的变革。"金曰从革"是说金具有清洁、肃降、收敛的特性，代表时至秋季则天气由炎热向上自然而然地转变为凉燥向下和万物也随之收敛沉降的过程及特点。凡具有清洁、肃降、收敛特征的事物或现象，均可归属于金。

5. 水的特性　"水曰润下"，"润"，滋润、濡润，渗入他物之内；"下"，下降、入地；"润下"，即向下和闭藏。"水曰润下"是说水具有滋润、就下、闭藏的特性，代表冬天的寒冷和万物在此时闭藏的过程及特点。凡具有寒凉、滋润、就下、闭藏性能的事物或现象，都可归属于水。

五行学说以五行的特性来推演和归类事物的五行属性。把自然界千变万化的事物归结为木、火、土、金、水的五行系统。对人体来说，可将人体的各种组织功能，归结为以五脏为中心的五个生理、病理系统。自然界和人体的五行属性列简表见表 1-1。

表 1-1　自然界和人体的五行属性

自然界							五行	人体								
五味	五气	五季	五色	五化	五方	五音		五脏	五腑	五官	五志	五液	五体	五华	五脉	五神	五声
酸	风	春	青	生	东	角	木	肝	胆	目	怒	泪	筋	爪	弦	魂	呼
苦	暑	夏	赤	长	南	徵	火	心	小肠	舌	喜	汗	脉	面	洪	神	笑
甘	湿	长夏	黄	化	中	宫	土	脾	胃	口	思	涎	肉	唇	缓	意	歌
辛	燥	秋	白	收	西	商	金	肺	大肠	鼻	悲	涕	皮	毛	浮	魄	哭
咸	寒	冬	黑	藏	北	羽	水	肾	膀胱	耳	恐	唾	骨	发	沉	志	呻

（二）五行的生克乘侮

1. 五行的相生相克

（1）五行相生

相生：即递相资生、助长、促进之意。相生是指双方事物彼此具有促进、助长和资生的作用。五行相生是指木、火、土、金、水之间互相资生和促进的关系。

规律：木生火，火生土，土生金，金生水，水生木。五者依次资生，循环无端。在五行相生关系中，任何一行都存在"生我"和"我生"两个方面的关系，即"生我"者为母，"我生"者为"子"。因此，五行相生关系又称"母子关系"。

以木为例，生"我"者水，水能生木，则水为木之"母"；"我"生者火，木能生火，则火为木之"子"。

（2）五行相克

相克：即相互制约、克制、抑制之意。相克是指一方事物对另一方事物在其变化过渡时所发生的正常的制约或抑制的自稳调节作用。五行相克是指木、火、土、金、水之间相互制约、克制的关系。

规律：木克土，土克水，水克火，火克金，金克木。在相克的关系中，任何一行都存在"克我"和"我克"两个方面的关系。《内经》称之为"所胜"与"所不胜"的关系。"克我"者为"所不胜"，"我克"者为"所胜"。所以，五行相克的关系，又称"所胜"与"所不胜"的关系。

以木为例，"克我"者金，则金为木之"所不胜"。"我克"者土，则土为木之"所胜"。余可类推。

2. 五行的相乘相侮　相乘相侮实际上是五行关系的异常制胜现象。

（1）五行相乘

相乘：乘，凌也，欺负，即乘虚侵袭之意。相乘即相克太过，超过正常制约的程度，使事物之间失去了正常的协调关系。五行相乘是指五行中某一行对其所胜一行的过度克制，被克者更加虚弱，超出了正常范围，出现了病理的程度。

规律：五行之间相乘的次序与相克次序相同，即木乘土，土乘水，水乘火，火乘金，金乘木。

五行相乘有太过所致的相乘和不及所致的相乘。不及所致的相乘，当五行中某一行本身虚弱，便会使原来克它的一行乘虚侵袭（乘），而使它更加虚弱。太过所致的相乘，当五行中某一行本身过度亢盛，对其所胜一行克制太过，引起其所胜一行的不及，从而导致两者之间的胜克制化的异常，出现过度相克的现象。

"相克"和"相乘"是有区别的，"相克"是五行正常情况下的制约关系，"相乘"是正常制约关系遭到破坏的异常相克现象。在人体，前者为正常的生理现象，而后者为异常的病理表现。

（2）五行相侮

相侮：侮，即欺侮、欺凌之意。五行相侮是指五行中的某一行对其所不胜一行的反向制约，即反克，又称反侮。

规律：相侮的次序是，木侮金、金侮火、火侮水、水侮土、土侮木。

五行相侮也有"太过"和"不及"两个方面。太过所致的相侮，是由于五行中的某一行过于强胜，使原来克它的一行不但不能克制它，反而被它反向克制。如金原是克木的，当木过度亢盛时，则金不仅不能去克木，反而为木所克制，使金受损，这叫"木反侮金"。不及所致的相侮，是由于五行中某一行过于虚弱，不仅不能制约其所胜的一行，反而被所胜的一行反向制约，又称为"反克"。正常情况下是金克木，当金过于虚弱时，不仅不能克制木，反而被木所"反克"，这种现象又称为"木侮金"。

相乘相侮都是异常的相克现象，都是由于五行中任何一行的"不及"或"太过"所导致的。乘侮，都凭其太过而乘袭或欺侮。相乘是按五行的相克次序发生的克制太过，相侮则为与五行逆着相克次序出现的反克现象。

（三）五行学说的临床应用

五行学说在中医学中的应用，主要是以五行的特性来分析说明人体脏腑、经络等组织器官的功能特点及其相互关联；以五行的生克制化关系来分析脏腑、经络之间和各种生理功能之间的相互关系；以五行的乘侮关系和母子相及关系来说明脏腑病变时的相互影响，从而指导临床诊断和治疗。

1. 在疾病诊断中的应用　人体是一个有机整体，当人体内脏的病变或其相互关系异常时，都可以反映到与体表相应的组织器官，而出现色泽、声音、形态、脉象等诸多方面的异常变化。由于五脏与五腑、五体、五官、五色、五志、五液、五音、五味、五脉等都具有五行归属的对应联系，因此在临床诊断疾病时，可以综合望、闻、问、切四诊所得到的材料，再根据五行的归属及其生克乘侮的变化规律，来诊断定位、判断脏腑疾病及病后预后转归情况。

（1）确定脏腑病变部位：以五行的归属及其特性来分析四诊资料，指导临床辨证定位。就是从本脏所主的色、味、脉来诊断本脏所患疾病，如病人面青色，喜食酸味，脉呈弦象，则可诊断为肝病；若患者面赤色，口味苦，脉象洪，则可诊断为心火亢盛等。

（2）推断脏腑相兼病变：从五脏所主之色来推测五脏病的传变。如脾虚者，面色本黄，若面见青色，则为木来乘土；心血虚病人，若面见黑色，为水来乘火；肺病之人，面色当白，若面见赤色，为火来乘金等。

（3）判断病变的预后：中医诊病重视色诊与脉诊结合应用，且能从客观上大致反映出疾病的状况。若要从色诊、脉诊来判断病情的发展趋势，则又必须根据五行生克规律来进行推测。如肝病，色青而见弦脉，是为色脉相符；若不见弦脉，反见浮脉，则属相克之脉（浮为肺金之脉象），即脉克色（金克木）为逆，若得沉脉则属相生之脉（沉为肾水之脉象），即脉生色（水生木）为顺。

2. 在疾病治疗中的应用　五行学说不仅可以说明各脏腑之间正常的生理关系，也可以说明脏腑之间的病理影响。将五行学说应用于中医疾病的治疗中，一可以确定治则治法，二可以指导脏腑用药，三可以控制疾病的转变，四可以指导情志疾病的治疗，五可以指导针灸取穴。

（1）确定治则治法：根据五行相生相克规律，来确定相应的治疗原则和治疗方法。

①依据相生规律确定治则治法：临床上运用五行相生规律来治疗疾病，其基本治疗原则是补母和泻子，适用于五脏病变中母子关系失常的病证。《难经·六十九难》中指出："虚者补其母，实者泻其子。"

补母：就是"虚者补其母"，主要用于五脏病变中母子关系失常的虚证，指五脏病变之虚证，不仅要补益本脏的虚弱，还可以依照五行相生的关系补其母脏，如肾气不足，除了可以用补肾的药物，还可以用补肺气的方法治疗。

泻子：就是"实者泻其子"，主要用于五脏病变中母子关系失常的实证，指五脏病变之实证，不仅要泻除本脏的实邪，还可以依照五行相生泻其子脏，如肝火炽热盛证时，除了用泻肝火的药物，还可以用泻心火的方法治疗。

根据五行相生规律确定的治则治法，临床常用的治法有滋水涵木法、益火补土法、金水相生法、培土生金法。

滋水涵木法（滋肾养肝法）是滋养肾阴以养肝阴、肝血之法，适用于肾阴亏损而导致的肝阴不足，肝阳上亢，也同用于肝血不足者。临床表现多有头目眩晕，眼干目涩，耳鸣颧红，口干，五心烦热，腰膝酸软，男子遗精，女子月经不调，舌红苔少，脉细弦数等。

益火补土法（温肾健脾法）是温肾阳以补脾阳之法，适用于肾阳衰微而致脾阳不振者。这里所说的益火补土法的"火"指命门之火（肾阳），而非心火。临床表现多有畏寒，四肢不温，纳减腹胀，泄泻，浮肿，苔白滑，脉沉无力等。

金水相生法（滋肾养肺法）是滋肾养肺之阴的治法，适用于肺阴亏虚而不能养肾阴者，或肾阴亏虚不能滋养肺阴的肺肾阴虚者。临床表现多有口干，咳嗽气逆，干咳少痰或咳血，音哑，骨蒸潮热，盗汗，遗精，腰酸腿软，身体消瘦，舌红苔少，脉细数等。

培土生金法（补养脾肺法）是补脾气以益肺气的治法，适用于脾气虚弱以致肺气虚弱者。临床表现多有食欲减退，四肢乏力，久咳不已，痰多清稀，或痰少而黏，大便溏薄，舌淡，脉弱等。

②根据相克规律确定治则治法：临床上由于相克规律的异常所出现的病理变化，可分强弱两个方面：克者，表现为功能亢进，属强；被克者，表现为功能衰退，属弱。所以，在治疗上同时采取"抑强扶弱"的原则，一方面，主要侧重在制其强盛，而使弱者易于恢复；另一方面强盛而尚未发生相克现象，必要时也可利用这一规律，预先加强被克者的力量，以防止病情的发展。"抑强扶弱"的方法适用于五脏病变中相乘或相侮的病证。

抑强：适用于相克太过所引起的相乘和相侮，治疗时则着重于泻其有余、抑其太过，如肝气横逆，乘脾犯胃，出现肝脾不调、肝胃不和之证，称为木旺乘土。以治疗时应以疏肝、平肝、泻肝为主。反之，若脾胃壅滞，影响肝气条达而导致的肝失疏泄，称为土盛木侮，为反克，治疗时当以运脾和胃为主。抑制其强者，使被克者的功能易于恢复。

扶弱：适用于相克不及所引起的相乘和相侮，治疗时应着重于补其不足、扶其虚弱，如肝脏虚弱，疏泄失常，影响脾胃健运，而出现肝郁脾湿之证，称为木不疏土。治疗时应以补肝、疏肝为主，兼顾健脾，以此加强双方的功能。扶助弱者，增加其力量，使其易于恢复正常的功能。

根据五行相克规律确定的治则治法，临床常用的治法有抑木扶土法、培土制水法、佐金平木法、泻南补北法。

抑木扶土法（疏肝健脾法）是疏肝平肝与健脾和胃相结合的治疗方法。适用于木旺乘土或土虚木乘之证，临床运用时应根据具体情况。对木旺乘土之证所出现的肝脾不调或肝气犯胃证，表现为胸闷胁胀，不思饮食，腹胀肠鸣，大便或秘或溏或脘痞腹痛，嗳气等，应以抑木为主，扶土为辅；对土虚木乘之证，而出现的脾胃本虚，肝气乘之，表现为面色萎黄、纳呆食少，腹胀隐痛等，应以扶土为主，抑木为辅。

培土制水法（敦土利水法）是治疗水湿停聚之病采用温运脾阳或温肾健脾的方法。脾虚造成的水肿采用温运脾阳，肾虚造成的水肿，采用脾肾同补之法。

佐金平木法（滋肺清肝法）治疗肝火犯肺病证采用清肝火和滋养肺阴的方法，又称泻肝清肺法。当肝火旺盛，损伤肺阴时多采用此法。

泻南补北法（泻火补水法）是泻心火和滋肾水相结合的方法，又称滋阴降火法。因为心主火，火属南方；肾主水，水属北方，故称为泻南补北，这便是水不制火时的治法。

（2）指导脏腑用药：中药以色味为基础，不同的药物有不同的颜色和气味。颜色有青、赤、黄、白、黑"五色"，气味有酸、苦、甘、辛、咸"五味"。按五行学说把五色、五味与五脏加以归类，肝在色为青，味为酸；心在色为赤，味为苦；脾在色为黄，味为甘；肺在色为白，味为辛；肾在色为黑，味为咸。有利于根据脏腑选药，但除药物色味之外，还需要根据升降浮沉，辨证选药。

（3）控制疾病传变：判断五脏疾病的发展趋势可采用五行生克乘侮规律。即一脏受病也影响其他脏，如肝病，通过子病及母造成肾病，也可以通过母病及子影响到心，还可以是木虚土侮（或木旺乘土）影响到脾，又可以是木旺侮金（或木虚金乘）影响到肺；反之，若心肺脾肾病变，也波及肝。故临床诊治疾病时，也需考虑相关脏腑的治疗、防病转化。根据五行的生克乘侮规律，对不同的情况，抑其有余、扶其不足来调整其太过与不及，控制疾病的传变，使其恢复正常的功能活动。至于疾病是否传变，还取决于脏腑的生理功能状态，即脏腑虚则传，实则不传。

（4）指导治疗情志疾病：根据情志的生克关系，指导治疗情志疾病，如喜属火归于心，忧属金归于肺，根据火能克金，故喜能胜忧。运用五行相克关系来调整情志，即"以情胜情"。

（5）指导针灸取穴：在针灸治疗中，将足十二经的"五输穴"（井、荥、输、经、合五种穴位）分属于五行（木、火、土、金、水），运用五行生克乘侮规律，根据临床上不同的病情，选穴治疗。

【同步练习】

一、A 型题（最佳选择题）

1. 下列五行生克关系中表述错误的是
A. 木克土　　　　B. 火生土　　　　C. 火克水　　　　D. 金生水
E. 金克木
本题考点：五行相克关系。五行相克的次序是：木克土，土克水，水克火，火克金，金克木。

2. 属于"子病犯母"的是
A. 肝病及心　　　B. 脾病及肾　　　C. 脾病及肺　　　D. 肝病及肾
E. 肺病及肾
本题考点：病理上五脏病变按相生关系的传变。子病犯母，又称为"子盗母气"，即肝病及肾，肾病及肺，肺病及脾，脾病及心，心病及肝。

3. 下列属于五行中"金"的是
A. 脉　　　　B. 筋　　　　C. 肉　　　　D. 骨
E. 皮
本题考点：五行与五体的关系。"木火土金水"与五体相对应的是"筋脉肉皮骨"，金对应的是皮。

4. 根据五行学说，"水"的特性为

A. 生长   B. 生化   C. 收敛   D. 升发

E. 滋润

本题考点： 五行中"水"的特性。"水曰润下"：润，滋润；下，向下。

5. 下列事物或现象中，属于"火"者是

A. 五味中的辛   B. 五色中的黄   C. 五化中的长   D. 五季中的长夏

E. 五方中的北

本题考点： 事物的五行归类。属于"火"的五味中的苦，五色中的赤，五化中的长，五季中的夏，五方中的南。

二、B型题（配伍选择题）

（6—7题共用备选答案）

A. 青   B. 赤   C. 黄   D. 白

E. 黑

6. 根据五行归类属于"土"的颜色为

7. 根据五行归类属于"火"的颜色为

本题考点： 五行与自然界五色的关系。木对应的五色是青，火对应的五色是赤，土对应的五色是黄，金对应的五色是白，水对应的五色是黑。

三、X型题（多项选择题）

8. 下列属于五行理论在情志病治疗中的应用的是

A. 思胜恐   B. 惊胜思   C. 悲胜怒   D. 怒胜忧

E. 恐胜喜

本题考点： 五行与情志的联系。五行"木火土金水"与情志"怒喜思悲恐"相对应。

9. 根据五行相生所确定的治疗方法有

A. 滋水涵木法   B. 金水相生法   C. 培土生金法   D. 益火补土法

E. 佐金平木法

本题考点： 根据五行相生规律确定的治则治法，临床常用的治法有滋水涵木法、益火补土法、金水相生法、培土生金法。

参考答案： 1. C   2. D   3. E   4. E   5. C   6. C   7. B   8. ACE   9. ABCD

四、藏象

【复习指导】本部分内容较复杂，每年必考，其中，要熟练掌握五脏六腑的生理功能，熟悉五脏六腑之间的关系。

藏象指藏于体内的内脏及表现于外的生理病理征象以及与自然相通应的事物和现象。"藏"指藏于人体体内的内脏及其生理功能，包括五脏、六腑和奇恒之腑；"象"是指五脏系统的外在现象和与自然相关事物的比象。

脏腑，是人体内脏的总称，根据生理功能特点的不同，分为：六腑（膀胱、胆、大肠、胃、小肠、三焦）、五脏（肺、心、肝、脾、肾）、奇恒之腑（脑、骨、髓、脉、女子胞、胆）三类。研究脏腑的病理变化、生理功能及其与形体、精气、官窍、血、津液之间相互关系的学说称为脏腑学说。

以五脏为中心的整体观是藏象学说的基本特点。主要从两个方面体现：人体自身以五脏为中心的整体性；外界环境与五脏的统一性。一方面，以人体五脏为主，通过经络及功能的配合与六腑相表里、与形体官窍相联系。在形态结构、生理活动、病理变化上五个功能系统之间相互影响。另一方面，自然界的五时、五方、五气、五化等与人体五脏密切联系，构成人与环境的自然统一。如冬季与肾相关，秋季与肺相关，夏季与心相关，春季与肝相关，长夏与脾相关。

（一）五脏的生理功能

五脏包括心、肝、脾、肺、肾。五脏主"藏精气"，有化生和贮藏精、气、血、津液等精微物质，主持复杂的生命活动的功能。

1. 心的生理功能　心位于胸腔偏左，膈膜之上，肺之下，外有心包卫护。心为"阳中之阳"，在五行中属火，夏气及南方相通于心。

主血脉、主藏神是心的主要生理功能。整个人体生命活动被心主宰，又称心为"**君主之官**""**生命之主宰**""**五脏六腑之大主**"。

心与小肠相表里，在体合脉，其华在面，开窍于舌，在志为喜，在液为汗。

（1）心主血脉：主，有主宰、主管、主司之意。血，即血液；脉，即脉管，又称之为"**血府**"，是容纳血液和运行血液的通道。心主血脉，是指血液在脉道中运行必须靠心气的推动作用，才能很好地发挥血液的濡润和营养的作用。心主血脉是指主血和主脉。

①主血：血液运行、血液生成依靠心气的推动和参与来完成，是心主血的体现。心气能推动血液运行，将营养物质输送至全身脏腑组织器官，即心行血的作用。参与血液生成是心主血的另一面，又称之为心生血。脉中的营气和津液，经过火（即心阳）的"化赤"之后变成红色的血液。

②主脉：心主脉是指心气推动和调控心脏的搏动及脉管的舒缩，使脉道通利，血流通畅。心与脉直接相连，形成一个密闭循环的管道系统。心气充沛，心脏有节律地搏动，脉管有节律地舒缩，血液循脉道被输送到各脏腑、形体、官窍，发挥濡养作用，以维持人体正常的生命活动。

心、脉、血三者共同构成一个相对独立的循环于全身的系统。在这个系统中，心起着主导作用，血液在心气的推动作用下，在心和脉中不停地流动，周而复始，循环往复，如环无端。

（2）心主藏神：又称心主神明，心主神志，是指心有主司精神、意识、思维、情志等心理活动的功能。统率人体五脏六腑、形体、官窍的一切生理活动。

①主精神、意识、思维活动：即心有接受和处理外来信息的作用。

②主宰人体生理活动：需要在心神的主宰下，人体的脏腑、经络、形体、官窍才能保证正常生命活动协调统一的进行。

2. 肺的生理功能　肺位居胸中，左右各一，且各有分叶，左二右三。肺叶娇嫩，质地疏松，上通鼻喉，直接与自然界相通，易受外邪侵袭，故有"**娇脏**"之称。与心同居膈上，覆盖诸脏，故又有"**华盖**"之称。肺为"阳中之阴"，在五行中属金，秋季之气及西方通于肺。

肺为"相傅之官"，主宣发肃降，主气、司呼吸，能通调水道，肺朝百脉，主治节。

肺与大肠相表里，其华在毛，开窍于鼻，在体合皮，在液为涕，通于喉，在志为悲（忧）。

（1）肺主气司呼吸：肺主呼吸之气和主一身之气。

①主呼吸之气：体内外气体交换的场所为肺，肺可调节呼吸运动。肺节律性的呼吸运动，吸入清气，呼出浊气，实现机体与外界环境的气体交换，保证了人体新陈代谢的正常进行。

②肺主一身之气：调节全身气机运行和参与气的生成是肺主气的体现。

一是参与气的生成：全身之气主要是禀受于父母的先天之气，以及后天肺吸入的自然界之清气与脾胃运化的水谷之精气所构成。清气是人体之气的重要来源，是维持生命活动的基本物质。肺吸入的清气与脾胃运化的水谷精气相结合，积聚于胸中，形成宗气。宗气的形成依赖于肺的呼吸功能，因此肺的功能正常，呼吸通畅，则宗气生成充足，一身之气充沛。若肺的呼吸异常，则宗气生成不足，并可累及一身之气亏虚，可见体倦乏力、少气懒言等症。

二是调节全身气机：气的运动称为气机，升降出入为气的运动基本形式。气的升降出入运动的具体体现就是肺的呼吸运动。肺有节律的呼吸运动可调节全身气机。各经络之气的升降出入运动通畅、协调，依赖于肺的呼吸运动均匀通畅、和缓有度。

（2）肺主宣发肃降：宣发，宣通和发散，指肺气向上升宣和向外布散的功能；肃降，清肃下降，指肺气清肃、下降的功能。

①肺主宣发：其一，吸清排浊。肺的气化和肺的呼吸作用，使清气吸入，浊气呼出，痰浊排出，呼吸道清洁，呼吸通畅。其二，肺将脾所转输的津液和水谷精微，向上向外布散到全身，外达皮毛，以温润、濡养五脏六腑、四肢百骸、肌腠皮毛。其三，宣发卫气。肺通过宣发卫气，调节腠理开合，将代谢后的津液化为汗液，由汗孔排出体外。若肺气宣发正常，则气道通畅，浊气得泄；津液得输，精微得布；腠理得养，汗液得泄。

②肺主肃降：其生理作用主要体现在：其一，吸入清气。肺肃降以吸入自然界的清气，一宣一肃以完成吸清呼浊、吐故纳新的作用。其二，向下向内布散津液和水谷精微。肺将吸入的清气和由脾转输于肺的津液和水谷精微向内布散于全身，以供脏腑组织生理功能的需要。其三，肺为水之上源，肺气肃降则能通调水道，将脏腑代谢所产生的浊液下输膀胱，生成尿液，排出体外。肺气肃降正常，则清气得入，宗气生成充足，津液精微得以输布，脏腑得养，尿液排泄通畅。若肺失肃降则见呼吸异常，胸闷气喘或津液输布障碍，而见痰饮水肿或小便不利。

肺的宣发与肃降是相互联系、相互协调、相反相成的两个方面。清气当升，浊气当降。宣降协调，呼吸均匀通畅，则水液输布正常。若宣降失调则见呼吸异常、水液代谢障碍。外邪侵袭多致肺失宣发；而内伤及肺，多致肺失肃降。宣发与肃降失常，在病理情况下，则相互影响。"肺气失宣"可出现呼吸不利、鼻塞喷嚏、胸闷咳嗽、恶寒发热、无汗、皮肤水肿等症。"肺失肃降"则可见呼吸表浅、咳喘气逆、胸闷咳痰、水肿、尿少等症。

（3）肺主通调水道：通即疏通，调即调节，水道是水液运行和排泄的通道。肺具有推动和调节全身水液的输布、运行和排泄的作用。肺主通调水道主要是通过肺气的宣发和肃降作用来完成的。

①肺气宣发：将津液和水谷精微向上向外布散，上至身体头面诸窍，外达全身皮毛肌肤腠理，以充养、润泽、护卫各组织器官；同时将全身利用后的废水和剩余的水液，通过呼吸、皮肤等以汗液的形式排出体外。

②肺气肃降：肺气将水谷精微物质以及津液向下向内输送，内养脏腑组织；并将脏腑代

谢所产生的浊液下达膀胱，经肾和膀胱的气化作用，成为尿液生成之源。故又有"肺主行水"的说法。又因为肺为华盖，在五脏六腑中位置最高，能布散水液于全身，故称"肺为水之上源"。

（4）肺朝百脉、肺主治节

①肺朝百脉：是指全身的血液都通过百脉会聚于肺。通过肺的呼吸，先进行体内外清浊之气的交换，也就是完成氧气与二氧化碳的交换，然后再将富含清气的血液通过百脉输送到全身。肺朝百脉的生理作用是助心行血。心主血脉，心气是血运行的基本动力。血液的运行虽然以心气推动为主，但肺主一身之气，参与宗气的生成（宗气能贯心脉行气血），调节着全身的气机，所以血液的运行，亦有赖于肺气的输布和调节。若肺气充沛，宗气旺盛，气机调畅，则血行正常；若肺气虚弱或壅滞，行血无力，则致血行不畅，甚至血脉瘀滞，出现心悸胸闷、唇青舌紫等症。

②肺主治节：是指肺气具有治理和调节呼吸运动及运行输布全身气、血、津液的作用。主要体现在四个方面：一是治理调节呼吸运动，肺气的宣发与肃降相协调，则呼吸均匀通畅。二是治理调节全身之气。肺气的宣发与肃降，使体内外气体得以正常交换；通过呼吸运动，使一身之气生成充沛，并调节一身之气的升降出入，保持全身气机调畅。三是促进血液运行，通过肺朝百脉和气的升降出入运动，辅佐心脏，促进和调节血液运行。四是调节津液代谢，通过肺气的宣发与肃降，治理和调节全身水液的输布与排泄。由此可见，肺主治节是对肺的主要生理功能的总概括。

3. 脾的生理功能　脾位于腹腔上部，膈膜之下，与胃以膜相连，脾与当代西医解剖学中的脾器官并不完全相同，脾在五行中属土，为"阴中之至阴"，从五行来看，脾与自然界长夏之气相通应，旺于四时。

脾主运化，主升，主统血。脾胃是人体对饮食物进行消化吸收，并输布其精微以营养周身的主要脏器。故称脾胃为"后天之本""气血生化之源"，《内经》称之为"仓廪之官"。

脾与胃相表里，在体合肉而主四肢，开窍于口，其华在唇，在志为思，在液为涎。

（1）脾主运化：运，即转运输送之意，化，即消化、变化、吸收之意。脾主运化，是指脾具有将饮食物质转化为易于吸收的水谷精微和津液，并将水谷精微和津液吸收、转输至全身各脏腑组织的功能。饮食物质的消化和营养物质的吸收、转输，是在脾胃、肝胆、大小肠等多个脏腑共同参与下的一个复杂的生理过程，其中脾起主导作用，脾的运化功能主要依赖脾气升清和脾阳温煦的作用。脾主运化是整个饮食食物代谢的中心环节，也是人类维持生命活动得以延续的重要生理功能。脾的运化功能，包括运化水谷和运化水液两个方面。

①运化水谷：是指脾具有消化饮食物，吸收并转输精微的作用。脾为五脏之一，本身不直接参与水谷接触，饮食物经口进入体内，通过胃初步腐熟消化后，下送小肠做进一步消化，经小肠的泌清别浊，胃与小肠的消化功能必须依赖于脾的气化作用。饮食物转化为水谷精微，并通过脾气的转输作用而布散全身，发挥滋养功能。其精微上输于心肺，可化生气血，充养全身；下达于肾，可充养先天之精，以促进人的生长发育与生殖功能。人出生之后，全身脏腑组织的功能皆赖气血津液的供养，而气血津液的化生与充实，则源于脾的运化，所以说"脾为后天之本"，"气血生化之源"。

若脾气健运，则精微化生充足，气血充盛，脏腑组织得以充养。若脾失健运水谷不化，气血不足，则见腹胀便溏、食少纳呆等饮食不消化的症状，或有倦怠、乏力、面黄肌瘦等气血不足之症。

②运化水液：是指脾对水液的吸收输布和调节人体水液代谢的作用，即脾配合肺、肾、三焦、膀胱等脏腑，调节、维持人体水液代谢平衡的作用。人体摄入的水液经过脾的吸收和输布，通过肺的宣发肃降作用，输布全身，外润肌腠皮毛，内濡五脏六腑。由于脾居中焦，为水液升降输布的枢纽。脾气散精，将津液上输于肺，经肺的宣发肃降作用，布敷周身；多余水液转输至肺肾，经肾的气化作用，化为汗液和尿液，排出体外。通过脾的气化作用，一方面化生津液，转输全身，滋润脏腑组织；另一方面，枢转水液，升清降浊，防止水液停聚，从而维持体内水液代谢的平衡。

若脾气健运，则食欲旺盛，气血充足，水液代谢正常，人体强健；若脾失健运，运化无力、气血亏虚，则纳食减少、体倦乏力、形体消瘦；或津液生成转输障碍，而致痰饮、水肿、小便不利等症。

（2）脾主升清：升，指上升。清，指精微物质。脾主升清是指脾具有升输精微和升举内脏的作用。

①脾主升清是脾主运化功能的一部分，是指脾具有将水谷精微等营养物质，吸收并上输于心、肺、头、目，再通过心、肺的作用化生气血，以营养全身，并维持人体内脏位置相对恒定的作用。这种运化功能的特点是以上升为主，故说"脾主升清"。脾之升清，是相对胃之降浊而言。脾宜升则健，胃宜降则和。若脾气健运，则能将水谷精微上输心肺，充养全身；若脾失健运，升输无力，则致水谷精微不能上输，心肺头目失养则见心悸气短、头晕目眩等症；清气不升，阻滞于中，或气流于下，则见脘腹胀满、食少纳呆，或泄泻、便溏等症。

②脾气的升举作用是指脾气上升能起到可以维持内脏位置的相对恒定而不下垂。脾的升清功能正常，水谷精微等营养物质才能正常吸收和输布，才能气血充盛，使机体内脏不致下垂。若脾气虚弱，升举无力，常可导致内脏下垂，如胃下垂、肾下垂、子宫脱垂，或久泻脱肛等，此称为中气下陷，或脾气下陷。临床上常采用健脾益气升提的方法来治疗内脏下垂的病症。

（3）脾主统血：统，统是统摄、控制的意思。脾主统血，是指脾有统摄血液在脉中运行而不致溢出脉外的功能。脾气健运，则机体气血充足，气对血液的固摄作用健全，血液就不会溢出脉外而发生出血现象。反之，脾的运化功能减退，脾气虚弱，运化障碍，化源不足，则气血虚亏，气虚则统摄无权，气对血液的固摄作用必定减弱，则血离脉道，从而导致出血。脾失健运，阳气虚衰，不能统摄血液，血不归经而导致出血，称为脾不统血。

4. 肝的生理功能　肝位于腹部横膈之下，右胁下而偏左。肝分左右两叶，紫色，下附有胆。肝在五行中属木，为"阴中之阳"。肝在自然界与春及东方相通应。

肝的主要生理功能是主疏泄和主藏血。肝"体阴用阳"，生理特性主升、主动，喜条达、疏畅而恶抑郁，故称之为"**刚脏**"。

肝与胆相表里，在体合筋，其华在爪，在窍为目，在志为怒，在液为泪。

（1）肝主疏泄：疏，即疏通，畅达。泄，即升发，发泄。肝主疏泄是指肝具有疏通、畅达全身气血津液的作用。肝主疏泄反映了肝为刚脏及肝主动、主升的特点，是维持其本身及其相关脏腑功能活动协调有序的重要条件。其生理功能主要表现在以下几个方面。

①调畅全身气机：肝气的疏泄作用能使脏腑经络之气运行畅通无阻。由于肝气的生理特性是主升、主动、主散，因此肝对于全身之气的升降出入运动具有疏通、调畅的作用。肝的疏泄功能正常，则气机调畅，气血和调，经络通利，脏腑组织的功能正常。肝气的疏泄功能

失常，便为肝失疏泄。有两种情况：一是因为长期抑郁伤肝，导致肝气不舒，气机不得畅达，疏泄不及，称为"肝气郁结"，多出现闷闷不乐，悲忧欲哭，胸胁、乳房或少腹胀痛等症。二是因为长期暴怒伤肝，或气郁化火，导致肝气亢逆，升发、疏泄太过，称为"肝气上逆"，多出现急躁易怒、失眠头痛、面红目赤、胸胁窜痛等症，甚则出现吐血、咯血、卒倒、昏厥等症。

②调节情志活动：气血是情志活动的物质基础，正常的情志活动，主要依赖于气血的正常运行。肝主疏泄，调畅气机，肝通过调节人体气血的运行，故而能调节人的情志活动。肝的疏泄功能正常，则气机调畅，气血和调，就能使人情志畅达，精神愉快，心情舒畅；若肝的疏泄不及时，肝气郁结，可见抑郁不乐，悲忧善虑；若肝郁化火，或大怒伤肝，肝气上逆，则见性情急躁，或烦躁易怒等。反之，不良的情志刺激，也可影响肝的疏泄功能，导致气机逆乱，气血失和而致各种病症。

③促进消化吸收：饮食物的消化吸收主要依赖于胃的受纳和脾的运化功能。肝主疏泄是保持脾胃正常消化吸收的重要条件。肝对脾胃消化吸收功能的促进作用，是通过以下两个方面来实现的。一是调节脾胃的气机升降：肝主疏泄，调畅全身气机，有助于脾气的运化，使清阳之气上升，水谷精微上归于肺；也可助胃之受纳，促使浊阴之气下降，使食糜下达于小肠。从而使脾胃的气机升降相因，平衡协调，保证了饮食物的消化吸收功能的正常。二是调节胆汁的分泌和排池：胆附于肝叶之间，与肝相连，内藏胆汁。胆汁的分泌与排泄，受肝主疏泄功的调节和控制。胆汁是由肝之余气所化，在肝的疏泄作用下，泄注于小肠，具有帮助消化饮食物的作用。

④促进津血运行：血液运行和津液的输布代谢，有赖于气机的调畅。气为血帅，气行则血运；气能行津，气行则津布，故肝的疏泄调畅气机作用，能促进血液的运行和津液的输布排泄。

⑤调节生殖功能：男子排精和女子排卵、行经是人体生殖功能的重要环节。肝之疏泄与肾之封藏，相反相成，共同维持和调节男子排精和女子排卵、行经的生理功能。肝的疏泄功能正常，则男子精液排泄畅通有度，女子行经及排卵规律畅通。

（2）肝主藏血：是指肝具有贮藏血液、调节血量和防止出血的功能。肝藏血的生理功能表现在以下三个方面。

①贮藏血液：血生化于脾而受藏于肝。人体血液生成后，除运行全身外，还有部分血液贮藏于肝脏中，以备应急情况下用。肝贮藏血液的作用，体现在以下几个方面。一是涵养肝气，制约肝阳：肝贮藏充足的血液，化生和涵养肝气制约肝阳，维持肝的阴阳平衡，防止其升动太过。二是濡养肝及筋、目、爪：肝贮藏充足的血液，可濡养肝及其形体官窍，使其发挥正常的生理功能。如果肝血不足，不能濡养目，则两目干涩、昏花，或夜盲；不能濡养筋，则筋脉拘急，肢体麻木，屈伸不利；不能濡养爪甲，则爪甲淡白软薄，易于脆裂。三是为神志活动提供物质基础：肝藏血充足，则神志活动正常，夜寐安宁。肝血不足，心血亏损，则神志异常，魂不守舍，可见惊骇多梦、卧寐不安、梦游、梦呓及出现幻觉等症。四是为妇女经血之源：女子以血为本，以肝为先天，肝血充足，血海充盈，则"月事以时下"。肝血不足或肝不藏血时，即可引起月经量少，甚至闭经，或月经量多、崩漏等症。

②调节血量：肝贮藏充足的血液，可根据生理需要调节人体各部分，尤其是外周的血量分配。在生理情况下，肝中所藏之血可以根据人体各部分的需血量随着机体活动量的增减、

情绪变化，以及外界气候的变化等因素而变化。当机体活动剧烈或情绪激动时，肝中所贮藏的血液向外周输布，以供机体之需；当人体安静或情绪稳定时，机体外周对血液的需求量相对减少，部分血液便又归藏于肝。这种变化是通过肝的藏血和疏泄功能来实现的。

③防止出血：肝具有收摄血液，主持凝血、防止出血的功能。肝气属阳，能固摄血液，以防止其溢于脉外而发生出血；肝血属阴，阴主凝聚，使出血之时能迅速凝固。因此，只有在肝的气血调和、阴阳协调的状态下，才能发挥正常的凝血功能而防止出血。肝的藏血功能正常，可防止肝阳亢逆，迫血妄行。若肝虚气弱，收摄无力，或阴虚阳亢，迫血妄行，皆可导致各种出血，称为肝不藏血，如吐血、衄血，月经提前，甚至崩漏等症。

5. 肾的生理功能　肾，位于腰部脊柱两侧，左右各一，右微下，左微上，外形椭圆弯曲，状如豇豆。肾为"阴中之阴"，在五行中属水，冬季及北方通于肾。肾为"五脏阴阳之本"，能资助、促进、协调全身各脏腑之阴阳，肾为"封藏之本"，可藏精，主蛰。肾为"水脏"，可调节全身水液代谢，在自然界与冬季及北方相通应。

肾的主要生理功能是主藏精，主水，主纳气，肾为人体脏腑阴阳之本，生命之源，故称为"先天之本"。

肾与膀胱相表里，在体合骨，生髓，通于脑，其华在发，在窍为耳及二阴，在志为恐，在液为唾。

(1) 肾藏精：是指肾具有贮存、封藏精气的作用。精，又称精气，是构成人体和维持人体生命活动的最基本物质，是生命之源，是脏腑、形体、官窍功能活动的物质基础。肾具有封藏精气不妄泄的作用，故肾为"封藏之本"，为脏腑阴阳之本。

肾所藏之精，称为肾精。分为先天之精和后天之精：先天之精来源于父母的生殖之精，与生俱来，藏于肾中，是生命发生的本原，是人体生长发育和生殖的物质基础；后天之精来源于脾胃化生的水谷之精，水谷入胃，经过胃的腐熟、脾的运化而生成水谷之精气，并通过心、肺转输到全身，使之成为脏腑之精，灌于五脏六腑，故又称五脏六腑之精。能够化生五脏精气，维持脏腑组织的功能，并下输于肾中，充养先天之精。先后天之精相互资助，相互为用，后天之精有赖于先天之精的活力资助，才能不断地化生，并输布全身，营养脏腑组织；先天之精则依赖于后天之精的不断充养，以充分发挥其生理效应。肾藏精主要表现在促进生长发育、生殖与推动调节脏腑功能两个方面。

肾藏精，精化为气，通过三焦布散到全身，具有促进人体生长发育和生殖、主一身之阴阳和促进血液生成的作用。

①主生长发育与生殖：肾中精气在人体的生长发育过程中起着决定性作用。人自形成胚胎起，在母体内靠肾中精气的作用，才能发育成完整的整体，自出生到幼年期，肾气渐充，表现为头发生长，乳齿更换，身体增高；至青年期，肾气充盛，故见智齿生长，骨骼强壮；壮年期，肾气盛实，身体壮实，筋骨坚强，头发黑亮，精神饱满，并产生天癸。天癸来至，女子月经来潮，男子开始排精，生殖功能发育成熟。此后，随着由中年进入老年，肾精也由充盛而逐渐衰减，天癸的生成亦随之减少，甚至日渐耗竭，生殖能力亦随之下降，直至丧失，人的形体也逐渐衰老，筋骨运动不灵活，面色憔悴，发落齿槁，步态不稳。补肾填精是延缓衰老和治疗老年性疾病的重要手段。

②肾主一身之阴阳，推动和调节脏腑功能：肾主一身之阴阳，是指肾具有主宰和调节全身阴阳，维持机体阴阳动态平衡的功能。肾气通过肾阴、肾阳对各脏腑气化起着重要的推动和调控作用。从阴阳属性划分，肾中精气又包含了肾阴与肾阳两部分。

肾阴为一身阴气之源，又叫"元阴""真阴""肾水""真水""命门之水"等，对机体有滋润、濡养、宁静的作用，能滋润、濡养脏腑组织，调节脏腑的气化功能及精血津液的化生。肾阴充足，脏腑、形体、官窍得以濡润，其功能活动得以调控。若肾阴不足，滋润濡养及宁静等功能减退，出现口干形瘦、潮热盗汗、五心烦热等虚热性病症。因为肾阴肾阳皆以肾中精气为物质基础，所以肾阴虚或肾阳虚至一定程度皆可累及对方的化生，导致阴损及阳或阳损及阴，终至阴阳两虚。

肾阳为一身阳气之本，又叫"元阳""真阳""肾火""真火""命门之火"等，对机体有温煦、推动、兴奋的作用。肾阳能推动激发脏腑经络的功能，温煦脏腑官窍，促进精血津液的化生和输布运行。若肾阳充盛，脏腑、形体、官窍得以温煦，其功能活动得以推动，各种生理活动维持正常。若肾阳虚衰，温煦、推动力弱，则脏腑功能减退，出现精神不振、腰膝酸软、畏寒蜷卧、尿清便溏、男子阳痿早泄、女子宫寒不孕等虚寒性病症。肾阴与肾阳，两者相互制约，相互依存，相互为用，共同维持着生理功能的相对动态平衡。

肾阴、肾阳又为"五脏阴阳之本"。故肾阴、肾阳亏虚常可累及其他脏腑阴阳失调；而其他脏腑阴阳失调，日久亦可累及肾阴、肾阳，即所谓"久病及肾"。临床上治疗由阴阳失调所致的寒热病理变化，多由肾之阴阳失调所致，治疗时可从调整肾阴、肾阳入手。

③促进血液生成：肾藏精，精生髓，髓可生血。精血同源，肾精与肝血之间可以相互转化。故有"血之源头在于肾"之说。中医临床具有补血作用的药物熟地黄就是通过补益肾精以生血的。

（2）肾主水：是指肾具有主持和调节全身水液代谢的功能。人体水液代谢是一个复杂的生理过程，是在肺、脾、肾、胃、大肠、小肠、膀胱、三焦、肝等脏腑的综合作用下完成的，其中肾起着主宰的作用。肾对体内水液的主宰，主要是通过肾的气化作用来实现的。气化功能正常则其开阖有度。开，即水液得以输出和排泄；阖，即关闭，肾主水液，贮存一定量的水液于体内，以供机体生理活动的需要。

肾主水功能主要体现在三个方面：一是蒸腾气化，升清降浊。各脏腑组织器官代谢后产生的水液在脾、肺等脏腑的作用下，经三焦水道下输于肾，通过肾的气化，分清浊，清者依赖肾阳的蒸腾气化上升脾、肺，重新参与水液的代谢，浊者则化为尿液，在肾与膀胱之气的推动作用下排出体外。二是推动与调控整个水液代谢过程。水液代谢过程中，尤其是脾的吸收和转输、肺的通调水道，包括肾本身的主水功能，以及三焦水道的通畅等，均依赖于肾中阳气的激发和推动才能正常。三是司开阖。开，膀胱排出尿液；阖，膀胱闭合以保持津液相对稳定的贮存量。司开阖，是指肾的气化功能对于尿液的生成、贮存、排泄具有调控作用，也是肾调节维持体内津液代谢平衡的功能体现。如果肾的蒸腾气化功能失常，开阖失度，就会引起水液代谢障碍的病变。

（3）肾主纳气：是指肾有摄纳肺吸入的自然界的清气，保持肺吸气的深度以防止呼吸表浅的作用。

人体的呼吸运动，虽由肺所主，呼气主要依赖肺气的宣发作用，但吸入的清气，主要依赖肺气的肃降作用下达于肾，再经肾气的摄纳潜藏，使其维持一定的深度，以利于气体的交换。故有"肺为气之主，肾为气之根"之说。若肾精充足，肾气充沛，摄纳有权，则呼吸均匀和调，并保持一定的吸气深度；若肾气衰减，摄纳无力，清气不能下纳至肾，则出现呼吸表浅，或呼多吸少，动则气喘等，称为"肾不纳气"。因此，人体正常的呼吸运动是肺、肾两脏功能相互协调配合的结果，肺主出气，肾主纳气。

（二）五脏之间的关系

1. 心与肺的关系　心肺同居上焦。心主血，肺主气；心主行血，而肺主呼吸。心与肺之间的关系实际上是气和血相互依存、相互为用的关系。

心主血，肺主气。肺主气，助心行血。有形之血液必须依赖气的推动才能正常运行。心主血，心气的推动是血液运行的基本动力，但肺主气而助心行血，也是血液正常运行的一个重要条件。心主血而载气布散。无形之气必须依附于有形之血，才能运行于全身而不致散失。肺主气，主管着呼吸之气和一身之气，气附血中，只有血液运行功能的正常，方能维持肺呼吸功能的正常。心主血，推动血液运行，促进肺主气的功能。另外，积于胸中的宗气，能够贯心脉、行气血，走息道、司呼吸，从而加强了血液运行与呼吸之间的协调平衡。因此，宗气是联结心之搏动和肺之呼吸的中心环节。心、肺两脏之间相互依存，相互为用，保证了气血的正常运行，维持了人体各组织、器官的正常的功能活动。

在病理情况下，心、肺两脏相互影响，常表现为气血失和。如心气不足，行血无力，心脉瘀阻，导致肺气壅滞，气失宣降，表现为咳嗽喘促、胸闷气短等。肺气不足，则血运行无力，表现为心悸心痛、胸闷气短等。

2. 心与脾的关系　心主血，推动血行，脾主生血，统摄血液，所以心与脾的关系主要表现在血液的生成和运行方面。

（1）血液的生成：血液充盈，是心主血脉功能正常的前提。脾主运化，为气血生化之源，脾气健运则血液化生充足，而心有所主。心气推动血液运行全身，则脾得其养，而维持运化功能。另外，心火温煦脾阳，对于脾运化水谷，生成气血亦有重要的作用。所以，心行血，脾生血，相互为用，维持血液的生成。

（2）血液的运行：血液在脉内循行，既赖心气的推动，又靠脾气的统摄，方能循经运行而不溢于脉外。血能正常运行而不致脱陷妄行，主要靠脾气的统摄作用。

心与脾在病理上的相互影响，表现在血的生成、运行方面。脾失健运，气血化生不足或脾不统血，血溢于脉外，都可导致心血不足。心血不足，心脉空虚，脾失血养；或心阳不足，不能温煦脾土，致脾运化失职，最终导致心脾两虚。表现为食少腹胀、面色无华、心悸、失眠、多梦、大便稀溏等症。

3. 心与肝的关系　心与肝的关系主要表现在血液运行和神志活动两个方面。

（1）血液运行：心主血，是一身血液运行的枢纽；肝藏血，肝是贮藏和调节血液的重要脏腑。两者相互配合，共同维持血液的运行。全身血液充盈，肝有所藏，才能发挥肝贮藏血液和调节血量、防止出血的作用，而为机体活动提供所需。肝血充足，肝体得养，则肝的疏泄功能正常，调畅气机，促进血行，有助于心主血脉功能的正常进行。

（2）神志活动：心主神志；肝主疏泄，调畅情志。血液是神志活动的物质基础。心血充足，肝有所藏，则肝之疏泄正常，气机调畅，气血和平，精神愉快。肝血旺盛，制约肝阳，使之勿亢，则疏泄正常，使气血运行通畅，心血充盛，心得血养，神志活动正常。由于心与肝均依赖于血液的濡养滋润，阴血充足，两者功能协调，才能精神饱满，情志舒畅。

心与肝在病理上的相互影响，如心血不足，肝血亏耗，致心肝血虚而出现头晕、目眩、心悸、失眠、多梦等；心火亢盛，殃及肝经，导致心肝火旺，可见心烦易怒，或狂躁妄动等。肝失疏泄，气滞血瘀，致心脉瘀阻；情志失和，也可使心神不宁。

4. 心与肾的关系　心居胸中，属阳，在五行属火；肾在腹中，属阴，在五行属水。心属火，位居于上而属阳；肾属水，位居于下而属阴。心与肾的关系，主要表现在心肾阴阳水火互制互济及精神互用、精血互生的关系。

（1）心肾阴阳水火互制互济：从阴阳、水火的升降理论来说，在上者宜降，在下者宜升。因此，生理情况下，心火必须下降于肾，与肾阳共同温煦肾阴，使肾水不寒；肾水必须上济于心，与心阴共同涵养心阳，使心火不亢，从而维持心肾之间的阴阳相互协调平衡。心与肾之间这种阴阳交通、水火互济的关系，称为"心肾相交"，或"水火既济"。

（2）精神互用：心藏神，肾藏精。精能化气生神，为气、神之源；神能控精驭气，为精、气之主。故积精可以全神，神清可以控精。病理上，精亏则神衰，神志异常又可致精的代谢失常。

（3）精血互生：心主血，肾藏精。精血之间可互生互化，肾精充足则能生髓化血，使心血充盈；心血充盈亦可化精，使肾精充盛。

5. 肺与脾的关系　肺司呼吸，主一身之气，通调水道，脾主运化，以升为健，运化水液，为气血生化之源。脾和肺的关系主要表现在气的生成、气机的升降和水液代谢之间的关系。

（1）气的生成：肺主呼吸，能吸入自然界的清气。脾主运化，能化生水谷之精气。清气和谷气是体内诸气生成的基础，其中与宗气生成关系最密切。宗气下行以资先天之气，故与全身之气盛衰有关。肺气虚，导致宗气生成不足；若脾气虚，不能化生精微上滋于肺，日久累及肺气亦虚，则会出现乏力、少气、神疲、懒言、声低息微等肺、脾气虚表现。

（2）气机的升降：肺主治节，脾主升清，以升为健，是气机升降的枢纽，主管上下，脾气升则肺气升，肺的治节与脾的气机升降是相辅相成的，故有"肺为主气之枢，脾为生气之源"之说。

（3）水液代谢：一般情况下，脾将吸收的水液上输于肺，通过肺的宣发肃降作用来实现。脾、肺两脏协调配合、相互为用是保证津液正常生成、输布和排泄的重要环节。若脾失健运，水湿内停，湿聚成痰，可影响肺的宣降功能，常见咳嗽、喘息、咯痰等症，所以有"脾为生痰之源，肺为贮痰之器"的说法。

6. 肺与肝的关系　肺主肃降，主一身之气，其气主降；肝主升发，肝主疏泄，调畅全身气机，其气主升。肺与肝的关系主要表现在调节气机升降方面。

肺为五脏六腑之华盖，其气以清肃下行为顺。肺气降则有利于全身气机升降的协调，有利于肝气上升并防止其升发太过。肝主少阳春生之气，其气以升发为宜。肝气的升发条达，调畅全身气机，促进肺气宣发，使肺气肃降如常。两脏气机一升一降，相辅相成，共同维持全身气机的升降运动。肺与肝病理上的相互影响，导致气机升降失调，如肝升太过，或肺降不及，则气火上逆致咳上逆，甚至咯血，又称"肝火犯肺"。若肺失清肃，也可引起肝失疏泄，气机不畅，出现咳嗽、胸胀、头晕目眩等症。

7. 肺与肾的关系　肺属金，肾属水，金生水，故肺肾关系可称为"金水相生"，又名"肺肾相生"。肺主呼吸，为气之本；肾主纳气，为气之根。肺主行水，肾为水脏。所以，肺与肾的关系主要表现在津液代谢、呼吸运动和阴液互滋三个方面。

（1）津液代谢：肺主宣降，通调水道。宣发津液外出腠理为汗，肃降水液下行至下焦。肾气蒸腾，升清降浊，清者上达于肺，浊者下输于膀胱；膀胱开阖有度，使废液排出体外。肺肾两脏，相辅相成，共同完成津液的输布与排泄，故称"肺为水之上源，肾为水之下源"。若肺宣降失职或肾失气化，均可致津液代谢失常，聚水而成痰饮，或发为水肿、尿少等。

（2）呼吸运动：肺主气，司呼吸，肾主纳气。人体的呼吸运动，虽由肺所主，但需要肾的纳气作用来协助。只有肾气充盛，吸入之气才能经过肺之肃降，而下纳于肾。所以说："肺为气之主，肾为气之根"。若肾气虚衰，摄纳无权，或肺气久虚，久病及肾，肾不纳气，则可出现呼多吸少、气不得续、动则气喘等"肾不纳气"之证。

（3）阴液互滋：肾阴为一身阴液的根本，肺阴依赖肾阴的不断补益而充盛；金能生水，肾阴亦依赖肺阴不断充养。肾阴不足，不能上滋肺阴；或肺阴亏虚，久虚及肾，均可出现潮热、五心烦热、颧红盗汗、腰酸耳鸣、干咳少痰、声音嘶哑等肺肾阴虚的病症，治疗时往往须肺肾同治方可显效。故又有"肺肾同源""金水同源"之说。

8. 肝与脾的关系　肝主疏泄，肝藏血，脾主运化，脾生血统血。二者的关系主要表现为疏泄与运化互用，共同调节血液的生成、贮藏和运行。

（1）气血化生：脾主运化水谷，为气血生化之源。脾气健旺，运化水谷，散精于肝，利于肝的疏泄；肝主疏泄，调畅脏腑气机，促进脾的运化功能，有助于血液的生成。肝失疏泄，则脾失健运；脾土壅滞，则肝气疏泄不利，均可致肝脾不和，影响饮食物的消化吸收，出现纳呆、腹胀、肠鸣泄泻之症，久则可致血液化生乏源而血虚。

（2）血液调节：肝主藏血，脾主生血统血。脾气健运，血液的化源充足，则生血统血功能旺盛，则肝有所藏；肝主疏泄，促进脾的运化，助血液化生。肝藏血以调节血量，血液藏泄有度；脾统血，防止血溢脉外，能保障血液运行。肝与脾在调节血液生成、运行等方面相互协调，维持血液的生理功能。肝脾疾病，常影响血液生成及运行，导致血虚或失血诸证。此外，肝血充足，则疏泄正常，气机调畅，使气血运行无阻。所以肝脾相互协作，共同维持血液的生成和循行。

9. 肝与肾的关系　肝藏血，肾藏精；肝主疏泄，肾主封藏。又因肝肾之间，阴液互养，精血相生，故肝与肾的关系主要表现在精血同源、阴液互养、藏泄互用三个方面。

（1）精血同源：精血互化，精血皆由水谷精微所化，两者之间又可相互资生、相互转化，故称"精血同源"。肝藏血，肾藏精，又称"肝肾同源"。肝血充足能滋养肾精，使肾精盈满；肾藏五脏六腑之精，可化血藏于肝而养肝。肝肾精血同源互资，病理上也相互影响。若肾精不足，则可致肝血亏虚；肝血不充，又能使肾精虚损，最终形成肝肾两虚，而出现头晕目眩、腰酸耳鸣、女子经闭、男子精少等症。

（2）阴液互养：肝肾阴阳之间相互资助，使阴阳平衡协调。肾阴是一身之阴的根本，肾阴充盛滋养肝阴；肝阴充足，能补充肾阴。肝肾之阴充盈，可防止肝阳过亢，保持肝肾阴阳协调平衡。肾阳资助肝阳，温煦肝脉，可防止肝脉寒滞。当肝阴不足累及肾阴，或肾阴虚不能养肝，均可导致肝肾阴虚、肝阳上亢之证。肾阳虚衰可累及肝阳，导致肝脉寒滞，出现少腹冷痛、阳痿精冷、宫寒不孕等症。

（3）藏泄互用：肾主封藏和肝主疏泄，二者之间具有相互制约、相互为用的关系。肾中精气充盛，天癸产生，则女子月经来潮，男子精气溢泄。肝气疏泄作用，促进女子行经、男子泄精；肾气固摄，防止精气妄泄。所以，女子行经和男子排精是肾闭藏功能与肝疏泄功能相互协调的结果。肝失疏泄和肾失闭藏均可出现女子月经紊乱、经量过多或闭经，男子遗精滑泄或排精不畅等症，而影响生殖功能。

10. 脾与肾的关系　脾主运化，为后天之本，主运化水液；肾藏精，为先天之本，肾为主水之脏。脾与肾的关系主要表现在气的生成和水液代谢方面。

（1）气的生成：肾藏先天之精，肾精化生肾气，又称元气，是生命活动的原动力。肾气强则脾气健旺，而脾运化水谷精微，化生气血，又不断输送至肾，充养先天之精使之生化不息。所以脾与肾之间存在先天促后天，后天养先天的关系。若脾虚则后天之精乏源，不能充养先天，可见生长发育迟缓或早衰，或生殖功能异常等肾精亏虚病症；肾精不足，元气虚衰，脾气无以为化，后天之本不固。肾阳为脏腑阳气根本，脾阳根于肾阳，行温煦四末、运化水谷之职。又有"胃为水谷之海""肾为精血之海"之说。若肾阳虚，不能温助脾阳；或脾阳虚，累及肾阳，均可致脾肾阳虚，见肢冷畏寒、腹部冷痛、面色苍白，或下利清谷、五更泄泻等。

（2）水液代谢：肾主水，调节全身水液代谢，肾之气化促进脾气运化水液。脾主运化水湿，须有肾阳的温煦蒸化；肾主水，有赖于脾化湿制水的作用，使水液的吸收和排泄正常，防止水停下焦。脾肾协调，与其他相关脏腑共同维持水液代谢的平衡。若肾阳不足，脾阳不振，水湿泛滥，可导致尿少、水肿等病理表现。

（三）五脏与志、液、体、华、窍的关系

1. 心与志、液、体、华、窍的关系

（1）心在志为喜：心的生理功能与喜有关。喜是人体对外界刺激产生的高兴快乐的生理反应。心气充沛，心血充盈，心神正常，则精神愉快，心情舒畅。而喜乐愉悦的心情，又可使气血条达，血脉通畅，有益于身心健康。若喜乐过度，则可使心气涣散，神志不宁，甚至累及其他脏腑。如心气不足，神失所养，可见悲忧欲哭；痰火内扰，心神失常，则见喜笑不休。由于心为神明之主，不仅过喜伤心，五志过极均可伤心。故《灵枢·邪气脏腑病形》说："愁忧恐惧则伤心。"

（2）心在液为汗：汗是体内津液经阳气的蒸化而从腠理排于体表的液体。汗液可反映心的生理、病理状态。心主血脉，血由津液营气所组成，血液与津液同源互化，血中的津液可渗出脉外，通过阳气的蒸化后，生成的津液以汗液的形式排出体外。由于汗为津液所化生，血与津液又同出一源，因此有"汗血同源""汗为心之液"之说。心血充盈，津液充足，汗化有源，则可滋润皮肤；汗出过多不但损耗津液，也常损伤心气、心血而见心悸、气短、神疲乏力、面色㿠白，甚则亡阳肢厥。

（3）心在体合脉、其华在面：脉指脉道，又称"血之府"，是约束血行，运行血液周流全身的通道。心在体合脉，指全身的血脉都统属于心。脉与心直接相连，内行血气，而总统于心。心气充沛，心血充盈，则脉搏和缓有力，脉体充实；心气虚弱，心血不足，则脉搏细软，结代无力。其华在面，是指心气血的精气盛衰可以从面部的色泽变化反映出来。头面部的血脉极其丰富，临床更易观察，便于了解心的功能。全身血气皆上注于面，故心的精气盛衰及其生理、病理表现，皆可显露于面部的色泽变化。心气旺盛，血脉充盈，则面部红润光泽。心气不足，可见面色淡白无华；心血亏虚，则面色苍白；心脉痹阻，则面色晦暗或青紫；心火亢盛，则面色红赤。

（4）心开窍于舌：是指心的气血盛衰的功能活动可从舌反映出来。舌是口内器官，具有主味觉和语言的功能。心主血脉，指心之别络上系于舌，而舌体血运丰富，故舌色和舌的功能，能灵敏地反映心主血脉的功能状态。心藏神，各种感觉运动及语言表达，皆与心神有关。故舌为心之外候，又称"舌为心之苗"。因此，观察舌的变化可以测知心主血脉及心藏神的功能。心主血、藏神功能正常，则舌体红活荣润，柔软灵活，味觉灵敏，语言流利，思维灵活。若心血不足，则舌淡瘦薄；心火上炎，则舌红生疮；心血瘀阻，则舌质紫暗，或有瘀斑；若心神失养则见舌强、语謇、失语等。

2. 肺与志、液、体、华、窍的关系

（1）肺在志为忧：肺之志为忧。肺的生理功能与悲忧等情志关系密切。悲为对往事感到难过，忧为对未来感到担心，悲忧常常相伴，故同属肺志。

（2）肺在液为涕：是指鼻涕多少可反映肺的生理、病理状态。涕液由肺津所化，由肺气的宣发作用布散于鼻窍，肺气充足，则鼻涕润泽鼻窍而不外流。若寒邪袭肺，肺气失宣，肺之津液为寒邪所凝，则鼻流清涕；肺热壅盛，可见流涕黄浊；燥邪犯肺，则见鼻干少涕。

（3）肺在体合皮，其华在毛：肺在体合皮，是指肺与皮毛相互为用，共同发挥温煦肌体、卫护肌表、防御外邪的作用。皮毛，包括皮肤、汗腺、毫毛等组织，是一身之表，具有防御外邪、调节津液代谢、辅助呼吸的作用，依赖于肺卫调节与津液的润泽。

肺气宣发，输精于皮毛，即将津液和水谷之精布散于全身皮毛肌腠，以滋养光泽。若肺气虚，可致卫表不固，而见自汗，或于易感冒，或皮毛失濡而见枯槁不泽。反之，皮毛受邪，亦可内合于肺。如寒邪束表，卫气被遏，除见恶寒无汗、头身疼痛、脉紧等症外，亦可内伤及肺脏，肺失宣降，而致胸闷、咳喘等症。所以肺气宣发功能正常，则皮肤固密、毫毛润泽、抗御外邪的能力就强。

（4）肺开窍于鼻：是指肺的呼吸功能及气血盛衰活动可从鼻反映出来。鼻为呼吸之气出入之通道，与肺直接相连，故称鼻为肺之窍，具有通气和嗅觉作用。鼻的功能依赖于肺气的宣发作用，肺气宣畅，则鼻窍通利，嗅觉灵敏发音正常；肺失宣发，则鼻塞不通，嗅觉减低。

肺之门户为喉，上连于鼻，下通于肺，为气出入之道，主发音。肺之经脉上通于喉，肺主气，声由气发，故喉的发音功能，依赖肺气的宣发作用及津液的润养作用。肺气宣畅，则鼻窍通畅，呼吸通利，嗅觉灵敏。故又有"鼻为肺窍"之说。肺失宣发，则呼吸不畅，语音重浊或嘶哑，称为"金实不鸣"；若肺津不足或肺阴亏虚，喉失所养，则气怯声低，甚至失音，称为"金破不鸣"；若邪气犯肺，肺气失宣，则肺窍不利，可见鼻塞，流涕，不闻香臭。

3. 脾与志、液、体、华、窍的关系

（1）脾在志为思：思是人体精神、意识、思维活动的一种状态，是指脾的生理功能与思虑密切相关，以脾主运化的水谷精微为物质基础。脾气健运，水谷精微充足，气血旺盛，则思虑正常。脾气虚弱者，则思虑不决。

（2）脾在液为涎：涎为口津，口腔中较清稀的唾液称作涎，又称为"口水"，由脾气化生、输布。涎具有保护口腔黏膜、滋润口腔的作用，在进食和咀嚼时分泌较多，有助于食物的吞咽和消化。若脾气健运，涎液化生正常，涎液上布于口，但不溢于口外。若脾气虚弱，气不摄津，可致涎液分泌失常，可造成口干涎少或涎液过多，而发生口涎自出等现象。

（3）脾在体合肌肉，主四肢：肉指肌肉，有保护内脏，抵御外邪和运动的功能。四肢有主管运动和支撑身体的功能。在体合肌肉指脾能运化水谷精微，化生气血，以充养肌肉，使肌肉发达丰满，壮实有力。脾主四肢是因为四肢的运动与肌肉的收缩、舒展功能密切相关，所以四肢的运动也需要脾所化生的水谷精微以充养，以维持其正常的生理功能。

（4）脾开窍于口，其华在唇：口即口腔，是消化道的最上端，具有接纳饮食、辨别五味、分泌涎液等功能。脾指经脉"连舌本，散舌下"，又主思味觉。脾开窍于口，是指人的饮食、口味等与脾的生理功能密切相关。若脾气健运，则食欲旺盛、口味正常。若脾失健运，则湿浊内生、食欲不振、口淡乏味等。若湿热困脾，可见口甜黏腻。

脾之华在唇，指唇的色泽是脾生理功能的反应，由唇色变化可反映出脾气的盛衰。因为脾为气血生化之源，脾气健运，化源充足，气血充盈，则口唇红润有光泽；若脾气虚衰，脾失健运，气血不足，则口唇淡白无华。

4. 肝与志、液、体、华、窍的关系

（1）肝在志为怒：怒是人在受到外界刺激时的一种情志变化，怒志活动以肝血为物质基础，并与肝的疏泄升发密切相关。当怒则怒，怒而有节，未必有害，还具有疏展肝气之效。但过怒则属于一种不良精神刺激，可使肝气上逆，造成肝气疏泄失调。前者可致肝气升发太过、疏泄过亢或肝阴不足、肝阳偏亢，此时常可表现出易于激动，情绪失控，易于发怒；后者可致肝失疏泄、肝气郁结或肝血不足，则易于产生郁怒之变。故又有"怒伤肝"之说。

（2）肝在液为泪：泪为目睛之液，泪从目出，由肝精、肝血经肝气疏泄于目而化生，有滋润眼球、保护眼睛的功能。由于肝开窍于目，泪由肝阴所化，故泪为肝液。肝的功能正常，则泪液分泌适量，滋润于目而不外溢。当异物入眼时，泪液即可大量分泌，起到排除异物和清洁眼球的作用。肝病常可出现泪液分泌异常。

（3）肝在体合筋，其华在爪：筋，即筋膜，包括肌腱和韧带，具有连接关节、肌肉，主司关节运动的功能。肝在体合筋，是指人体筋膜的功能与肝藏血的功能密切相关。筋的功能依赖于肝血的濡养，肝血充足，筋得其养，则筋腱有力，运动灵活，并能耐受疲劳；若肝血不足，筋脉失养，则肢体麻木，运动力弱，故称肝为"罢极之本"。爪，即爪甲，包括指甲和趾甲，为筋之延续，故有"爪为筋之余"之说。爪甲亦赖肝血濡养，肝血充盈，则爪甲坚韧，红润光泽，筋得其养，肢体强健，运动有力，灵活自如。若肝血不足，则爪甲失养而见薄脆易折，枯槁无泽，甚则变形，筋膜失养，可引起手足蠕动、筋脉拘急、肢体麻木或屈伸不利；若邪热亢盛，燔灼肝经，伤津耗血，筋膜失养，可见手足震颤、四肢抽搐、角弓反张、颈项强直等"肝风内动"之症。

（4）肝开窍于目：目，又称"精明"，为视觉器官。肝的经脉上系于目，肝之精血也循经上注于目，目的视觉功能的发挥有赖于肝血的滋养和肝气的疏泄。肝的功能正常与否也可以从目中反映出来。肝血充足，肝气调和，循经上注眼目，则目能视物辨色。若肝血不足，目失所养，易导致两目干涩、视物不清、目眩、目眶疼痛或夜盲等症；肝火上炎，可见目赤肿痛；肝风内动，可见目睛斜视或上视；肝胆湿热，可见目睛黄染等。因情志不畅，致肝气郁结，久而火动痰生，蒙蔽清窍，可致两目昏蒙，视物不清。

5. 肾与志、液、体、华、窍的关系

（1）肾在志为恐：恐，是肾精、肾气对外在环境的应答而产生的恐惧、害怕的情志活动。恐多自内生，由渐而发，事前自知。正常情况下，恐惧使人能自觉地避开危险，从而保护自身。肾精充足，人体在接受外界相应刺激时，能产生相应的心理调节。若肾精不足，稍受刺激，则表现为恐惧不安，手足无措，或两腿无力而瘫软等。

（2）肾在液为唾：唾，亦属口津，是口腔津液中较为稠厚的部分。唾为肾精所化生，有润泽口腔、辅助吞咽、滋养肾精的作用。肾的经脉上行喉咙，挟于舌根部，唾为肾精所化，故肾在液为唾。肾的阴精充足则唾液分泌正常，表现为口腔润泽，吞咽流利。肾精不足，则唾少咽干；肾虚水泛，则多唾清冷。古代养生者主张"吞唾"以养肾精。

（3）肾在体合骨、生髓通脑，其华在发：肾藏精，精生髓。髓位于脊椎管内称为脊髓，脊髓上通于脑，聚而为脑髓，故脑的发育健全与否和骨的生长、修复均与肾精的盛衰密切相关。肾精充足，髓化生有源，髓海充盈，脑得其养，则精力充沛、思维敏捷、耳聪目明、记忆力强；骨质得养，则发育旺盛、骨质致密、坚固有力。若肾精亏虚，髓化生无源，髓海空虚，小儿则表现为大脑发育不全、智力低下甚至痴呆；成人则表现为记忆力减退、反应迟钝、精神萎靡、头晕、眼花、耳鸣、失眠、健忘，可见腰膝酸软、步履蹒跚，甚则脚痿不能行动，老年人骨质松脆、易折、牙齿松落等。牙齿属骨的外余部分，故称"齿为骨之余"，也依赖于肾中精气所充养。肾精充足，则牙齿坚固、完整；若精髓不足，则小儿牙齿生长迟缓，成人牙齿易松动脱落。

肾之华在发：发，即头发。肾其华在发，发的生长与脱落、润泽与枯槁都是肾中精气盛衰的反映。发的生长营养，来源于血，故有"发为血之余"之说。但肾藏精，精血可互生，肾精足则血旺，血旺则发得充分的濡养而生生不息，故又有"发的生机在于肾"之说。因此，青壮年之肾精足而血旺，故头发茂密而有光泽。老年人之肾精衰而血少，故头发变白、枯槁、脱落。

(4) 肾开窍于耳及二阴：肾窍和其余四脏之窍有所不同，它有上窍和下窍之分，在上开窍于耳，在下开窍于二阴。

耳是听觉器官，听觉灵敏与否，与肾精、肾气的盛衰密切相关，肾精及肾气充盈，髓海得养，则听觉灵敏；反之，肾精及肾气虚衰，髓海失养，则听力减退，或见耳鸣，甚则耳聋。人到老年，由于肾精及肾气衰少，多表现为听力减退。

二阴，即前阴和后阴。前阴是指尿道和外生殖器，有排尿和生殖的作用；后阴是指排泄粪便的通道。尿液的贮存和排泄依赖于肾的蒸腾气化功能。若肾气虚弱，则可见尿频、遗尿、尿失禁，或尿少、尿闭等排尿异常的症状。前阴又是人体的外生殖器官，其生殖功能与肾中精气的盛衰密切相关。故说"肾开窍于二阴""肾主司二便"。

(四) 六腑的生理功能

胆、胃、小肠、大肠、膀胱、三焦合称六腑。腑通"府"，有府库之意。从形象上看六腑属于管腔性器官；从功能上看，六腑是主"传化物""化而不藏"，即受纳和腐熟水谷，传化和排泄糟粕，主要是对饮食物起消化、吸收、输送、排泄的作用。

六腑的生理特性是受盛和传化水谷，通降下行。每一腑都必须适时排空其内容物，才能保持六腑通畅，功能协调，故有"六腑以通为用，以降为顺"之说。突出强调"通""降"二字，若通和降的太过与不及，均属于病态。

1. 胆的主要生理功能　胆与肝相连，附于肝之短叶间，肝与胆又有经脉相互络属。胆居六腑之首，又属奇恒之腑，其形呈囊状，若悬瓠。胆与肝相表里，肝为脏属阴木，胆为腑属阳木。胆的主要生理功能是贮藏和排泄胆汁，主决断。

(1) 贮藏和排泄胆汁：胆汁为黄绿色液体，是肝之余气所化生。又称"精汁""清汁"。胆汁形成后，在肝的疏泄功能作用下，贮藏于胆腑，并在进食时将胆汁排入肠中，促进饮食水谷的消化吸收。若肝胆的疏泄功能正常，则胆汁的分泌和排泄畅达，脾胃升降有序，人体的消化功能得以正常发挥。若肝胆疏泄不利，则胆汁的分泌排泄障碍，进而影响脾胃运化功能，可以出现胁下疼痛、腹胀、食欲不振或食入不化、厌油腻、恶心、呕吐、泄泻等；若胆汁上逆，可见口苦、呕吐黄绿苦水等；若胆汁外溢肌肤，则出现身、面、目俱黄的黄疸症。

(2) 主决断：胆主决断是指胆在精神、意识、思维活动过程中，具有判断事物，并做出决定的作用，特别是在遭遇突发事件或意料之外的事件时表现出对事件的判断，并做出决定的能力。若胆的功能失常，则会出现情志方面的变化。如胆火过盛，则烦躁易怒，胁痛等。若胆气虚怯，则善太息，多易惊善恐，遇事不决等。若胆虚频扰，则多见口苦呕逆、心烦不寐、惊悸不宁，甚则善恐如人将捕之等症。

2. 胃的主要生理功能　胃是腹腔中容纳食物的器官。胃腔称为胃脘，分上、中、下三部：胃的上部为上脘，包括贲门；下部为下脘，包括幽门；上下脘之间名为中脘。胃的主要生理功能是受纳和腐熟水谷、主通降。

（1）受纳和腐熟水谷：受纳，即接受、容纳；腐熟，即初步消化。饮食入口，经过食管，下降于胃，胃接受容纳之。故胃有"水谷之海"和"太仓"之称。气、血津液的化生，都源于胃所受纳的水谷，故胃又有"水谷气血之海"之称。容纳于胃中的水谷，经胃的腐熟后，下传小肠，其精微物质经脾之运化而营养全身。胃的受纳、腐熟水谷功能，必须与脾的运化功能相配合，才能化水谷为精微，以化生气血津液，营养全身，故合称脾胃为"后天之本""气血生化之源"。

（2）主通降：胃主通降与脾主升清相对。胃主通降，是指胃气具有向下疏通的作用。饮食物入胃，经过胃的腐熟作用后，变成食糜向下传入小肠，再经小肠的泌别清浊作用，其浊者下移大肠，形成粪便排出体外。这都是通过胃气的下降作用实现的。

胃以降为和，喜润恶燥，是说胃气宜保持通畅、下降的运动状态，保持充足的津液以利饮食物的受纳和腐熟，脾胃功能才能和调。在中医藏象学说中，多以脾升胃降来概括整个消化系统的生理功能。因此，胃的通降作用，还包括大肠、小肠的传导功能在内。胃之通降相对于脾的升清来说是降浊，降浊是胃继续受纳的前提条件。

3. 小肠的主要生理功能　小肠的主要生理功能是受盛化物和泌别清浊。

（1）受盛化物：受盛化物是小肠主受盛和主化物的合称。受盛，接受，以器盛物之意。化物，变化、消化、化生之意。所谓小肠受盛化物是指小肠接受由胃初步消化的饮食物，并将其进一步消化，同时吸收水谷之精微的过程。

受盛是化物的前提，化物是受盛的结果，这两者在生理上相互影响，是密不可分的。在病理上也相互影响，若小肠的受盛功能失常，则可见腹部胀闷疼痛，进而出现消化不良、腹泻等症状；如化物功能失常，可致消化、吸收障碍，出现消化不良，腹泻便溏，甚或完谷不化，进而出现腹部胀闷疼痛等。

（2）泌别清浊：所谓泌别清浊，是指小肠将胃初步消化的饮食物，在小肠"化物"功能的作用下，分为水谷精微及食物残渣两部分，将水谷精微和津液吸收，通过脾的运化功能，转输于心肺，并布散周身，以维持人体正常的生理功能；将泌别清浊后的糟粕，输送至大肠，形成粪便而排出体外，而多余的废水则可气化生成尿液排出体外。

小肠泌别清浊的生理功能，实际上是脾的升清和胃的降浊功能的具体体现。若小肠功能失常，清浊不分，则出现呕吐、腹胀、泄泻之症，临床多从脾胃论治。小肠泌别清浊功能不仅在饮食物消化吸收中作用重大，还和大便、小便的质量有关。泌别清浊功能正常，则饮食物得以充分的消化吸收，清浊各走其道，二便正常；若泌别清浊失常，则水液不能及时被吸收而气化入膀胱，水谷并走大肠，可见大便稀薄、小便短少等症。

4. 大肠的主要生理功能　大肠居腹中，包括结肠与直肠，主要是对食物残渣中的水液进行吸收，形成粪便并排出体外，其上口在阑门处与小肠相接，其下端紧接肛门（亦称"下极""魄门"）。大肠的主要生理功能是传导糟粕和吸收津液。

（1）传导糟粕：小肠泌别清浊后，其清者（即水谷精微）经脾转输到心肺，布散周身，其浊者（即糟粕）则下降到大肠，大肠吸收多余的水分，形成粪便，经肛门排出体外，属整个消化过程的最后阶段，故有"传导之腑""传导之官"之称。大肠的传导功能，是胃的降浊功能的组成部分，同时还与肺的肃降、脾肾阳气的温煦功能有关。肺气的肃降，可推动糟粕下行，有利于大肠的传导。脾肾阳气的温煦，有助于大肠糟粕的燥化。若这些脏腑发生病变，都可引起大肠传导功能失常，可出现大便质、量及次数的异常变化。若湿热邪气侵袭大肠，可出现里急后重，或大便脓血；如肺气不降，可出现便秘症；若脾肾阳虚，温煦、运化功能障碍，影响到大肠，可见下利清谷、五更泄泻等。

（2）吸收津液：大肠在传导糟粕的同时，还能同时吸收食物残渣中的部分水分，参与体内水液代谢的功能，故称"大肠主津"。由于大肠有吸收水分的功能，故能使糟粕燥化，变为成形之粪便而排出体外，称为"大肠燥化"。若大肠吸收水分过多，则大便干结甚至便秘；反之，则可见腹泻、大便稀溏等。

5. **膀胱的主要生理功能**　膀胱位于下腹部，居肾之下，大肠之前。在脏腑中，居于最下处。其上有输尿管，与肾脏相通，其下有尿道。膀胱的主要生理功能是贮存水液及排泄尿液。

膀胱具有司开阖的生理特性。膀胱为人体水液汇聚之所，故称之为"津液之腑""州都之官"。膀胱赖其开阖作用，以维持其贮尿和排尿的协调平衡。

（1）贮存尿液：人体津液通过肺、脾、肾等脏腑的作用，敷布全身，濡养机体，维持全身功能。代谢后的浊液，下输于肾，经肾气的蒸化作用，升清降浊，清者回流体内，重新参与水液代谢，浊者下输于膀胱，由膀胱贮存，变成尿液。

（2）排泄尿液：尿液贮存在膀胱之中，达到一定容量时，经过肾的气化作用排出体外，故尿液的适时排泄，是膀胱功能正常的体现。膀胱排尿功能的正常离不开肾的气化作用。膀胱的气化，实际上隶属于肾的蒸腾气化。肾和膀胱之气的作用协调，则膀胱开阖有度，尿液可及时地从溺窍排出体外。

膀胱的贮存水液和排泄尿液的功能，都依赖于肾气与膀胱之气的协调。如果肾气和膀胱之气的气化和固摄作用失常，膀胱开阖失权，既可出现小便不利、尿有余沥，甚或癃闭，又可出现尿频、尿急、遗尿、小便失禁等。

6. **三焦的主要生理功能**　三焦是上焦、中焦、下焦的合称，为六腑之一，属脏腑中最大的腑，无与匹配，故有"**孤府**"之称。主升降诸气和通行水液，在五行属火，其阴阳属性为阳。三焦共同的主要生理功能是通行元气和运行水液。

（1）通行元气：元气（又名原气）是人体最根本的气，根源于肾，由先天之精所化，赖后天之精以养，为人体脏腑阴阳之本。元气是生命活动的基本特征，元气是通过三焦才得以布达全身的。三焦同时还是气机升降出入的道路，人体之气，是通过三焦而布散于五脏六腑，充沛于周身的，以激发、推动各个脏腑组织的功能活动；胸中气海的宗气，自上而下达于脐下，以资先天元气。三焦通行元气的功能，关系到整个人体中诸气的升降出入运动和脏腑气化的进行，故又有"三焦主持诸气，总司全身气机气化"的理论。

（2）运行水液：三焦是全身水液上下输布运行的通道。人体水液代谢是在肺、脾、肾等脏腑的协同作用下完成的，但必须以三焦为通道。其中，上焦之肺，为水之上源，以宣发肃降而通调水道；中焦之脾胃，运化并输布津液于肺；下焦之肾、膀胱，蒸腾气化，使水液上归于脾、肺，再参与体内代谢，下形成尿液排出体外。因三焦在运行津液方面起着重要作用，故又有"三焦气化""三焦者，决渎之官，水道出焉"之说。

上焦如雾：是指上焦主宣发卫气，布散水谷精微和津液以充养周身的作用。上焦主气的升发和宣散，但它不是有升无降，而是"升已而降"，上焦接受来自中焦脾胃的水谷精微，通过心肺的宣发敷布，布散于全身，发挥其营养滋润作用，是对心肺输布营养至全身的作用形象化的描写与概括，如雾露之灌溉，故称"上焦如雾"。由于上焦接受来自中焦脾胃的水谷精微而布散，故又称"上焦主纳"。

中焦如沤：中焦主要消化水谷、吸收和输布水谷精微及化生血液。胃受纳腐熟水谷，由脾之运化而形成水谷精微，以此化生气血，并通过脾的升清转输作用，将水谷精微上输于心肺以濡养周身。因为脾胃有腐熟水谷、运化精微的生理功能，故喻之为"中焦如沤"。又以"泌糟粕，蒸津液"为主，为升降之枢。由于中焦运化精微，化生气血，故称"中焦主化"。

下焦如渎：是指肾、膀胱、大小肠等脏腑具有排泄食物残渣和废液的作用。下焦主要功能是排泄糟粕和尿液。此生理过程有向下疏通、向外排泄之势，故称"下焦如渎"。由于下焦疏通二便，排泄废物，故又称"下焦主出"。

（五）奇恒之腑

奇，异也；恒，常也。奇恒之腑，即异于寻常的脏腑。奇恒之腑包括脑、髓、骨、脉、胆、女子胞六者。因形多中空，与腑相近；储藏精气，似脏非脏，似腑非腑，所以称为"奇恒之腑"。

1. 脑的生理功能及与五脏的关系　脑，又名髓海、头髓。脑，位居颅腔之中，上至颅囟，下至风府，位于人体最上部。风府以下，脊椎骨内之髓称为脊髓。脊髓经项复骨下之髓孔上通于脑，合称脑髓，是精髓和神明高度汇集之处，如明代李时珍明确提出"脑为元神之府"，指出脑是神的发源所在，为元神之府。

（1）脑的主要生理功能：是主宰生命活动、主管精神意识活动和主持感觉运动。

①主宰生命活动：脑是生命活动的中枢，能主宰和调节人体的生理活动，而精是构成脑髓的物质基础。元神藏于脑，元神存则有生命，元神旺盛，则人体精力充沛、思维敏锐、脏腑气血安和。人的思维、意识和情志活动及记忆力等，都由脑的功能活动所主管，故有"脑为元神之府"之说。

②主管精神意识活动：人的精神活动，包括思维意识和情志活动等，都是客观外界事物反映于脑的结果。脑为精神意识活动的枢纽，髓海充盈，则脑主精神意识的功能正常，精神饱满、思维清晰，反之则思维反应迟钝，情志异常。

③主持感觉运动：眼耳口鼻舌为五官诸窍，皆位于头面，与脑相通。人的视、听、言、动等，皆与脑有密切关系。脑统领肢体，与肢体运动紧密相关。脑髓充盈，主司感觉运动功能正常，则视物精明，听力正常，嗅觉灵敏，感觉无殊，运动如常，轻劲多力；反之则会导致感觉、运动功能失常，出现听觉失聪、视物不明、嗅觉不灵、运动失衡、肢体懈怠等症。

（2）脑与五脏的关系：藏象学说将脑的生理病理统归于心而分别归属于心、肝、肺、脾、肾五脏，即"五神脏"。心主神明，脑为元神之府；心主血，上供于脑，血足则脑髓充盈，故心与脑相通，临床上脑病可从心论治。肝主疏泄，调畅气机，又主藏血，气机调畅，气血和调，则脑清神聪，若肝疏泄失常，或情志失调，或血溢于脑，则"血之与气并走于上则为大厥"。脾为后天之本，气血生化之源。脾胃健旺，腐熟运化五谷，气血化源充足，五脏安和，九窍通利，则清阳出上窍而上达于脑。脾胃虚衰则九窍不通，脑失所养。临床上从脾胃入手，益气升阳是治疗脑病的主要方法之一。肺主气，朝百脉，助心行血。肺的功能正常，则气充血足，髓海有余，魄生而主司感觉，故脑与肺有着密切关系。肾藏精，精生髓，脑为髓海，故肾精充盛则脑髓充盈，肾精亏虚则髓海不足而变生诸症，故补肾填精益髓为治疗脑病的重要方法。因为心是"君主之官"，主神志，为"五脏六腑之大主"，神明之所出，神虽分属于五脏，但与心、肝、肾的关系更为密切，尤以肾之最。

2. 女子胞的生理功能及影响其功能的生理因素 女子胞，位于小腹部，在膀胱之后，直肠之前，下口与阴道相连，呈倒置的梨形。女子胞，又称胞宫、子宫、子脏、胞脏、子处、血脏，位于小腹正中部，是女性的内生殖器官，有主月经和孕育胎儿的作用。

（1）女子胞的生理功能

①主月经：女子胞是女子月经发生的器官。月经，又称月信、月事、月水，因其定时来潮如月之盈亏，故称为月经。月经是女子性发育成熟后子宫周期性出血的生理现象。月经的产生，是脏腑经脉气血及天癸共同作用于女子胞的结果。女子青春期，肾中精气旺盛，产生天癸，任脉通，太冲脉盛，女子胞发育成熟，冲任气血通盛，精血藏贮于女子胞，月经来潮。子宫发生周期性变化，1个月左右周期性排血一次。在月经周期还要排卵一次。月经的正常是女性受孕生殖的基础。

②孕育胎儿：女子胞是女性孕育胎儿的器官。女子发育成熟后，月经应时来潮，便有受孕生殖的能力。受孕之后，月经停止来潮，脏腑经络之精血气下注于冲任，到达女子胞以养胎，培育胎儿以至成熟而分娩。女子胞是孕育胎儿的重要器官。

（2）影响女子胞功能的生理因素：女子胞的生理功能与天癸、经络、脏腑、气血都有着密切的关系。女子胞主持月经和孕育胎儿，是脏腑、经络、气血作用于胞宫的正常生理现象。女子胞的生理功能与天癸、经脉及脏腑有着密切联系。

①肾中精气和天癸的作用：生殖器官的发育成熟和生殖功能的维持，全赖肾中精气化生的天癸。因此，在天癸的作用下，女子生殖器官发育成熟，月经来潮，为孕育胎儿准备条件。天癸的至与竭，是月经来潮与否的前提条件。肾中精气充盛，天癸至，冲任二脉气血旺盛注入胞宫，月经到来。若肾中精气虚衰，冲、任二脉气血衰少，就会出现月经不调、崩漏、闭经及不孕等病症。

②冲、任二脉的作用：冲、任二脉，同起于胞中。冲脉与肾经并行，与阳明脉相通，能调节十二经脉的气血，有"十二经脉之海"之称，又称"血海"；任主胞胎，在小腹部与足三阴经相会，能调节全身的阴经，有"阴脉之海"之称。十二经脉气血充盈，才能溢入冲、任二脉，经过冲、任二脉的调节，注入胞宫，月经来潮。冲、任二脉的盛衰，受到天癸的调节。幼年时期，肾中精气未盛，天癸未至，故任脉未通，冲脉未盛，没有月经；人至老年，天癸逐渐衰竭，冲、任二脉的气血也逐渐衰少，进入绝经期，出现月经紊乱，乃至经绝。临床上，无论何种原因引起冲、任二脉失调时，都会出现月经周期紊乱，甚至不孕等症。

③心、肝、脾三脏的作用：月经的排泄，胎儿的孕育，均依赖于血液。心主血、肝藏血、脾为气血生化之源而统血，三脏对于全身血液的化生和运行均有重要的调节作用。月经的来潮和周期，以及孕育胎儿，也都离不开气血的充盈和血液的正常调节。因此，月经的来潮、正常月经周期的维持及胎儿的孕育，与心、肝、脾三脏的生理功能状态有关。当心、肝、脾三脏功能失常时，均可引起胞宫生理功能障碍，出现相应的病理变化。

（六）五脏与六腑的关系

五脏与六腑的关系，也就是脏腑阴阳表里配合的关系。由于脏属阴主里，腑属阳主表。脏与腑相互配合密切联系，构成一脏一腑的表里配合关系。

脏腑表里配合关系：一是经脉络属，即属脏的经脉络于所合之腑。属腑的经脉络于所合之脏。如手太阴肺经属肺络大肠；二是结构相连，属脏的经脉络于所合之腑，属腑的经脉络于所合之脏，如胆附肝叶之间，肾与膀胱由输尿管相通。三是气化相通，脏行气于腑，脏腑之间通过经络和营卫气血的正常运行而保持生理活动的协调。四是病理相关，脏病可影响到其相合的腑，腑病也，五脏不平，六腑闭塞；反之，六腑闭塞，五脏亦病。

　　1. 心与小肠的主要生理关系　心为脏，属阴，小肠为腑，属阳。两者在五行都属火。心居胸中，小肠居腹，但由于手少阴心经属心络小肠，手太阳小肠经属小肠络心，二者通过经脉的相互络属构成脏腑表里关系。心主血脉，心阳温煦全身，心血濡养小肠，有助于小肠受盛化物；小肠为受盛之府，分清别浊，将清者吸收，通过脾气升清而上输心肺，奉心阳而化赤为血，使心血不断地得到补充。发生疾病时心与小肠相互影响，心火可下移于小肠，出现小便短黄、灼热，甚至尿血。小肠实热也可上熏于心，引起口舌生疮等症。

　　2. 肺与大肠的主要生理关系　肺为脏，属阴，大肠属腑，属阳，由于手太阴肺经属肺络大肠，手阳明大肠经属大肠络肺，通过经脉的相互联络，肺与大肠构成脏腑表里关系。肺与大肠生理关系主要体现在肺气肃降与大肠传导功能之间的相互为用。肺气清肃下降，气机通畅，有利于大肠的传导与糟粕的排泄。大肠传导与排泄糟粕的功能正常，则腑气通畅，糟粕下行，更有利于肺气的清肃下降，呼吸均匀，肺功能正常发挥。肺与大肠的配合协调，使肺主呼吸与大肠主传导功能均正常。

　　3. 脾与胃的主要生理关系　脾与胃同居中焦，五行均属土，以膜相连，足太阴脾经属脾络胃，足阳明胃经属胃络脾。二者通过经络互相联络而构成脏腑表里配合关系。脾胃同为后天之本，气血生化之源，脾胃在饮食物的受纳、消化、吸收和输布过程中都起主要作用，缺一不可。脾与胃之间的关系，具体表现在水谷纳运相助、气机升降相因、阴阳燥湿相济等方面。

　　（1）水谷纳运相助：胃主受纳、腐熟水谷，为脾之运化提供前提与基础，脾主运化精微并转输，是为胃继续纳食提供条件与能量。两者密切合作，纳运协调，相互帮助，维持着饮食物的不断受纳、消化及精微的不断吸收与转输过程。

　　（2）气机升降相因：脾胃居中，为气机上下升降之枢纽。脾气主升，胃气主降。二者相互协调，相反相成。脾的运化功能，不仅包括消化水谷，而且还包括吸收和输布水谷精微，脾的这种生理作用，主要是向上输送到心肺，并借助心肺的作用以供养全身，所以说"脾气主升"。胃主受纳腐熟，以通降为顺，胃将受纳的饮食物初步消化后，向下传送到小肠，并通过大肠使糟粕浊秽排出体外，从而保持脾胃虚实更替的生理状态，所以说"胃气主降"。脾气上升将水谷精微和津液向上输布，濡养全身，自然有助于胃气之通降；胃气正常通降，将水谷、食糜等通降下行，才能有助脾气之升。

　　（3）阴阳燥湿相济：脾为阴脏，主运化水饮，其性喜燥而恶湿；胃为阳腑，主通降下行，其性喜润而恶燥。脾易湿，得胃阳以制之，使脾不被湿困；胃易燥，得脾阴以制之，使胃不困于燥。脾胃阴阳燥湿相济，脾胃功能正常，饮食水谷才能消化吸收。胃阴充足，才能受纳腐熟水谷，为脾之运化吸收水谷精微提供条件。若湿困脾运，可致胃纳不振；胃阴不足，也可影响脾运功能；脾湿则其气不升，胃燥则其气不降，可产生中满痞胀、排便异常等症。

　　4. 肝与胆的主要生理关系　肝位于右胁，胆附于肝叶之间。肝与胆在五行均属木，足厥阴肝经属肝络胆，足少阳胆经属胆络肝，二者通过经脉互相联系构成表里相合关系，肝与胆在生理上的关系，主要表现在疏泄相关和精神情志活动相辅方面。

　　疏泄相关：肝主疏泄，分泌胆汁；胆附于肝，贮藏、排泄胆汁。肝的疏泄功能正常，胆才能贮藏排泄胆汁，胆的疏泄正常，胆汁排泄无阻，肝才能发挥正常的疏泄作用。共同合作使胆汁疏泄到肠道，以帮助脾胃消化食物。

精神情志活动相辅：肝主疏泄，调节精神情志；胆主决断，与人之勇怯有关。胆之决断来自肝之谋虑，肝胆两者相互配合，相互为用，则人的精神意识思维活动正常，处事果断，肝胆相济，勇敢乃成。

5. 肾与膀胱的主要生理关系　肾为水脏，膀胱为水腑，在五行同属水。足少阴肾经属肾络膀胱，足太阳膀胱经属膀胱络肾，两者密切相连构成脏腑表里相合的关系。肾与膀胱的主要生理关系在于二者共主小便。肾主水开窍于二阴，肾气促进膀胱气化津液，司开阖以控制尿液的排泄。膀胱贮存尿液，排泄小便，膀胱的气化功能，取决于肾气的盛衰。肾气充足，固摄有权，则尿液能够正常地生成，并下注于膀胱贮存而不漏泄，膀胱开阖有度，则尿液能够正常地贮存和排泄。肾与膀胱密切合作，共同维持体内水液代谢平衡。若肾气虚弱，气化无权，则可影响膀胱的贮尿排尿，导致尿少、遗尿或尿失禁。膀胱湿热，或膀胱失约，也可影响到肾气的蒸化和固摄，出现尿液生成及排泄异常。

【同步练习】

一、A 型题（最佳选择题）

1. 称为"娇脏"的是
A. 肾　　　　B. 肝　　　　C. 脾　　　　D. 心
E. 肺
本题考点：肺的生理功能。肺居胸腔，左右各一，上接气管喉咙，与鼻相通。由于肺叶娇嫩，不耐寒热，易被邪侵，故又称"娇脏"。

2. "水火既济"是指
A. 心与肝的关系　　　　　　　　B. 心与肾的关系
C. 心与脾的关系　　　　　　　　D. 心与肺的关系
E. 脾与肾的关系
本题考点：心与肾的关系。主要表现在心肾阴阳水火既济与心血肾精之间的依存关系。在正常情况下，心火必须下降于肾，助肾阳以温肾水，使肾水不寒；肾水必须上济于心，助心阴以濡心阳，使心火不亢，如此维持心肾阴阳水火协调平衡，称"水火既济""心肾相交"。

3. 下列既属六腑，又属奇恒之腑的
A. 脑　　　　B. 脉　　　　C. 三焦　　　　D. 胆
E. 骨
本题考点：脏腑的分类。根据脏腑的生理功能特点，分为三类：一是五脏，即心、肺、脾、肝、肾；二是六腑，即胆、胃、小肠、大肠、膀胱、三焦；三是奇恒之腑，即脑、髓、骨、胆、女子胞（胞官）。

4. 有"气血生化之源"之称的脏腑是
A. 心　　　　B. 肺　　　　C. 脾　　　　D. 肝
E. 肾
本题考点：脾的生理功能。脾主运化，饮食物由胃受纳腐熟，必须依赖于脾的运化功能，才能将水谷转化为精微物质，转输到心肺，布散于全身，从而使各个脏腑、组织、器官得到充足的营养，并通过心肺的作用化生气血，故"脾为后天之本，气血生化之源"。

5. 称为"封藏之本"的是
A. 心   B. 脾   C. 肾   D. 肝
E. 肺
本题考点：肾的生理功能。肾为先天之本、脏腑阴阳之本。肾藏精，是指肾对精气具有封藏作用，肾所藏之精包括"先天之精"和"后天之精"。

6. 具有促进血液运行、调畅情志活动等生理功能的是
A. 肝主藏血   B. 肝主疏泄   C. 脾主统血   D. 心主血脉
E. 肺朝百脉
本题考点：肝的生理功能，肝的生理功能是主疏泄，主藏血。肝主疏泄功能，具体体现在三个方面：①调畅情志；②促进消化吸收；③促进血液运行和津液代谢。

7. 具有推动血液运行、主宰精神活动等生理功能的是
A. 肝主藏血   B. 肝主疏泄   C. 脾主统血   D. 心主血脉
E. 肺朝百脉
本题考点：心的生理功能。心的生理功能主要有两个方面：一是主血脉，心有推动血液在脉管内运行的作用，二是主神明，心有主宰生命活动和主宰意识、思维、情志等精神活动的功能。

8. 脾与志、液、体、华、窍的关系，说法错误的有
A. 在志为思   B. 在液为涎
C. 在体合肌肉，主四肢   D. 在窍为口，其华在唇
E. 在志为怒
本题考点：脾与志、液、体、华、窍的关系为：①在志为思；②在液为涎；③在体合肌肉，主四肢；④在窍为口，其华在唇。

二、B型题（配伍选择题）
（9—10题共用备选答案）
A. 脾   B. 心   C. 三焦   D. 头
E. 脑
9. "决渎之官"是指
10. "元神之府"是指
本题考点：三焦是全身津液上下输布运行的通道，故说"三焦者，决渎之官，水道出焉"；人的思维、意识和情志活动及记忆力等，都由脑的功能活动所主管，故有"脑为元神之府"之说。

（11—12题共用备选答案）
A. 心   B. 肝   C. 脾   D. 肺
E. 肾
11. "生痰之源"指
12. "贮痰之器"指
本题考点：肺主行水而通调水道，脾主运化水湿，为调节水液代谢的重要脏器。肺的宣

发肃降和通调水道，有助于脾的运化水液的功能，防止水湿的潴留，脾转输水液于肺，为肺通调水道的功能发挥提供了条件。故有"脾为生痰之源，肺为贮痰之器"之说。

(13—14题共用备选答案)

A. 肝　　　　B. 脾　　　　C. 肺　　　　D. 心

E. 肾

根据中医藏象学说

13. 主统血的脏是

14. 主藏血的脏是

本题考点：根据藏象学说，五脏中统血的是脾，而主藏血的是肝。

三、X型题 （多项选择题）

15. 与女子胞功能有关的生理因素是

A. 天癸的作用　　　B. 冲脉的作用　　　C. 督脉的作用　　　D. 任脉的作用

E. 心、肝、脾三脏的作用

本题考点：影响女子胞功能的生理因素。女性的月经来潮和胎儿的孕育，是一个复杂的生理活动过程，主要与以下三个方面的生理因素密切相关。①肾中精气和天癸的作用；②肝气肝血的作用；③冲任二脉的作用。

16. 脾胃在生理功能上相互关联可概括为

A. 纳运协调　　　B. 燥湿相济　　　C. 以膜相连　　　D. 藏泄相和

E. 升降相因

本题考点：脾与胃的关系。脾与胃的相互配合，主要体现在三个方面。①纳运协调：脾主运化，胃主受纳，一纳一运，相互协调配合，共同完成饮食物的消化吸收及其精微的输布，以营养全身。②升降相因：脾气主升，胃气主降，一升一降，相互协调。③燥湿相济：脾属阴喜燥而恶湿，胃属阳喜润而恶燥。两脏燥湿相济，相互为用而协调共济，方能完成饮食物的腐熟和运化过程。

参考答案：1. E　2. B　3. D　4. C　5. C　6. B　7. D　8. E　9. C　10. E　11. C　12. D　13. B　14. A　15. ABDE　16. ABE

五、生命活动的基本物质

【复习指导】 本部分内容较复杂，历年常考。主要掌握气、血、津液的功能，熟悉气和血之间的关系。

气、血、津液是构成人体和维持人体生命活动的物质基础，是脏腑功能活动的产物。气、血、津液的生成和代谢，有赖于脏腑经络等组织器官的生理活动，而脏腑经络及组织器官的生理活动，又必须依靠气的推动、温煦等作用。

(一) 气

气的概念多样，中医之气是指人体内活力很强的、运动不息的一种极其细微的无形物质，是构成人体和维持人体生命活动的最基本物质。

1. 气的生成　人体之气，来源于父母的先天之精气、后天摄取的水谷精气和自然界的清气，通过肺、脾、胃和肾等脏腑的生理活动作用而生成。

肾为生气之根。肾藏精，肾精包括先天之精和后天之精。肾精是化生元气的物质基础，元气是人体生命的根本，因此肾藏精的生理功能对气的生成十分重要。

脾胃为生气之源。脾胃通过受纳运化，将饮食水谷转化为水谷精气，再由脾上输心肺，布散全身脏腑经络，成为人体之气的主要来源。

肺为生气之主。通过肺的呼吸功能，吸入自然界的清气，同时呼出体内的浊气，保证体内之气的生成代谢，并将清气与水谷精气结合起来，生成宗气。

2. 气的分类与分布　人体之气多种多样，根据其主要组成部分、分布的部位不同，功能特点不同，将气主要分为以下四种。

(1) **元气**：元气指以先天精气为基础，赖以后天精气充养，而根源于肾的气。元气，是人体最根本、最重要的气，元气是构成人体和维持人体生命活动的本始物质，是人体生命活动的原动力。因元气来源于先天，故又称"先天之气""原气"。

①分布：元气源于肾间（命门），以三焦为通路，循行全身，内达脏腑，外至肌肤腠理，无处不到，发挥其生理功能。

②主要生理功能：一是，推动和调节人体的生长发育和生殖功能；元气充沛，机体生长发育正常，脏腑、经络、形体、官窍生理功能旺盛，体魄强健，少病。二是，温煦和激发各脏腑、经络等组织器官的生理功能的作用；元气以三焦为通道，布散于全身，全面激发推动脏腑、经络等组织器官的生理活动，是人体生命活动的原动力。

(2) **宗气**：宗气是积于胸中之气，是由脾胃化生的水谷精气和肺吸入的自然界清气，二者结合生成宗气。宗气在胸中积聚之处，称作"上气海"，又名"膻中"。

①分布：宗气聚集于胸中，贯注心肺之脉，推动血行；上出于肺，循行咽喉而走息道，推动呼吸；下蓄丹田，经气街注足阳明胃经而下行至足。

②主要生理功能：一是行呼吸，宗气上走息道，推动肺的呼吸，凡呼吸、语言、发声均与宗气的盛衰有关。二是，宗气贯注于心脉之中，帮助心脏推动血液运行，即"助心行血"，所以气血的运行、心脏的搏动、肢体的活动和寒温等功能均与宗气有关。三是，与人体的视、听、言、动等功能有关。

(3) **营气**：营气由脾胃运化的水谷精微中的精纯部分所化生，是血脉中的具有营养作用的气。因其富含营养，故称为营气。由于营气行于脉中，而又能化生血液，故常"营血"并称。营气与卫气相对而言，属于阴，故又称为"营阴"。

①分布：营气分布循行于脉中，通过十二经脉和任督二脉而循行全身，内入脏腑，外达肢节，终而复始，营周不休。

②主要生理功能：一是，化生血液：营气经肺注入脉中，与津液调和，共注脉中，化成血液，维持血液充盈。二是，营养全身：营气循脉流注全身，为脏腑、经络等生理功能提供营养物质。营气运行全身上下内外，流行于内而滋养五脏六腑，布散于外而灌溉皮毛筋骨。

(4) **卫气**：卫气来源于脾胃运化的水谷精微中性质剽悍、运行滑利的部分。卫气有护卫人体，避免外邪入侵的作用，故称卫气。

①分布：卫气与营气相偕而行，活动力强，流动迅速，行于经脉之外，聚于肓膜，散于胸腹。

②主要生理功能：一是，防御外邪：肌肤腠理是机体抗御外邪的重要屏障。卫气布于肌表，温养肌肤腠理，使皮肤柔润，肌肉壮实，腠理致密，构成一道抵御外邪入侵的防线，既可抵御外邪入侵，又可驱外邪于机体外。二是，温养全身：卫气布散全身，对脏腑、肌肉、皮毛发挥其温养作用，使肌肉充实，皮肤润滑，以维持脏腑、肌肤的生理活动。三是，调节

肌腠：调节控制肌肤腠理的开阖、汗液的排泄，维持体温和人体的水液代谢相对恒定，调和气血，适应生命活动的需要，以维持人体内环境与外环境的平衡。

3. 气的功能

（1）**推动作用**：气的推动作用是指气的激发、兴奋和促进作用。气是维持人体生命活动的最基本物质，是活力很强的精微物质，能激发和促进人体的生长发育与生殖功能；能激发和促进各脏腑、经络等组织器官的生理功能；能推动血液的生成、运行，以及津液的生成、输布和排泄等；还可激发和兴奋精神活动。

（2）**温煦作用**：气的温煦作用是指气对机体有温暖、熏蒸作用。气可通过气化而产生热量，气自身的运动和对脏腑、组织器官生理活动的推动，均能生阳产热以温煦人体，来维持人体体温的相对恒定；温煦脏腑经络，维持其正常生理活动；温煦水、血和津液等液态物质，助其正常循行、输布及代谢。

（3）**防御作用**：气的防御作用是指气能护卫肌肤，防御外邪入侵，同时也可驱除侵入体内的病邪，帮助机体康复的作用。若气的防御作用正常，则邪气不易入侵，即使邪气入侵，也不易发病，即使发病，也易于愈合。

（4）**固摄作用**：气的固摄作用是指气对血、津液、精液等液态物质的固护、统摄和控制，以防止其无故流失，保证在体内发挥其正常的生理功能。机体阴阳平衡标志着健康，平衡失调则意味着生病。气的固摄作用具体表现为：气能摄血，约束血液，使之循行于脉中，而不致溢出脉外，维持血液正常生理功能；气能摄津，约束汗液、尿液、唾液、胃肠液等，调控津液分泌量或排泄量，防止其异常丢失；气能固摄精液，使之不因妄动而频繁遗泄；气能固护内脏不下垂，以维持脏腑的正常功能活动。

（5）**营养作用**：气的营养作用是指气具有为机体脏腑功能活动提供营养物质的作用。人以水谷为本，水谷精气为全身提供生命活动所必需的营养物质，是化生气、血的主要物质基础。气是维持全身脏腑经络功能的基本物质之一。卫气具有温养肌肉、筋骨、皮肤、腠理等组织的作用。

4. 气的运行　气的运动，称作"**气机**"。人体的气是不断运动着的具有很强活力的精微物质，流行于全身各脏腑、经络等组织器官，无处不到，时刻推动和激发着人体的各种生理活动。气的运动不止，则生命不息。

气以升、降、出、入为其最基本的运动形式。升，是指气自下而上的运行；降，是指气自上而下的运行；出，是指气由内向外的运行；入，是指气由外向内的运行。

气的升降出入运动是生命活动的根本，气的升降出入运动之间的协调平衡，称作"**气机调畅**"；若气的升降出入的失调，称作"**气机失调**"。如气运行不畅，局部阻滞不通，称为"**气滞**"；气上升不及或下降太过，称为"**气陷**"；气下降不及或上升太过，称为"**气逆**"；气不能外达而阻闭于内，称为"**气闭**"；气外泄太过而不能内守，称为"**气脱**"。气的升降出入运动一旦止息，就意味着生命活动的结束。

（二）血

血，即血液，主要由水谷精微和肾精化生而成。血主于心，藏于肝，统于脾，是循行于脉中的具有营养和滋润作用的红色液态物质，是构成人体和维持人体生命活动的基本物质之一。

脉是人体血液循行的管道，又称为"**血府**"，具有约束血液，使其沿着一定方向运行，能够内至脏腑，外达肢节，周而复始，充分发挥灌溉一身的生理功能。若在某些因素的作用下，血液不能在脉内循行而溢出脉外时，则称为出血，即"**离经之血**"，此时的血均可称为瘀血，瘀血不仅失去了正常的生理功能，还可成为新的致病因素。

1. 血的生成　水谷精微和肾精是化生血液的基础物质，血的生成离不开脾胃、心、肺、肾等脏腑的共同作用。

由水谷精微所化生的营气和津液是血液的主要构成成分。

肾精化血，肾精是血液化生的本原物质，精血之间还存在相互资生和相互转化的关系；精可化血、血可生精。精藏于肾，血藏于肝，肾中精气充盛，则肝有所养，血有所充；肝的藏血量充盈，则肾有所藏，精有所资，故又有"精血同源""肝肾同源"之说。

2. 血的运行

（1）血液运行的方式：脉为血之府，血液在脉管中运行不息，周而复始，循环流注全身，以营养人体周身内外上下。

（2）血液运行的条件：一是气的功能正常。气的推动和固摄作用的协调平衡是保证血液正常运行的重要因素。二是脉道的通畅。只有血液通道（脉管系统）的完整和通畅，才能维持血液的正常运行。三是血液的状态。血液的充盈与否，血液的清浊、黏稠等状态都会影响血液的运行。

（3）血液运行相关脏腑：血液运行与心、肺、肝、脾等脏腑功能的关系最为密切。

①心主血脉：心、脉和血液构成一个相对独立的系统，而心气是推动血液运行的动力；心功能正常，心气充足，推动功能正常，则血液运行正常。

②肺朝百脉：肺主气、司呼吸，肺气宣发肃降，可以调节全身气机，通过肺气的升降出入运动来推动血液运行至全身；宗气能贯注心脉、助心行血，辅助心脏主管全身血脉。

③肝主藏血：肝有贮藏血液、调节血量和防止出血的功能；肝主疏泄，促进血液运行。

④脾主统血与主运化：为气血化生之源，以维持血液充盈，并通过气对血的摄纳作用，防止血液溢出脉外。

3. 血的功能

（1）营养滋润全身：血液由水谷精微所化生，含有人体所需的丰富的营养物质。血循行于脉中，内至脏腑组织，外达筋骨皮肉，对全身各脏腑、组织器官起着充分的营养和滋润作用，维持各脏腑、组织器官的正常生理功能。血的濡养作用可以从皮肤、面色、肌肉、毛发、感觉和运动等方面体现出来。当血液充盈，濡养作用正常，则表现为面色红润，肌肉丰满壮实，肌肤、毛发光亮，关节滑利，感觉和运动灵活等。若血量减少，濡养作用减弱，则可出现脏腑功能低下，面色萎黄，肌肉消瘦，皮肤干涩，毛发不荣，肢体麻木或运动无力等临床表现。

（2）是神志活动的物质基础：血能充养脏腑，更是机体精神活动的主要物质基础，心神活动的正常与否有赖于血液的濡养。若血气充盛，血脉和利，则神志清晰，精气充沛，思维敏捷，活动自如；若血虚、血热或血行异常，则可出现不同程度的精神情志方面的病症，如精神衰退，失眠多梦，健忘，惊悸，烦躁，甚至神志恍惚、谵妄、昏迷等神志不安的表现，可见血液与神志活动有着密切关系。

4. 气与血的关系　气与血是人体的生命物质，同源于脾胃化生的水谷精微和肾中精气，具有互根互用、相互依存、协调配合的关系。两者相对而言，气属阳，主动，无形但又具有温煦、推动、固摄、气化等作用；血属阴，主静，有形且具有滋润、濡养、化神等作用。气与血之间的关系，可以概括为"**气为血之帅，血为气之母**"。

（1）气为血之帅："**气为血之帅**"是指气对血的作用，主要表现为气能生血、气能行血和气能摄血三个方面。

①**气能生血**：是指血液的生成和组成都需要气及气的气化功能。一方面，营气和津液直接参与血液的生成，是血液的主要构成成分。另一方面，机体摄入的饮食物在脾胃、肾肝、心肺等脏腑的气化功能下，转化成水谷精微，而水谷精微又转化成营气和津液，最终生成赤色的血液。故气旺则血旺，气虚则血弱。所以临床上治疗血虚证时常常配合补气药，以达到补气生血的目的。

②**气能行血**：是指气具有推动血液在脉中运行的作用。血液运行主要依靠心气、肺气的推动，以及肝气的疏泄作用。气行则血行，血液必须依赖于气的推动才能运行不息，流布至全身。气充足旺盛，气机调畅，则血液正常运行。气机逆乱，升降出入失常，也会影响血液正常运行，导致血液妄行，出现血随气逆的咳血、吐血，血随气陷的便血、尿血等症状。

③**气能摄血**：是指气对血具有统摄作用，使血液正常循行于脉管之中，防止其溢出脉外。这一功能主要是通过脾主统血的生理功能来实现的。脾气充足，统摄有力，使血液循行于脉中而不溢出脉外；若脾气虚弱，失于统摄，则可导致咳血、吐血、尿血、崩漏等多种出血病症，临床治疗应以补气摄血之法，才能达到止血的目的。

（2）血为气之母："**血为气之母**"指血为气的物质基础，血能化气，并作为气运行的载体，具体表现为**血能养气、血能载气**。

①**血能养气**：是指气的充盈和其功能活动离不开血的濡养。血在其运行过程中，不断为气的生成和功能活动提供水谷精微等营养；血能营养人体脏腑、组织、肢体、官窍等，而气的生成也要依靠脏腑组织的正常功能，若脏腑组织等部位失去了血的供养，便也会出现气虚的病变，故血虚日久患者常兼气虚表现，临床治疗时常补气与养血兼顾。

②**血能载气**：是指血是气的载体，气存在于血中，气依附于血液而不涣散，通过血的运载而循行于全身。临床上大出血的患者，气无所依附，导致涣散不收、漂浮无根的气脱病变，称为"气随血脱"。

（三）津液

津液是人体所有正常水液的总称。津液包括各脏腑、组织、形体、官窍的内在液体及其正常分泌的体液（如胃液、肠液、唾液、关节液）等，还包括代谢产物中的尿液、汗液、泪液等。

津液是津和液的总称，是构成人体和维持人体生命活动的基本物质之一。二者都来源于脾胃所运化的水谷精微，虽然津和液都以水液为主体，但由于它们性状、功能及其分布部位有所差异，将质地较清稀，流动性较大，布散于体表皮肤、肌肉和孔窍，并能渗入血脉，有滋润作用的液体，称之为津；而质地较浓稠，流动性较小，灌注于骨节、脏腑、脑、髓等组织，起濡养作用的液体，称之为液。由于两者均来源于饮食物，且均由脾胃化生，可相互转化，病变过程中又可相互影响，故常以津液并称。

1. 津液的生成　津液来源于饮食水谷，主要通过脾、胃、小肠和大肠等脏腑的气化功能而生成。饮食物进入胃后，经过胃的受纳腐熟，吸收水谷中部分精微及津液；小肠泌别清浊，吸收肠中较多的营养物质和水分；大肠主津，在其传导过程中将食物残渣中部分水液重吸收，使糟粕形成粪便而排出体外。胃、小肠、大肠所吸收的津液，都要依靠脾的运化作用布散到全身。

2. 津液的代谢　津液的代谢主要是通过尿液和汗液来完成的。此外，呼气和粪便也带走部分津液。津液的排泄主要依赖于肺、脾、肾、膀胱等脏腑的协调配合作用。

尿液是津液代谢的最终产物，也是津液排泄的最主要途径，肾气将下输到膀胱的津液经气化作用生成尿液，尿液贮存于膀胱，通过肾气的推动与调节，得以正常排泄。所以肾的生理功能在津液代谢中最为重要。肺气宣发，将津液外输于体表皮毛，在阳气蒸腾作用下化为汗液，由毛孔排出体外。大肠在其他脏腑的共同作用下，传化水谷糟粕，也会带走部分水液。

3. 津液的功能　津液的功能主要包括滋润濡养、化生血液、调节阴阳和排泄废物等。

（1）滋润濡养：津液虽以水为主体，但具有丰富的营养物质，津以滋润作用为主，液以濡养作用为主。津液布散于体表，能滋润皮毛肌肉，使肌肉丰润，毛发光泽；津液渗入体内，能濡养脏腑组织，维持各脏腑组织的正常功能；津液输注于孔窍则能滋润鼻、目、口、耳等官窍；津液灌注于骨、脊、脑，能充养骨髓、脊髓和脑髓；津液流注骨节，使关节滑利，屈伸自如。

（2）化生与调节血液：津液是血液的重要组成部分，水谷精微化生的津液渗入脉中，充养血脉。津液还可以调节血液的浓度，当血液浓度偏高时，津液可渗入脉中稀释血液，从而维持循环血量。津液与血液可相互渗透和转化，又都源于水谷精微，所以有"津血同源"的说法。

（3）调节阴阳平衡：津液作为阴液的一部分，对调节机体内外环境的阴阳相对平衡起着十分重要的作用。人体根据体内生理状态和外界环境变化，通过津液的自我调节，使机体保持正常状态，从而适应外界环境变化，以保持与自然界的协调统一。如天气寒冷时，肌肤腠理闭合，津液不能借汗液排出体外而下注膀胱化为尿液排出体外。

（4）排泄代谢废物：津液在其自身的代谢过程中，能把机体的代谢产物通过汗、尿等方式不断地排出体外，以维持机体各脏腑的正常功能活动。若这一作用受到损害或发生障碍，就会使代谢产物积聚于体内，而产生痰、饮、水、湿等湿毒浊邪的病理变化。

【同步练习】

一、A 型题（最佳选择题）

1. 人体生命活动的原动力是
A. 营气　　　　B. 宗气　　　　C. 卫气　　　　D. 元气
E. 真气
本题考点：元气的生理功能。

2. 具有助心行血作用的气是
A. 营气　　　　B. 宗气　　　　C. 卫气　　　　D. 元气
E. 真气
本题考点：宗气的生理功能。宗气的生理功能是上走息道以行呼吸，贯注心脉以行气血。

3. 具有调节汗孔开阖作用的气是
A. 营气　　　　B. 宗气　　　　C. 元气　　　　D. 卫气
E. 真气
本题考点：卫气的生理功能。卫气的生理功能有三个方面：①护卫肌表，防御外邪入侵；②温养脏腑、肌肉、皮毛等；③调节控制汗孔的开阖和汗液的排泄，以维持体温的相对恒定。

4. 与气生成不直接相关的是

A. 水谷之精气
B. 肾藏的精气
C. 肝气的疏泄
D. 自然界吸入的清气
E. 禀受于父母先天之精气

本题考点: 气的生成。气来源于父母先天之精气、后天饮食物中的水谷精微,以及从自然界吸入的清气。先天之气为先天之精所化生,依赖于肾藏精的生理功能,才能充分发挥作用。肝气的疏泄,指肝气具有疏通、畅达全身气机,并非气的生成。

二、B 型题(配伍选择题)

(5—8 题共用备选答案)

A. 推动作用
B. 温煦作用
C. 防御作用
D. 固摄作用
E. 气化作用

5. 血液能在脉内循行是依赖气的
6. 维持人体恒定体温是依赖气的
7. 护卫肌表是依赖气的
8. 防止血液溢出脉外是依赖气的

本题考点: 气的功能。温煦作用:气的运动是人体热量的来源。人体体温的恒定,依赖气的温煦和调节;各脏腑、组织器官、经络等,也要在气的温煦作用下,才能进行正常的生理活动。推动作用:可维持人体生长发育、各脏腑、组织器官的功能活动、血液的循行、津液的生成输布和排泄等。防御作用:指气有防御和抵抗各种邪气的功能,主要表现在:①护卫肌表,防止外邪侵入;②与侵入体内的各种邪气进行斗争。固摄作用:主要是对于精、血、津液等物质具有防止其无故流失,维持血液在脉管内循行,防止溢出脉外,以及维护脏腑器官各自位置的相对恒定等作用。气化作用:是指精、气、血、津液等物质的新陈代谢及相互转化。

(9—11 题共用备选答案)

A. 血虚
B. 血热
C. 血瘀
D. 血寒
E. 出血

9. 血液不足,称为
10. 血行不畅,称为
11. 血溢脉外,称为

本题考点: 血液的功能对机体的影响。

三、X 型题(多项选择题)

12. 气的生成依赖于

A. 肾
B. 脾
C. 肝
D. 胃
E. 肺

本题考点: 气的生成。根据不同来源,先天之精,与肾密切相关。水谷之精气,依赖于脾胃的运化功能,才能从饮食水谷中化生;自然界的清气,则依赖于肺的呼吸功能,才能吸入人体。因此,气的生成,除与先天禀赋、后天饮食营养,以及自然环境等状况有关外,还与肾、脾胃、肺等脏腑的生理功能密切相关。

13. 气的功能有

A. 温煦作用　　　　　B. 防御作用　　　　　C. 推动作用　　　　　D. 固摄作用

E. 气化作用

本题考点：气的功能。①温煦作用；②防御作用；③推动作用；④固摄作用；⑤气化作用。

参考答案：1. D　2. B　3. D　4. C　5. A　6. B　7. C　8. D　9. A　10. C　11. E
12. ABDE　13. ABCDE

六、经络

【复习指导】本部分内容复杂，历年常考。主要掌握十二经脉的走向和交接规律、分布规律、流注次序，熟悉奇经八脉的特点和作用；督、任、冲、带脉的基本功能。

经络，是经脉和络脉的总称，是运行全身气血，联络脏腑肢节，沟通连接上下、表里、内外，感应传导信息，调节功能平衡的特殊通路，是机体的重要组成部分。

络脉，又称络，有网络之意，是经脉的分支，纵横交错，络脉循行于人体表浅部位，无规律循行，络网遍布全身。经脉和络脉相互沟通联系，内属于脏腑，外络于肢节，沟通内外，贯穿上下，把人体五脏六腑、四肢百骸、五官九窍及皮肉筋骨等组织紧密地联结成统一的有机整体。人体通过经络运行气血，营养全身，调节阴阳，使人体各部的功能活动得以保持协调平衡。

（一）经络系统

1. **经络系统的组成**　经络系统由经脉、络脉及其连属部分构成。

2. **经脉和络脉的组成**

（1）经脉的组成：经脉包括十二经脉（正经）、奇经八脉（奇经）及其附属于十二经脉的连属部分，有十二经别、十二经筋、十二皮部。

①十二正经：正经有十二条，故又称"十二正经"或"十二经脉"，简称"十二经"，包括手、足三阴经（太阴、厥阴、少阴）和手、足三阳经（太阳、阳明、少阳）。即手三阴经（肺、心包、心）、足三阴经（脾、肝、肾）、手三阳经（大肠、三焦、小肠）、足三阳经（胃、胆、膀胱），共四组，每组三条经脉，对称分布于人体两侧，合称十二经脉。十二经脉对于人体具有极为重要的意义，故被称为"十二正经"。十二经脉有一定的起止点、循行部位和交接顺序，在肢体的分布和走向有一定的规律，直接络属脏腑，是人体气血运行的主要通道。

②奇经：又称"奇经八脉"，具体为任脉、督脉、带脉、阴跷脉、阳跷脉、阴维脉、阳维脉。奇经八脉穿插循行于正经之间，有联络、统率和调节全身气血盛衰的作用。

③十二经别：又称经别，是从十二经脉各别出的较大分支。十二经别分别起于四肢肘膝上下部位，循行于体腔脏腑深部，上出于颈项浅部。十二经别不仅可以加强十二经脉中相为表里的两经之间的联系，而且还能到达某些正经未循行到的器官与形体部位，从而补充了正经的不足。

（2）络脉的组成：络脉是经脉的分支，包括别络、浮络、孙络。

①别络：是络脉系统中较大的和主要的络脉，共有十五支，包括十二经脉在四肢各分出的一支别络，躯干部的任脉络、督脉络及脾之大络，合为"十五别络"。十五别络具有加强

表里两经之间在体表的联系和输送气血的作用。

②浮络：是循行于人体浅表部位且常浮现的络脉，浮络分布广泛，具有沟通经络、输达肌表等作用。

③孙络：是人体最细小的络脉，属于络脉的再分支，遍布全身，难以计数，具有"溢其邪，通营卫"的作用（《素问·气穴论》）。

3. 连属部分　连属部分主要包括十二经筋和十二皮部，是十二经脉与筋肉和皮肤的连属部分。

（1）经筋：又称十二经筋，是十二经脉与筋肉的连属部分，是十二经脉之气"结、聚、散、络"于筋肉、关节的部分，即十二经脉循行部位上分布于筋肉系统的总称，具有联系四肢百骸、主司关节运动的作用。

（2）皮部：又称十二皮部，就是把全身皮肤按十二经脉之气的功能区域分为十二个部分，分属于十二经脉，称为"十二皮部"。全身的皮肤是十二经脉的功能活动反映于体表的部位，也是经络之气散布之所在。

（二）十二经脉

十二经脉根据各经所联系的脏腑的阴阳属性及其在肢体循行部位的不同，分为手三阴经（手太阴肺经、手厥阴心包经、手少阴心经）、手三阳经（手阳明大肠经、手少阳三焦经、手太阳小肠经）、足三阴经（足太阴脾经、足厥阴肝经、足少阴肾经）、足三阳经（足阳明胃经、足少阳胆经、足太阳膀胱经）四组。对称分布在身体两侧。主要循行于上肢的经脉称为"手经"，主要循行于下肢的经脉称为"足经"。主要循行于四肢内侧的经脉称为"阴经"，分布于四肢内侧面的前、中、后线上；主要循行于四肢外侧的经脉称为"阳经"，分布于四肢外侧面的前、中、后线上。阴经属脏；阳经属腑。

1. 十二经脉的走向和交接规律

（1）十二经脉的走向规律：手三阴经起于胸，从胸走手，在手指末端与手三阳经相交；手三阳经起于手，从手走头，在头面部与足三阳经相交；足三阳经起于头，从头走足，在足趾末端与足三阴经相交；足三阴经起于足，从足走腹，在腹部与手三阴经相交。阴经与阳经交于手足部位，阳经与阳经交于头面部位，阴经与阴经交于胸腹部位。十二经脉彼此沟通、相互衔接、周而复始、环流不止，构成了一个阴阳相贯，如环无端的循行路线。

（2）十二经脉的交接规律

①互为表里的阴经与阳经在四肢末端相交接：如手太阴肺经与手阳明大肠经在示指端相交接；手少阴心经与手太阳小肠经在小指端相交接；手厥阴心包经与手少阳三焦经在环指端相交接；足阳明胃经与足太阴脾经在足大趾相交接；足太阳膀胱经与足少阴肾经在足小趾端相交接；足少阳胆经与足厥阴肝经在足大趾爪甲后相交接。

②同名的手、足阳经在头面部相交接：手阳明大肠经与足阳明胃经在鼻翼旁相交接；手太阳小肠经与足太阳膀胱经在目内眦相交接；手少阳三焦经与足少阳胆经在目外眦相交接。

③手、足阴经在胸部交接：如足太阴脾经与手少阴心经在心中相交接；足少阴肾经与手厥阴心包经在胸中相交接；足厥阴肝经与手太阴肺经在肺中相交接。

2. 十二经脉分布规律和流注次序

（1）分布规律：十二经脉在体表左右对称地分布于头面、躯干和四肢，纵贯全身。六阴经分布于四肢内侧和胸腹，六阳经分布于四肢外侧和头面、躯干。

①十二经脉在头面部的分布规律：头面部是手足阳经交界处，手三阳经从手走头，足三

阳经从头走足，手三阳经与足三阳经在头面部交接，所以"头为诸阳之会"。阳明经在前，少阳经在侧，太阳经在后。手足阳明经分布于面、额部；手足少阳经分布于头侧耳颞部；手太阳经分布于面颊部，足太阳经分布于头顶、枕项部；足厥阴经也循行至顶部。

②十二经脉在躯干部的分布规律：十二经脉都循行于躯干部。其中手三阴经均从腋下走出，行于上肢内侧；手三阳经从上肢外侧经肩胛部上行于头面部；足三阳经经躯干下行于下肢外侧，其中阳明经行于前，太阳经行于后，少阳经行于两侧；足三阴经从下肢内侧上行躯干，均行于胸腹面。循行于胸腹面的经脉，自内向外依次是足少阴肾经、足阳明胃经、足太阴脾经、足厥阴肝经。

③十二经脉在四肢的分布规律：阴经行于四肢内侧面，阳经行于四肢外侧面。手三阴经行于上肢内侧，分布为手太阴肺经在前、手厥阴心包经在中、手少阴心经在后；足三阴经行于下肢内侧（内踝8寸以上），分布为足太阴脾经在前、足厥阴肝经在中、足少阴肾经在后（足内踝8寸以下），分布为足厥阴肝经在前、足太阴脾经在中、足少阴肾经在后。手三阳经行于上肢外侧，分布为手阳明大肠经在前、手少阳三焦经在中、手太阳小肠经在后；足三阳经行于下肢外侧，分布为足阳明胃经在前、足少阳胆经在中、足太阳膀胱经在后。

（2）流注次序：十二经脉的流注是从手太阴肺经开始，阴阳相贯，首尾相接，逐经相传，到肝经为止，从而构成了周而复始、循环无休的流注系统。经络是人体气血运行的通道，十二经脉则为气血运行的主要通道。气血在十二经脉内流动不息，循环灌注，分布于全身内外上下，起到濡养的作用，构成了十二经脉的气血流注，又名十二经脉的流注。其流注次序见图1-1。

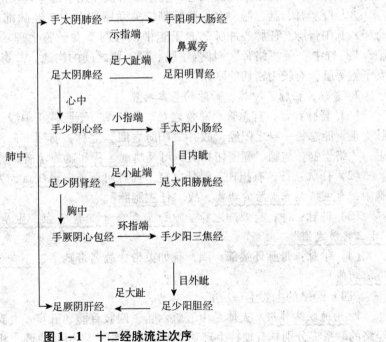

图1-1　十二经脉流注次序

（三）奇经八脉

奇经八脉是指十二经脉之外的八条经脉，包括任脉、督脉、冲脉、带脉、阴跷脉、阳跷脉、阴维脉、阳维脉。奇者，异也。因其异于十二正经，故称"奇经"。

1. 奇经八脉的特点和作用

（1）特点：奇经八脉与十二正经相比，其循行主要有以下特点。

①分布不如十二正经规则：十二正经均是对称分布，左右各一。奇经只有阴维与阳维脉、阴跷脉与阳跷脉是对称分布，左右各一，其余督脉、任脉、冲脉、带脉则为单，不存在对称的情况。

②不循行上肢：十二正经循行于头面部、躯干部、四肢部，而奇经八脉只在头面躯干部和下肢循行。

③无表里关系：十二正经与脏腑互为表里，而奇经八脉与脏腑没有直接的属络关系（督脉属肾除外），彼此之间也无表里配合关系。

（2）作用

①加强十二经脉之间的联系：十二经脉循行中通过经脉依次衔接构成一个循环线路。奇经八脉在其循行过程中与十二经脉相交会，弥补了十二经脉间的不足，紧密沟通各经脉的相互联系。如督脉的大椎穴与手足六阳经交会；任脉的关元穴与足三阴经交会；带脉横腰一周，约束纵行诸经；冲脉行上通下，多次与十二经脉交叉相会；阴维脉维系诸阴，联络所有阴经而与任脉相会；阳维脉维系诸阳，联络所有阳经而与督脉相合；阴跷脉、阳跷脉左右成对，多次与十二经脉交会。

②调节十二经脉的气血：奇经八脉可涵蓄和调节十二经脉气血。十二经脉气血不足时，奇经中所蓄的气血则会给予补充；十二经脉气血充足有余时，则流入奇经八脉储蓄，使十二经脉气血保持相对稳定平衡的状态，利于维持机体正常的生理功能。

③与肝、肾、脑、髓、女子胞等脏腑关系密切：十二经脉都与脏腑有直接的属络关系，奇经八脉中督脉、任脉、冲脉都起于胞中，有调节女子胞生理功能的作用；督脉"入颅络脑""行脊中"及"络肾"，加强了脑、髓、肾之间的沟通。故奇经八脉与肝、肾、脑、髓、女子胞等脏腑有较为密切的联系。

2. 督脉、任脉、冲脉、带脉的基本功能

（1）督脉：督，有总管、总督之意。督脉循行于腰背正中线，多次与手足三阳经及阳维脉交汇，能总督一身之阳经，故有"**阳脉之海**"之称，有调节阳经气血的功能；督脉上行脊里，入络于脑，与脑、髓密切相关，可反映脑、肾和髓的功能。

（2）任脉：任，有担任、受任之意。任脉可调节阴经气血，为"**阴脉之海**"；任脉起于胞中，有主持妊养胞胎的功能，故"**任主胞胎**"。

（3）冲脉：冲，有要冲之意。冲脉能调节十二经气血，主生殖功能及女子的月经，为"十二经脉之海""血海"。

（4）带脉：带脉环腰部一周，犹如束带，故名带脉。带脉有约束纵行诸经，主司女性带下的功能。

（四）经络的主要生理功能

1. 沟通联络作用　人体是由五脏六腑、四肢百骸、五官、九窍等组成的有机整体。通过经络的联系将分别具有独特生理功能的脏腑组织达到相互协调，相互配合的作用，才能使人成为一个有机的整体。经络的联络作用：沟通了脏腑同官窍、外周肢节之间的联系；加强脏腑之间联系；加强了经脉之间的联系。

2. 运行气血作用　气血运行的主要通道为经络。各脏腑组织维持其正常的生理功能需气血的濡养。气血能通达全身，是由于经络不断地将气血以流注的方式输送到全身各部，在内灌注脏腑组织，在外濡养肌肤皮毛，为生命活动提供营养。

3. 感应传导作用　经络除能运行气血营养物质之外，还具有感应传导作用。当肌表受到刺激时，产生的感觉通过经脉传于体内有关脏腑，使该脏腑的功能产生变化，达到调节脏腑功能和疏通气血的目的。"行气"或"得气"，则是经络感应传导作用的体现。脏腑功能活动的变化也可通过经络而反映于体表。经络循行至机体每一个局部，从而使每一个局部成为整体的缩影。

4. 调节作用　经络可协调阴阳和运行气血，保持人体功能活动相对的平衡。若人体的气血阴阳失去协调平衡则发生疾病，可针对气血失和、阴阳盛衰的具体证候，运用针灸、推拿等方法，通过对相应的穴位施以适量的刺激，激发经络的调节作用。

【同步练习】
一、A 型题（最佳选择题）
1. 称为"阳脉之海"的经脉是
A. 带脉　　　　　　　B. 冲脉　　　　　　　C. 任脉　　　　　　　D. 督脉
E. 阴维脉
本题考点：督脉的作用。督脉对全身阳经脉气具有统率、督促的作用，又为"阳脉之海"。

2. 称为"十二经脉之海"的经脉是
A. 带脉　　　　　　　B. 督脉　　　　　　　C. 任脉　　　　　　　D. 冲脉
E. 阴维脉
本题考点：冲脉的作用。冲脉能加以涵蓄和贮存，经络脏腑气血不足时，冲脉能给予灌注和补充，以维持人体各组织器官正常生理活动的需要。故有"十二经脉之海"之称。

3. "阴脉之海"的经脉是
A. 带脉　　　　　　　B. 冲脉　　　　　　　C. 任脉　　　　　　　D. 督脉
E. 阴维脉
本题考点：任脉的作用。任脉与人身的阴经关系密切，对阴经气血有着调节作用，故又有"阴脉之海"之称。

4. 根据十二经脉流注次序，足厥阴肝经上接
A. 足少阳胆经　　　　　　　　　　B. 足阳明胃经
C. 手少阴三焦经　　　　　　　　　D. 手阳明大肠经
E. 足太阳膀胱经
本题考点：十二经脉流注次序。其流注顺序是：手太阴肺经→手阳明大肠经→足阳明胃经→足太阴脾经→手少阴心经→手太阳小肠经→足太阳膀胱经→足少阴肾经→手厥阴心包经→手少阳三焦经→足少阳胆经→足厥阴肝经→手太阴肺经。

二、B 型题（配伍选择题）
（5—7 题共用备选答案）
A. 头面　　　　　　　B. 手足　　　　　　　C. 胸腹　　　　　　　D. 上肢
E. 下肢

5. 阴经与阳经的交接部位在
6. 阳经与阳经的交接部位在
7. 阴经与阴经的交接部位在

本题考点：十二经脉交接规律的掌握。十二经脉阴经与阳经相交在手足，阳经与阳经的交接在头面部，阴经与阴经相交在胸腹。

（8—9 题共用备选答案）

A. 气海　　　　　B. 血海　　　　　C. 阳脉之海　　　　　D. 阴脉之海
E. 十二经脉之海

8. 督脉为
9. 任脉为

本题考点：任、督二脉的作用。督脉对全身阳经脉气具有统率、督促的作用，又为"阳脉之海"。任脉与人身的阴经关系密切，对阴经气血有着调节作用，故又有"阴脉之海"之称。

三、X 型题（多项选择题）

10. 经络作为通道，所具有的作用是
A. 运行全身气血　　　　　　　　B. 联络脏腑肢节
C. 沟通上下内外　　　　　　　　D. 流通水液
E. 输布精气

本题考点：经络的生理功能。经络作为通道，所具有的作用是运行全身气血、联络脏腑肢节、沟通上下内外。

参考答案：1. D　2. D　3. C　4. A　5. B　6. A　7. C　8. C　9. D　10. ABC

七、体质

【复习指导】本部分历年少考，主要掌握体质的概念、分类及特征。

体质是对个体身心特性的概括，系指人体在先天禀赋与后天调养的基础上，所形成的形态结构、生理功能及心理活动等方面相对稳定的个体化特性。人类在个体生长、发育过程中，生理上存在形态、结构、功能、代谢及对外界刺激反应的差异性；某些病因和疾病的易感性和易患性表现于病理上，以及产生病变的类型和疾病传变转归中的某种倾向性。

（一）体质的构成要素与分类

1. 体质的构成要素　体质是对个体身心特性的概括，具有明显的个体差异性，由人体形态结构、生理功能及心理状态三大要素构成。

（1）形态结构：个体体质的重要内容表现于形态结构的差异性，是由外部形态结构及内部形态结构组合而成。外部形态结构是体质的外在表现，是个体外观形态上的特征，其包含体格、体形、体重、性征、姿态、面色、舌象、脉象等多方面；内部形态结构是体质的内在基础，其包含脏腑、经络、气血津液等多方面，可决定个体的外在形态特征。中医辨证时，可通过观察形态、体形、头面、五官、舌脉等方面，而得知人体的体质差异性。

（2）生理功能：生理功能反应于内部形态结构，表现于脏腑、经络及精气血、津液功能。人体脏腑、经络的功能，精、气、血、津液的盈亏，新陈代谢的快慢，防病、抗病能力强弱等都可以通过生理功能体现出来。因此，中医观察判断脏腑经络及精、气、血、津液功能的个体差异可通过精神、意识、面色、呼吸语言、活动能力、舌象、脉象等方面进行鉴别，形态结构是生理功能的基础，不同的形态结构特点决定着机体生理功能，而机体生理功能的特性，又会影响其形态结构的改变。

（3）心理状态：心理是客观事物在大脑中的反映，是感觉、知觉、情感、记忆、思维、性格、能力等的总称。人的心理特征不仅与形态、功能有关，还与不同个体的生活经历及所处的社会文化环境有关。心理特征的差异性主要表现为人格、气质、性格的差异。中医辨识心理特征主要是通过观察情绪倾向、认知速度、意志强弱、行为表现等方面，从而测知人体人格倾向、气质特点及性格差异。

2. 体质的分类　在中医学中，整体观念为体质的指导思想，阴阳五行学说为思维方法，藏象及精、气、血、津液为理论基础，从生理功能特点对体质进行分类。本部分内容对体质的分类，采用的是阴阳分类法。正常生理状态下，机体阴阳是处于动态的消长变化之中，所以体质有阴阳平和、偏阴、偏阳三种状态。因此人体正常体质大致可分为阴阳平和质、偏阳质和偏阴质三种类型。只要不超过机体的调节和适应能力，均属于正常生理状态。

（1）**阴阳平和质**：理想的正常体质为阴阳平和，属功能协调与强健壮实的体质类型。阴阳平和质的体质特征为：胖瘦适度且身体强壮；面色与肤色虽有五色之偏，但都明润含蓄；目光有神，性格开朗、随和；食量适中，二便通调；舌红润，脉象缓匀有神；夜眠安和，精力充沛，反应灵活，思维敏捷，潜力大；自身调节和对外适应能力强。具有这种体质特征的人，不易感受外邪，患病少。即使患病，也多为表证、实证，且易于治愈、康复，也可不药而愈。如果后天调养得宜，无暴力外伤、慢性疾病及不良生活习惯，其体质不易改变，多长寿。

（2）**偏阳质**：是指具有亢奋、好动、偏热等特征的体质类型。偏阳质的体质特征为：形体适中或偏瘦；面色多略偏红或微苍黑，或呈油性皮肤；性格外向，喜动好强，易急躁，自制能力较差；食量较大，消化吸收功能较强；常见大便干燥且小便黄赤；平时畏热喜冷，或体温略偏高、喜出汗，喜饮水；唇、舌偏红，苔薄易黄，脉多滑数；精力旺盛，动作敏捷，反应灵敏，性欲较强。

具有这种体质特征的人，易受风、暑、热等阳邪的侵袭，人体受邪发病后多表现为热证、实证，且易化燥伤阴；皮肤易生疖疮；内伤杂病多见火旺、阳亢或兼阴虚证；容易发生眩晕、头痛、心悸、失眠及出血等病证。

（3）**偏阴质**：偏阴质是指具有抑制、喜静、偏寒等特征的体质类型。偏阴质的体质特征为：形体适中或偏胖，容易疲劳；面色偏白而欠华；性格内向，喜静少动，或胆小易惊；食量较小，消化吸收功能较差；平时喜热畏寒，或体温偏低；唇、舌偏白偏淡，脉多沉细；精力偏弱，动作迟缓，反应较慢，性欲偏弱。

具有这种体质特征的人，易受寒、湿等阴邪的侵袭，人体受邪发病后多表现为：寒证、虚证；表证易传里或直中内脏；冬天易生冻疮；内伤杂病多见阴盛、阳虚证；容易发生水肿、湿滞、痰饮、血瘀等病证。

（二）体质学说的临床应用

1. 指导养生防病　中医学养生，贯穿于衣食住行的各个方面，故养生防病方法因体质而异。根据不同的体质，采用相应的养生方法和措施，纠正其体质之偏，以达延年益寿的目的。

对于不同的体质，应当采取不同的养生方法，如体质强壮者，应加强精神调摄，锻炼身体，增强体质；并注意预防疾病，防止疾病损伤人体，使体质下降。体质虚弱者，除预防疾病外，还要注意饮食起居，避免情志内伤，精神动静结合，促使体质增强。体质具有阴阳气血偏颇者，养生方法除顺应四时、形神共养、饮食调理、锻炼身体等增进身心健康外，还需兼顾体质特点。一般而言，体质强则不易发病，病后不易传变；而体质弱则易于发病，病后易于传化。故体质虚弱者，应采取适当的锻炼方式，并注意饮食调整，防止过劳过逸，增强体质，减少患病概率。

2. 指导辨证治疗　体质是辨证的基础，体质决定临床证候类型。体质是"证"的未病形式，是形成"证"的生理基础。同一种疾病，因个体体质的差异可表现出阴阳、表里、寒热、虚实等不同的证候类型，即同病异证；不同的病因或患不同的疾病，而体质在某些方面具有共同点时，常常可表现为相同或类似的证候类型，即异病同证。如阳热体质者，感受暑、热邪气，势必出现热证，但若感受风、寒邪气，亦可郁而化热，表现为热性证候。

体质各方面的平衡是治疗的重要依据。在疾病的防治过程中，按体质论治既是因人制宜的重要内容，又是中医治疗学的特色。临床所见同一种病，同一治法对此人有效，对他人则无效，甚至有害，其原因就在于病同人不同，体质也不同，故疗效不同。

（1）因人制宜：体质有阴阳、强弱之分，偏寒、偏热之异，所以在治疗中，常以患者的体质状态作为立法处方用药的重要依据，也是治病求本的体现。如面色白而体胖，属阳虚体质者，易受寒湿阴邪，从阴化寒化湿，可用干姜、肉桂、附子等大热之药以温阳祛寒、通阳利湿；若面色红而形瘦，属阴虚体质者，内火易动，若同感受寒湿阴邪，则易从阳化热伤阴，此时宜用清润之药治。偏阳质者，多发实热证候，当慎用温热伤阴之剂；偏阴质者，多发实寒证候，当慎用寒凉伤阳之药。在治疗上还应重视年龄、性别、生活条件、地理环境等因素造成的体质差异。

（2）同病异治、异病同治：不同体质的差异，在同一疾病中也可出现不同的证候差异，所以治疗方法也有所不同，即"同病异治"。另外，即使病因或疾病不同，但由于患者体质在某些方面有共同之处，也可以出现类似或相同的证候，所以治疗方法也有相同之处，即"异病同治"。

3. 针药宜忌　体质有寒、热、虚、实之分，药物有性味偏颇之别，针灸也有补泻手法之异，因此在治疗时，须注意体质对针药的宜忌，把握用药及针灸的"度"。

（1）注意药物性味：根据体质差异来选择药物性味。阴阳平和质者，宜视病情权衡寒热补泻，忌妄攻蛮补；体质偏阳者，宜甘寒、酸寒、咸寒清润，忌辛热温散；体质偏阴者，宜温补益火，忌苦寒泻火；素体气虚者，宜补气培元，忌耗散克伐；痰湿质者，宜芳香化湿以健脾，忌阴柔滋补；湿热质者，宜清热利湿，忌滋补厚味；瘀血质者，宜疏利气血，忌固涩收敛等。

（2）注意用药剂量：体质不同对药物用量多少的反应也不同。一般来说，体质强壮者，对药物耐受性较强，用药剂量宜大，用药可峻猛；而体质瘦弱者，对药物耐受性差，则用药剂量宜小，药性宜平和。

（3）注意针灸宜忌：针刺疗法也要根据患者体质不同而施以补泻之法。体质强壮者，多发为实性病证，当用泻法；而体质虚弱者，多发为虚性病证，当用补法。不同的体质，对针灸治疗的反应也不同。一般体质强壮者耐受性较强，体质弱者耐受性较差；肥胖体质者，多气血迟涩，对针刺反应迟钝，刺激量宜大，故进针宜深，多用温针艾灸；瘦长体型者，多气血滑利，对针刺反应敏感，刺激量相应宜小，故进针宜浅，少用温灸。

（4）注意善后调理：患病后的康复调理也很重要，调理时须兼顾患者的体质特征，还要诸多方面的措施相配合。体质偏阳者初愈时，慎食狗肉、羊肉、桂圆等温热及辛辣之味；体质偏阴者大病初愈时，慎食龟鳖、熟地黄等滋腻之物和五味子、诃子、乌梅等酸涩收敛之品。

【同步练习】

一、A 型题（最佳选择题）

1. 体质是指人体的

A. 身体素质　　　　　B. 心理素质　　　　　C. 身心特性　　　　　D. 遗传特质

E. 形态结构

本题考点： 对体质内涵的认识。体质反映着个体在形态结构、生理功能和心理活动中的基本特征，体现了内在脏腑气血阴阳之偏倾和功能活动之差异，是对人体身心特性的概括。

2. 偏阳体质者易于表现为

A. 疲劳　　　　　B. 急躁　　　　　C. 喜热　　　　　D. 喜静

E. 少动

本题考点： 体质的分类。偏阳体质者是指具有代谢相对亢奋、身体偏热、多动、好兴奋等特性的体质类型，体质特征为性格外向，易急躁等。偏阴体质是指代谢相对抑制、身体偏寒、喜静少动等特征的体质类型。

3. 某女，22岁，身体偏寒，喜静少动，其体质类型应辨为

A. 偏阳质　　　　　B. 气虚质　　　　　C. 偏阴质　　　　　D. 痰湿质

E. 瘀血质

本题考点： 偏阴质。偏阴质是指代谢相对抑制、身体寒、喜静少动等特征的体质类型。

二、B 型题（配伍选择题）

（4—5题共用备选答案）

A. 寒化　　　　　B. 热化　　　　　C. 燥化　　　　　D. 湿化

E. 传化

4. 素体阴虚阳亢者，受邪后多从

5. 素体阳虚阴盛者，受邪后多从

本题考点： 体质学说的应用。素体阴虚阳亢者，功能活动相对亢奋，受邪后多从热化。素体阳虚阴盛者，功能活动相对不足，受邪后多从寒化。

三、X 型题（多项选择题）

6. 偏阳质的人易发展演化成的病理体质是

A. 阳亢　　　　　B. 阴虚　　　　　C. 痰湿　　　　　D. 痰火

E. 阳虚

本题考点： 对偏阳质体质类型的掌握。偏阳质是具有偏于亢奋、偏热、多动等特性的体质类型，素体功能活动相对亢奋。故偏阳质的人易发展演化成阴虚、阳亢、痰火体质。

参考答案： 1. C　2. B　3. C　4. B　5. A　6. ABD

八、病因

【复习指导】本部分内容较复杂，历年常考，主要掌握引起机体发病的因素、六淫邪气的性质及致病特点；熟悉七情的致病特点。

病因是指凡能引起疾病发生的原因，又称"致病因素""病原""病邪"。致病因素作用于人体之后，导致机体的生理状态被破坏，产生了形态、功能、代谢的某些障碍、失调或损害。致病因素包括六淫、疫疠、七情内伤、饮食失宜、劳逸失度，以及痰饮、瘀血、外伤等。

（一）六淫

1. 六淫与六气的区别及六淫致病的共同特点

（1）六淫与六气的区别：**六淫**，即风、寒、暑、湿、燥、火六种外感病邪的统称。**六气**是指风、寒、暑、湿、燥、火六种正常的自然界气候。六淫与六气是万物生长、机体生存的必要条件。人类长期生活在六气交互更替的环境中，对其产生了一定的适应能力，不会患病。当六气的变化超过了一定的限度和规律，如非其时而有其气，以及气候变化过于急骤，超过了人体的适应能力，或人体的正气不足，抗病能力下降，不能适应自然界气候的变化而致病。此时的六气则成为致病因素，而转化为"六淫"。淫，有太过和浸淫之意。由于六淫是致病的邪气，又称为"六邪"。

（2）六淫治病的共同特点

①**外感性**：六淫侵犯人体多从肌表或口鼻侵入。如风寒湿邪易伤人肌表，温热燥邪易自口鼻而入等。六淫之邪均来源于自然界，由外而内的侵入人体，故六淫病邪又称"外感病邪"，所致疾病称为"外感病"。

②**季节性**：六淫致病有明显的季节性。由于不同的季节都有各自不同的气候特点，如春温、夏热、秋燥、冬寒，所以好发病也随季节的变化而改变。如春季多风病，夏季多暑热病，长夏初秋多湿病，深秋多燥病，而冬季多寒病等。

③**地域性**：六淫致病常与生活及工作环境密切相关。如北方寒冷干燥，多患寒、燥病；南方温暖潮湿，多患热、湿病；而久处潮湿环境易患湿病；久处炎热、高温环境易患暑病、燥热火病等。

④**相兼性**：六淫邪气不仅可单独侵犯机体而致病，也可两种或两种以上同时侵犯机体而致病。如伤风、伤寒、中暑的同时也可出现风热、风寒湿痹、暑湿等。

⑤**转化性**：六淫致病在疾病发展过程中，既能互相影响，在一定条件下，其证候性质又能向不同于病因性质的方向转化，转化仅指邪气所致的证候性质可以发生转化，而不是由一种邪气转化成另一种邪气。如感受风寒之邪后，可由初期的表寒证转化为里热证等。

2. 风邪的性质及致病特点

（1）**风为阳邪，易袭阳位，其性开泄**：风为春天所主之气，其性轻扬，属阳邪，特性是轻扬浮越、向上向外、升散开泄；易伤机体上部，继而侵犯肌表、腰背等阳位，常表现出头痛、喷嚏、咽痒等头面部症状，称其易袭阳位。风性开泄，侵袭机体易使腠理疏松开张，津气外泄，感受风邪，而表现出汗、恶风等症状。

（2）**风性善行数变**："善行"是指风邪致病具有病位游移、行无定处的特征，"数变"是指风邪致病具有发病急骤、变化无常、传变快的特点，如风疹、荨麻疹来势急剧，数分钟便可遍及全身，此起彼伏，行痹（风痹）之四肢关节游走性疼痛等，均属风气盛的表现。

（3）风性主动：是指风邪致病具有动摇不定的特征。临床上常见的身体晃动或有眩晕转动的感觉，甚至肌肉颤动、肢体抽搐、角弓反张等表现都属于风邪致病的症状。

（4）风为百病之长：风邪常为外邪致病之先导，六淫致病具有相兼性，多兼他邪同病。凡寒、湿燥、热诸邪，多依附于风邪而侵犯人体，如外感风寒、风热、风湿等。同时风邪致病又极为广泛，故称风为"百病之长、六淫之首"。

3. 寒邪的性质及致病特点

（1）寒为阴邪，易伤阳气：寒与热性质相对，寒属阴。机体的阳气本可以制约阴寒，但阴寒之邪偏盛，则机体的阳气不足以驱除阴寒之邪，反被阴寒之邪所伤，故寒邪侵袭，最易损伤机体的阳位。机体温煦功能下降，故常出现畏寒肢冷的症状。

（2）寒性凝滞而主痛：凝滞是指凝结阻滞不通。机体周身气血津液的运行，依赖于阳气的温煦、推动作用，所谓"血得温则行、得寒则凝"。寒邪侵袭人体，损伤阳气，则使气血津液运行迟缓或局部气血凝结阻滞，造成经脉不通，不通则痛。故寒邪致病多产生疼痛的症状，其疼痛程度比较剧烈，其痛得温则减，逢寒则增剧，得温则气升血散，气血运行无阻，故疼痛缓解或减轻。

（3）寒性收引：寒邪侵袭造成气机收敛，腠理收缩、卫阳郁闭，而见恶寒、无汗、蜷卧等；易导致经络筋脉收缩，出现筋脉痉挛拘急、肢体屈伸不利、脉紧等症。

4. 暑邪的性质及致病特点

（1）暑为阳邪，其性炎热：暑为夏季暑热之气所化，为夏季火热之邪。暑为阳邪。暑邪伤人表现为阳热亢盛的症状，如面赤、高热、烦躁、目赤、脉洪等。

（2）暑性升散，易伤津耗气：升，指暑邪易犯头面上焦、内扰心神，而出现头痛、心烦闷乱不宁等症；散，则可使腠理开泄而有多汗之症，易伤津耗气。另外，津液可以运载一身之气，津液在大量流失的同时，气随津泄，故可出现口渴多饮、小便短少等津亏症状，同时，还会出现气短、乏力等气虚的症状。

（3）暑易夹湿：暑季炎热且多雨潮湿，所以暑邪多夹湿邪。常表现为，暑热的发热、烦渴等症状，常伴有胸闷呕吐、四肢困倦、大便溏泻不爽等湿邪致病症状。

（4）暑易扰头目心神：暑为阳邪，其性上升，暑邪致病易上扰头目心神，可见头晕、目眩、面赤等临床症状。暑性为火，心亦主火，故暑之炎热最易扰动心神，出现心烦不宁等症。

5. 湿邪的性质及致病特点

（1）湿为阴邪，易阻遏气机，损伤阳气：湿性类水，具有重浊、寒凉之性，所以性质属阴。湿邪侵及人体，留滞于经络脏腑，容易阻滞气机，从而使气机升降失常。如湿犯肌表，可有头重如裹、四肢困重等阳气不升的症状。湿阻胸膈，气机不畅则胸闷；湿阻中焦，则不思饮食、脘腹痞胀，大便黏滞不爽或泄泻；湿阻膀胱，气化不利，可见小便涩滞不畅。

（2）湿性重浊："重"，即沉重、重着之意。湿为重浊有质有形之邪，故湿邪侵袭人体，会有明显的沉重感。如湿邪袭表，可见周身困重、头重如裹布帛、四肢酸懒沉重等症；湿邪流注经络关节，形成湿痹，可出现关节沉重，故又将湿痹称为"着痹"，所以也有"湿盛则重"之说。"浊"，即秽浊，垢腻之意。故湿邪为病，易于出现排泄物和分泌物秽浊不清的特点。如湿浊下注，有小便浑浊不清，大便不爽等症状；湿邪侵犯肌肤，则见湿疹，流秽浊脓水，疮面潮湿不净等症。

（3）湿性黏滞：湿邪黏滞是指湿邪致病具有黏腻停滞的特性。主要表现为：一是湿病症状多黏滞不清，如湿滞大肠，则大便黏腻不爽，及舌苔黏腻和分泌物黏浊等。二是病程多缠绵难愈。因湿性黏滞，胶着难解，故起病缓慢，反复发作或缠绵难愈。

（4）湿性趋下，易袭阴位：湿性有趋下特性，易于伤及人体下部，多为下部的症状，如水湿引起的水肿（以下肢更加明显）。湿邪下注多表现为泄泻、小便浑浊、下痢、带下等。

6. 燥邪的性质及致病特点

（1）燥性干涩，易伤津液：燥邪干燥，多伤人体津液，使阴津亏损，造成各种涩滞、干燥的症状，如鼻干咽燥，皮肤皲裂、小便短少、口唇干燥、毛发干枯等。

（2）燥易伤肺：肺喜润而恶燥，开窍于鼻。燥邪多从口鼻而入，易损伤肺津，使肺气的宣发和肃降失调，损伤肺络，常出现痰黏难咯、干咳少痰或痰中带血等症状。另外，由于肺和大肠相表里，燥邪可通过此途径影响到大肠，而致大肠失润，出现大便干结难下的症状。

7. 火邪的性质及致病特点

（1）火为阳邪，其性炎上：火（热）与寒性质相对，有温热的特性，故为阳邪。火邪伤人，常见一派热象，如高热、恶热、面红目赤、大汗出烦渴、小便短赤、大便干结、脉洪数等。火性具有升腾向上作用。火邪致病具有明显的炎上特性，故火热证候，以头面官窍更为突出，如心火上炎，则见舌尖红赤疼痛，口舌糜烂、生疮；肝火上炎，则见头痛如裂、目赤肿痛；胃火炽盛，可见齿龈肿痛、齿衄等。

（2）火性燥灼，易伤津耗气：火（热）为阳邪，有温热的特性，既可直接消铄津液，又可以蒸腾津液外泄，故火邪致病，其临床表现除热象显著外，往往还伴有口渴喜饮、咽干舌燥、小便短赤、大便秘结等伤津耗液之证。火邪可致人体的分泌物和排泄物变得黄而稠，如鼻涕黄稠、目眵黄浊、小便黄混、疮疡脓水黄稠、带下黄赤等。

（3）火性易生风动血：火邪侵袭，易伤肝阴肝血，耗伤津血，使筋脉失去濡养，造成血液妄行和肝风内动。火热致病，多症状急迫，表现为神昏谵语、颈项强直、高热、角弓反张、四肢抽搐、目睛上视等。火易动血，即易致出血。火热亢盛，灼伤脉络迫血妄行，则易引起各种出血。

（4）火邪聚结，易致肿疡：火热之邪入血，聚于局部，腐蚀血肉，发为痈肿疮疡。疮疡，是皮肤、黏膜发生红肿热痛或溃烂的病症，如咽喉肿痛、口舌生疮及疖、疔、丹毒等，这些病症均同时伴有舌红、脉数等热性体征。

（5）火性躁动，易扰心神：心为火脏，阴阳属性为阳中之阳，同气相求，易扰心神。火与心气相应，心主血脉而藏神。故火之邪伤于人体，最易扰乱神明，出现心烦失眠、狂躁妄动，甚至神昏谵语等症。

8. 疠疫邪气的性质及致病特点 疠气又名"疫气""戾气""毒气""乖戾之气""异气"，是有强烈传染性的一类病邪。其可经过空气、蚊虫叮咬、饮食等途径使人致病，通过口鼻入侵人体，属外感病因。称疠气引起的疾病为"疫疠""瘟疫"（或温疫）等。疠气具有强烈的传染性，甚至可通过空气和接触传染。

疠气的性质及其致病特点如下。

（1）传染性强，易于流行：强烈的传染性和流行性是疠气致病的主要特点。

（2）一气一病，症状相似：疠气种类繁多，一种疠气引起一种疾病，但其临床症状相似。

（3）发病急骤，病情危笃：疠气多属于热毒邪气，其性疾速，且常兼夹毒雾、瘴气等共同致病，故其侵袭人体后具有发病急骤、来势凶猛、病情险恶、变化多端、传变快的特点，发病后常常出现发热、神昏、生风、动血等危重证候。

（二）七情内伤

七情是指喜、怒、忧、思、悲、恐、惊七种正常的情志活动，是人的精神意识对外界事物的反应。七情以喜、怒、思、悲、恐，分属于五脏心、肝、脾、肺、肾，就称为五志。七情与人体脏腑功能活动密切相关。人体生理活动正常调节范围内的七情是不会导致疾病发生的。强烈、突然或长期持续的不良情志，超出人体的心理、生理承受能力，造成脏腑功能紊乱，引起的是内伤性疾病，又称"内伤七情"。

1. 七情与脏腑气血的关系

（1）七情与脏腑的关系：情志活动和脏腑互相影响，主要表现为过思则伤脾；过悲过忧则伤肺；过惊过恐则伤肾；过喜伤心；过怒伤肝。

（2）七情与气血的关系：七情形成的物质基础是气与血。气可温煦推动脏腑，血能濡养脏腑，脏腑气血会因情志活动的不同产生不同的影响。脏腑气血同时会影响情志。脏腑正常生理功能、精气血充盈的外在表现为正常的精神活动。

2. 七情内伤的致病特点

（1）直接伤及脏腑：过激的七情可直接影响脏腑而产生病理变化。不同的情志刺激可伤及不同的脏腑，产生不同的病理变化。如过喜则伤心，可见心神不宁、失眠、健忘、心悸、精神涣散，甚至精神失常等；过怒则伤肝，可见两胁胀痛，善太息，咽中有异物感，痛经、闭经等；过思则伤脾，可见食欲不振、脘腹胀满、大便溏泻等；悲忧则伤肺，可见胸闷、气短、咳嗽、乏力等；惊恐则伤肾，可见滑精、二便失禁等。七情与心肝的关系最为密切。心为五脏六腑之大主。肝主疏泄，可以调畅气机，调节情志。肝失疏泄、气机紊乱又是情志性疾病发生的重要因素。

（2）影响脏腑气机：七情内伤主要是影响脏腑气机，造成阴阳失调，气血运行失常。不同的情志变化造成不同的气机失调。体现怒则气上，喜则气缓，悲则气消，思则气结，恐则气下，惊则气乱。

①怒则气上：肝在志为怒，过怒可导致肝气疏泄太过，气机上逆，甚则血随气逆并走于上的病机变化。临床主要表现为头晕、头痛，面红目赤，甚则呕血、突然昏倒等。

②喜则气缓：心在志为喜，正常的喜乐能缓和紧张情绪，使心情舒畅，气血和缓，表现为健康的状态。但过度喜乐会伤心，导致心气涣散不收，重者心气暴脱、神不守舍的病机变化。临床可见精神不集中、神志失常、狂乱，或见心气暴脱的大汗淋漓、气息微弱、脉微欲绝等症。

③思则气结：脾在志为思，思虑、劳神过度，使脾气郁结，中焦气机升降失常，临床可见精神萎靡、反应迟钝、不思饮食、腹胀纳呆、便溏等症状。

④悲忧则气消：肺在志为悲为忧。过度悲忧伤肺，引起肺气损耗、肺失宣降的病机变化。临床常见精神不振、意志消沉、胸闷气短、懒言乏力等症。

⑤恐则气下：肾在志为恐。过度恐惧容易伤肾，造成肾气不固、气陷于下。临床可见大恐引起的二便失禁，甚至遗精等症。

⑥惊则气乱：气乱，心气紊乱之意。突然受到惊吓，损伤心气，导致心神不定、气机逆乱、肾气不固的病机变化。临床可见惊悸不安、慌乱失措，甚则神志错乱、二便失禁等症。

（3）影响病情：情绪积极乐观，七情反应适当，精神保持愉悦恬淡，有利于病情的好转乃至痊愈。若情绪消沉，悲观失望，或七情异常波动，不能及时调和，可使病情加重或恶化。所以，保持患者的情绪稳定，有利于疾病的治疗和康复。

（三）饮食与劳逸失常

1. 饮食失常　合理的膳食，是水谷精微化生的前提，有利于气血生成而充养脏腑，是维持生命活动的基本条件。饮食失宜，是导致疾病发生的重要病因之一。饮食物的消化吸收都要依靠脾胃的功能，胃主受纳和腐熟水谷，脾主运化转输水谷精微。故饮食所伤，常影响脾胃腐熟、运化功能，气机升降失常，导致消化功能障碍；或为宿食积滞，或能聚湿生痰、化热，也可累及其他脏腑而变生他病。

（1）饮食不节：饮食贵在有节。饮食以适量、有节制为宜，每日进食的次数与时间应相对恒定。饮食不节包括过饱、过饥、食无定时。

①过饥：指摄食不足，或饥不得食，或有意识地限制饮食，或因脾胃功能不足而不思饮食等。长期摄食不足，则导致化源缺乏，气血化生不足，日久则亏虚为病，可见形体日渐消瘦、面色不华、心悸气短、神疲乏力等气血两虚之证。又可因正气虚弱而易受邪生病。

②过饱：指饮食过量，超过脾胃受纳运化与六腑传化的功能，影响饮食物的腐熟和运化，可阻滞胃肠经脉气血运行，或积久化热，出现脘腹胀满、嗳腐泛酸、厌食、吐泻等食伤脾胃之症，如婴幼儿食积日久，可形成"疳积"，出现手足心热、心烦易哭、脘腹胀满、面黄肌瘦等症。

③食无定时：有规律地定时进食，利于保障胃肠功能的正常运行，脾胃则可协调配合，并有条不紊地把化生的水谷精微输布全身。若饮食无时，时饥时饱，会导致上述饥饱失常所引起的病证；还会影响脾胃气机升降及六腑传化虚实更替的正常秩序，导致气机郁滞，或进一步发展为气滞血瘀、水停生湿酿痰的病变。

（2）饮食不洁：饮食不洁，指进食不清洁、不卫生、被污染或陈腐变质的食物。饮食不洁，会引起多种胃肠道疾病，出现腹痛、吐泻、痢疾等；或引起寄生虫病，临床表现为腹痛、嗜食异物、面黄肌瘦等症。若进食被疫毒污染的食物，则可发生某些传染性疾病；若进食或误食被毒物污染或有毒的食物，可致食物中毒，轻则脘腹疼痛、呕吐腹泻，重则毒气攻心、神志昏迷，甚至导致死亡。

（3）饮食偏嗜：饮食结构合理，寒热适中，五味调和，无偏嗜，才能有利于胃肠功能正常运化，人体能够更好地获取所需的各种营养物质。饮食偏嗜（如饮食五味有所偏嗜）或饮食过寒过热，容易造成阴阳失调，或某些营养缺乏而发生疾病。

①寒热偏嗜：若喜食寒凉食物，易伤脾阳，使脾胃虚寒，运化功能失常，内生寒湿，出现泄泻、腹痛等。若喜食辛温燥热食物，易造成肠胃积热，出现口臭、口渴、便秘、腹满、腹痛或痔疮等。

②五味偏嗜：五味与五脏有关联，如苦先入心，酸先入肝，甘先入脾，咸先入肾，辛先入肺。五味各个作用不同，不宜偏嗜。五味偏嗜，会影响脏气偏盛偏衰，长期的饮食偏嗜易造成疾病的发生。

③种类偏嗜：谷、肉、果、菜构成了人的膳食结构，其中谷、肉、果、菜结构搭配合理，才有益于健康。若结构失宜，有所偏嗜，易导致脏腑功能紊乱。如过食瓜果乳酥，易水湿内生，造成肿满泻痢；偏食酵酿之品，易水饮积聚。

2. 劳逸失常的致病特点　劳逸失常，包括过度安逸和过度劳累。劳逸结合本质为阴阳协调平衡、动静结合，动以养形，静以养神，适当劳作与适当休息，才能形神俱养，有助气血流通、阴阳平和，有利于身体健康。

（1）过劳：过劳是指过度劳累，包括劳力过度、劳神过度和房劳过度三个方面。

①劳力过度：劳力过度主要指长期地从事繁重或超过体力所能负担的劳动。劳力过度可耗气伤形而积劳成病，损伤脏腑精气，使脏腑功能衰减，可出现少气无力、四肢困倦、懒于语言、精神疲惫、形体消瘦等症，由于损伤脏腑之气有所不同，可出现不同的临床症状。

②劳神过度：指思虑太过或长时间用脑过度而积劳成疾，又称"心劳"。劳神过度造成心血耗伤，脾气损伤，出现心脾两虚之症，常表现为多梦、心悸、失眠、健忘及腹胀、纳呆、形体日渐消瘦、便溏等症。

③房劳过度：指房事太过或早婚而耗伤肾中之精气致病，又称"肾劳"。房劳过度可致腰膝酸软、眩晕耳鸣、精神萎靡，男子遗精、早泄、阳痿、性功能减退，女子月经不调、经闭、带下等症。

（2）过逸：过逸是指过度安逸。正常的劳作，利于精神振奋、气血流畅、身心健康。长期安逸不动、久坐、久卧者，易造成气机运行不畅，影响脾胃功能，出现食少、臃肿发胖、腹胀、胸闷、肢体无力等，还可继发其他疾病。另外，长期卧床或过度安逸容易造成阳气不振、正气不足，出现动则心悸、气喘汗出等病症，或抵抗力低下，易受外邪侵扰。长期不动脑，会出现记忆减退或反应迟钝等。

（四）痰饮

痰饮是机体水液代谢障碍所形成的病理产物，导致脏腑功能失调而引起各种复杂的病理变化。痰饮包括"痰"和"饮"。

"痰"分无形之痰和有形之痰两种。可看见、可听见、可触及的为有形之痰，如咳嗽的痰液、呕恶的痰涎等。无形之痰是指视之不见、触之不及、闻之无声的痰。无形之痰，虽然看不见实质性的痰液，但表现出有形之痰的证候特征，用化痰药治疗可以奏效，如眩晕、癫狂等病症。

"饮"根据其停留的部位不同，又分成了悬饮、支饮、溢饮、痰饮。其中悬饮是指饮停胸胁，咳唾引痛；支饮是指饮停膈上，咳喘不得卧；溢饮是饮溢肌肤，肌肤肿胀，身痛而重；痰饮是饮停肠间，肠间有沥沥水声。

1. 痰饮的形成　由于七情内伤、外感六淫、饮食不节等，使脏腑功能失调，气化不利，水液代谢障碍，水液停聚而成痰饮。在水液代谢的过程中，肺、脾、肾、肝、三焦是参与水液代谢最为重要的脏腑。其中肺主通调水道，为水之上源；脾主运化水湿，是水液代谢的枢纽；肾主水，为水脏，其蒸腾气化作用是水液代谢的总动力；肝主疏泄，可以调畅气机，进而推动水液的运行；三焦主决渎，是水液运行的通道。故肺、脾、肝及三焦功能失常，均可聚湿而生痰饮。

2. 痰饮的致病特点　痰形成后，可随气流行，外达筋骨皮肉，内至五脏六腑，全身各部无处不到；饮形成后，多停留在胸胁、膈上，流入胃肠或泛滥肌肤，引起不同的病症。其致病特点如下。

（1）阻滞经脉气血：痰饮为有形实邪，痰饮的产生可流窜全身，外而经络、肌肤筋骨；内而脏腑，机体内外无处不到。痰饮使经脉阻滞不畅，气血运行不利。阴疽、痰核、流注、瘰疬是在痰结聚于局部时出现的症状；肢体麻木、屈伸不利，甚至半身不遂等多为痰饮流注于经络的表现。

（2）阻滞气机升降出入：痰饮多为水湿所聚，阻遏气机，使脏腑气机升降失调。如肺以降为顺，肺中有痰饮，则肺失宣降，表现为喘促、胸闷、咳嗽等。痰浊痹阻心脉可见胸闷心痛等。此外，痰浊气上逆，便会蒙蔽清窍，扰乱心神，而出现头晕目眩、精神不振等症，甚至出现神昏谵语或引起癫狂等。

（3）致病广泛，变化多端：痰饮可随气的升降无处不到，外达肌肤腠理，内至五脏六腑，所到之处即会发生相应病证。其致病面广，发病部位不同，又易于兼邪致病，所以在临床上可形成的病证繁多，症状表现也特别复杂，故有"百病多由痰作祟"之说。由于痰饮可随气流窜全身，产生多种病变，故有"治痰先治气，气行痰自消"之说。

（4）病情缠绵，病程较长：痰饮由水湿停聚而成，有湿之黏滞的特性，故痰饮为患，多病程较长，缠绵难愈或反复发作，治疗困难。

（5）易于蒙蔽神明：痰浊上逆，易蒙蔽清窍，扰乱心神，表现为头晕目眩、精神不振等；当痰浊与风、火相合，上犯头目，蒙蔽心窍，扰神明，表现为神昏谵妄、胸闷心悸，或引起癫狂等疾病。

（6）舌象、脉象特点：舌象为腻苔或滑苔，脉象多见滑脉、弦脉。

（五）瘀血

瘀，乃血液停积，不能活动之意。所谓瘀血是指体内血行障碍、血液凝聚所形成的病理产物。它既包括离经之血，又包括阻滞于血脉或脏腑内运行不畅的血液。

1. 瘀血的形成　凡能引起血液运行不畅，或致血离经脉而瘀积的内外因素，均为瘀血形成的因素。

（1）气虚：载气者为血，运血者为气。气的推动和统摄作用保障血液正常循环而又不溢出脉外，若气虚则会出现推动无力而致血行障碍或统摄无力而致血溢脉外，而为瘀血。

（2）气滞：气属阳，主动；血属阴，主静。气为血之帅，气行则血行，气滞则血瘀。血液运行的前提是气的运行，若出现气滞，即可出现血瘀。

（3）血寒：血得温则行，得寒则凝。感受外寒，或阴寒内盛，使血液凝涩不行，则成瘀血。

（4）血热：血热一方面可以迫血妄行，导致血液溢出脉外，而成离经之血，停留体内，不能及时消散或排出体外；另一方面也可以煎熬血液，使血液变得浓稠而运行不畅，从而形成瘀血。

（5）出血：各种外伤（如跌打损伤、负重过度、金刃所伤等）所致的出血，导致脉络破损，使血离经脉或血液运行不畅；或脾不统血，肝不藏血而致出血或妇女经血不畅，所出之血不能及时消散或排出体外，积滞于体内而形成瘀血。

（6）痰浊：痰浊可阻滞气机，阻碍气血的运行，使血液运行迟缓从而导致瘀血，可形成痰瘀交着的病理状态。

（7）情志内伤或生活失宜：情志内伤，可使气机郁滞，气郁血滞，久而成瘀。此外，饮食起居失宜也可导致血瘀而发生他病。

2. 瘀血的致病特点

（1）易于阻滞气机：血能载气，血为气母，形成的瘀血影响和加重气滞，"血瘀必兼气滞"；又气为血帅，气滞又可反过来影响血液运行；造成气滞血瘀、血瘀气滞的恶性循环。

（2）影响血脉运行：形成的瘀血无论瘀滞于脉内、脉外，均可影响心、肝等脏腑组织的功能，造成血液运行失常。

（3）影响新血生成：瘀血失去对机体的濡养滋润作用，会导致瘀血久停滞于体内，影响气血运行，使脏腑失于濡养，功能失常，影响新血生成。故久瘀之人，常可表现出肌肤甲错、毛发不荣等临床特征。有"瘀血不去，新血不生"的说法。

（4）病位固定，病证繁多：相对固定是瘀血致病的特征，表现为固定不移，局部刺痛，形成癥积肿块且久不消散等。瘀血形成原因各异，阻滞的部位不同，兼邪不同，其病理表现也不同。

瘀血所致病的共同病症特点：①疼痛。瘀血阻塞经脉，不通则痛。多表现为刺痛、绞痛，位置固定，疼痛拒按，昼轻夜重，久痛不愈。②肿块。瘀血凝积不散多成肿块；外伤瘀血多成肿胀。肿块固定，较硬或有压痛，色青紫或青黄。③出血。瘀血阻塞脉络，气血运行受阻，血不循经而行，导致出血。由瘀血引起的出血，血色紫暗或黑色，或兼有血块。常见于妇女月经不调、产后恶露不尽，以及胃肠道出血等。④望诊特点。面色黧黑、口唇发绀、肌肤甲错（皮肤粗糙、肥厚、脱屑）、皮肤红点、青筋暴露。⑤舌象、脉象特点。舌色紫暗或有瘀点、瘀斑，脉象细涩、沉弦或结代脉。

【同步练习】

一、A 型题（最佳选择题）

1. 风邪不具有的性质和致病特点是

A. 升发开泄 　　　B. 耗气伤津 　　　C. 善行数变 　　　D. 百病之长

E. 易袭阳位

本题考点：风邪的性质及致病特点。①风为阳邪，其性开泄，易袭阳位；②风邪善行而数变；③风为百病之长。

2. 风邪的致病特点是

A. 疼痛剧烈 　　　B. 肌肤不仁 　　　C. 周身困重 　　　D. 迫血妄行

E. 病位游移

本题考点：风邪的致病特点。风邪的致病特点是善行而数变。善行，是指风邪致病，具有病位游移，行无定处的特性；数变，是指风邪致病，具有变幻无常和发病迅速的特点。

3. 寒凉性对人体的不良作用是

A. 助火 　　　B. 耗气 　　　C. 伤阳 　　　D. 敛阴

E. 伤津

本题考点：六淫的致病特点。寒为阴邪，易伤阳气；寒性凝滞，主痛；寒性收引。

4. 具有收引特性的六淫之邪为

A. 燥 　　　B. 暑 　　　C. 火 　　　D. 湿

E. 寒

本题考点：寒邪的性质及致病特点。①寒为阴邪，易伤阳气；②寒性凝滞，主痛；③寒性收引。

5. 根据六邪致病的特点，寒邪容易出现的病症是

A. 汗出恶风 　　　B. 筋脉挛急 　　　C. 形体困重 　　　D. 吐血衄血

E. 干咳少痰

本题考点：寒邪的致病特点。寒性收引：收引，有收缩牵引之意。寒邪侵袭人体，可使气机收敛，腠理、经络、筋脉收缩而挛急。

6. 暑邪的性质是

A. 升散   B. 趋下   C. 重浊   D. 开泄

E. 收引

本题考点：六淫的性质。暑邪的性质及致病特点：①暑为阳邪，其性炎热；②暑性升散；③暑多夹湿。

7. 六淫中最具有明显季节性的邪气是

A. 风   B. 寒   C. 暑   D. 湿

E. 燥

本题考点：六淫致病的特点。六淫致病常有明显的季节性，最具有明显季节性的邪气是暑，暑为夏季火热之气所化，火热属阳，故暑为阳邪；风为春季多见，寒为冬季多见，湿为长夏多见，燥为秋季多见。

8. 六淫中易阻遏气机，损伤阳气的邪气是

A. 风邪   B. 寒邪   C. 暑邪   D. 湿邪

E. 燥邪

本题考点：湿邪性质和致病特点。湿邪为阴邪，侵及人体，留滞于脏腑经络最易阻遏气机，使气机升降失常，经络阻滞不畅，常可见胸闷脘痞、小便短涩、大便不爽等症状。此外，湿为阴邪，易伤及阳气。

9. 火、燥、暑共同的致病特点是

A. 上炎   B. 耗气   C. 伤津   D. 动血

E. 忧神

本题考点：本题考查对火、燥、暑致病特点的掌握。火邪侵犯人体，因其燔灼蒸腾而消灼煎熬阴津；燥性干涩，侵犯人体，最易损伤人体的津液；暑邪侵犯人体多直入气分，使腠理开泄、津液发散于体表，而致大汗出，从而耗伤津液。

10. 根据七情内伤治病的理论，惊可导致

A. 气上   B. 气结   C. 气消   D. 气下

E. 气乱

本题考点：七情内伤治病特点。不同的情志变化，其气机逆乱的表现也不相同，怒则气上，喜则气缓，悲则气消，思则气结，恐则气下，惊则气乱。

二、B型题（配伍选择题）
（11—13题共用备选答案）

A. 风邪   B. 湿邪   C. 暑邪   D. 燥邪

E. 火邪

11. 六淫中致病季节性最强的邪气是

12. 为百病之长的邪气是

13. 易致疮痈的邪气是

本题考点： 对六淫致病特点的掌握。暑邪致病只存在夏季，其他六淫则可四季为患；风邪为百病之长，常挟他邪共同致病；火邪易动血致疮痈。

(14—16题共用备选答案)

A. 气消　　　　　　B. 气结　　　　　　C. 气下　　　　　　D. 气收

E. 气耗

14. 悲则

15. 思则

16. 劳则

本题考点： 对内伤病因中七情内伤致病特点的掌握。七情中悲伤致病，损伤肺气，抑制脏腑功能则气消；思虑过度，脾气不运，气机郁结；劳累过度，耗损正气。

三、X型题（多项选择题）

17. 风性主动常表现为

A. 眩晕　　　　　　B. 震颤　　　　　　C. 四肢抽搐　　　　　D. 角弓反张

E. 狂躁妄动

本题考点： 对风邪致病特点的掌握。风邪具有使物体摇动的特性，故其致病临床常见到肢体异常运动，如破伤风之四肢抽搐、角弓反张、目睛上视等。但狂躁妄动多由火热之邪扰及心神所致，非风邪引起。

18. 以下属于致病因素的有

A. 七情内伤　　　　B. 痰饮　　　　　　C. 瘀血　　　　　　D. 疠气

E. 饮食不洁

本题考点： 对致病因素的掌握。致病因素包括六淫、疫疠、七情、饮食、劳倦、外伤，以及痰饮、瘀血、结石等。

参考答案： 1. B　2. E　3. C　4. E　5. B　6. A　7. C　8. D　9. C　10. E　11. C　12. A
　　　　　　13. E　14. A　15. B　16. E　17. ABCD　18. ABCDE

九、发病与机制

【复习指导】 本部分内容较复杂，历年偶考。需要重点掌握正气与邪气及阴阳失调的病机。

病机即疾病发生、发展、变化的机制，包括病性、病位、病势、病传及预后等。中医把邪正盛衰、阴阳失调、气血津液失常等视为基本病机，且阴阳失调是最基本的病机。

（一）发病

发病，是研究疾病发生基本机制的理论。疾病是与健康相对而言的，中医学认为，"阴平阳秘"就是健康，称为"平人"。人体脏腑经络的生理活动正常，气血阴阳协调平衡，形与神俱，以及机体与外环境的协调统一，是维持健康状态的基础。

正气与邪气在发病中的辩证关系：发病，是正邪相争的结果。正气不足是疾病发生的内在根据，邪气是发病的重要条件。

（1）正气与邪气的概念：正气，是存在于人体内具有抗邪愈病作用的各种物质的总称，包括人体正常生理功能及其所产生的各种维护健康的能力，简称正，包括自我调节能力、适应环境能力、抗邪防病能力和康复自愈能力。

邪气，泛指各种致病因素，简称邪，包括存在于外界环境之中和人体内部产生的各种具有致病或损伤正气作用的因素。邪气可以进入人体，与正气相搏，扰乱人体的正常生理功能，导致发病。

（2）正气与发病：人体正气旺盛，气血充盈，卫外固里，病邪难以侵入，或即使侵袭人体，亦不至于发病。当人体正气相对虚弱，卫外不固，防御能力低下，不足以抵御邪气，或者致病邪气侵袭力过强，则邪气可乘虚侵入，使人体阴阳失调，脏腑经络功能障碍，气血功能紊乱，从而发生疾病。

（3）邪气与发病：邪气亢盛，致病力强，超越了正气的抗邪能力，外邪得以侵入人体，或内生病邪亢盛，进一步损害机体，造成机体阴阳失调，或脏腑功能异常，或心理活动障碍，或脏腑组织的形质损伤，而发生疾病。

（4）决定证候类型：疾病发生后，其证候类型、病变性质及病情轻重、进展与转归，都与邪正胜负有关。正盛邪实，多形成实证；正虚邪衰，多形成虚证；邪盛正虚，多形成较为复杂的虚实夹杂证或危重证。感邪轻而正气强，病位表浅，病情轻，疗效和预后好；感邪重而正气弱，易于传变，病位较深，病情重，疗效和预后差。

（二）邪正盛衰病机

邪，指邪气，泛指一切致病因素；正，指正气，是人体生理功能的高度概括，包括人体调节能力、适应能力、防御能力、抗病能力及康复能力等。邪正盛衰，指在疾病的发生、发展过程中，机体正气的抗病能力与邪气的致病能力之间相互斗争所发生的盛衰变化。

1. 邪正盛衰与虚实变化　在疾病过程中，正胜则邪退，邪胜则正衰。正气和邪气在不断斗争的过程中，发生力量对比的消长盛衰变化。正气增长而旺盛，有抗损害和驱除邪气、消除其不良影响的作用；邪气增长而亢盛，则会破坏和损耗正气。随着体内邪正的消长盛衰变化，疾病反映出两种不同的病理状态及证候反应，形成了疾病的虚实病机变化。

（1）实性病机：实，主要以致病邪气亢盛为主的病理反应。所谓实证，是指实所表现的证候，在疾病过程中，邪气亢盛而正气未衰，正邪斗争剧烈，临床上出现一系列亢盛、有余的实性病理变化，即所谓实证。常见于外感六淫致病的初期和中期；或由于痰涎壅盛、食积不化、水湿泛滥、瘀血内阻等引起的内伤病变，都属于实证。临床症状常见精神亢奋、壮热、狂躁，或疼痛剧烈而拒按，或声高气粗、二便不通、脉实有力等症。

（2）虚性病机：虚，主要指以正气虚损不足，抗病能力减弱为主的病理反应。所谓虚症，是指虚所表现的证候，主要表现为：机体的气、血、津液亏少，脏腑经络的生理功能减退，抗病能力低下，表现出机体正气对于致病邪气的斗争，难以表现出较剧烈的病理反应。临床多出现一系列虚弱、衰退和不足的虚性病理变化，即所谓的虚证。虚证常见于外感疾病的后期、各种慢性消耗性疾病，或大吐大下、大汗大失血之后，以及素体虚弱或年老虚损者。临床症状多有神疲体倦、身体瘦弱、面容憔悴、心悸气短、自汗、盗汗或五心烦热，或畏寒肢冷、脉虚无力等症。

（3）虚实变化：虚实错杂，指在疾病过程中，邪盛和正虚同时存在的病机变化。临床上由于邪气亢盛，或疾病失治、误治，导致病邪久留，损伤人体正气；或因体虚受邪，正气无力驱邪外出；或本已正虚，又兼内生水湿、痰饮、瘀血等病理产物凝结阻滞，都可形成虚实同时存在的虚中夹实或实中夹虚等虚实错杂的病理变化。

①虚中夹实：是病理变化以正虚为主，又兼夹杂实邪结滞于内的病理状态。如脾阳不振

患者，由于脾气虚损，运化无力而导致水湿之实邪内停，发为浮肿为实。

②实中夹虚：是指以实证为主，又兼有正气虚损不足的病理变化。如湿热之邪蕴结肝胆，导致胆汁泛滥于肌肤形成黄疸。若日久不愈，湿热之邪耗伤肝阴，可出现五心烦热、舌红少苔等症。

（4）虚实转化：虚实转化，指在疾病过程中，正邪斗争在一定条件下发生的由实转虚，或因虚致实的病理变化。

①由实转虚：指在疾病发展过程中，多因病邪过盛，正不敌邪，或体质素虚，正气虚弱，或失治、误治等因素，使病程迁延，虽邪气渐去，但正气及脏腑生理功能耗伤，因而病理变化由实转虚。

②因虚致实：由于正气本虚，脏腑功能低下，或精、气、血、津液的功能不能正常运行，而产生气滞、痰饮、内湿、瘀血、食积等病机变化或病理性产物，或因正虚抗邪无力而无法驱邪外出，邪盛则实，形成虚实并存的病机变化。因虚致实的病变过程，是由于正虚始终存在，故转化结果只是邪实暂时居于突出地位，为实中夹虚证，而非真正的实证因虚致实。

（5）虚实真假

①真虚假实：是指疾病的本质是虚证，但却表现出一系列类似于实证特点的假象，即所谓"至虚有盛候"。

②真实假虚：是指疾病的本质为实证，但却表现出一系列类似于虚证特点的假象，即所谓"大实有羸状"。

2. 邪正盛衰与疾病的转归

正盛邪退，疾病趋向于好转和痊愈；邪盛正衰，则疾病趋向于恶化，甚至死亡；若邪正力量相持不下，则疾病趋向于迁延或慢性化。

（1）正盛邪退：患者素体强壮，或及时得到正确治疗，正气日趋强盛而邪气日益衰退，病情逐渐向着痊愈的方向发展，最后正气彻底战胜邪气，患者恢复健康。

（2）邪去正虚：通过治疗，邪气被驱除，但正气大伤有待恢复，这种状态多见于重病的恢复。此时体内虽无邪气，却仍属病态，容易再次受邪。

（3）正虚邪恋：正气大虚，余邪未尽，致使疾病缠绵难愈。多见于疾病后期，常使急性病转为慢性病，或使慢性病经久不愈，或遗留某些后遗症。

（4）邪盛正衰：患者正气素虚或未及时治疗，或治疗不当，导致邪气亢盛，正气衰弱，机体抗邪无力，病情向恶化或向危重方向发展，甚至导致死亡。

（三）阴阳失调病机

阴阳失调，指在疾病发生、发展过程中，由于各种致病因素的作用，导致机体的阴阳消长失去平衡，形成阴阳偏盛、阴阳偏衰、阴阳互损、阴阳格拒、阴阳转换、阴阳亡失等一系列的病理变化。

1. 阴阳盛衰的病机特点　阴阳盛衰，是指阴、阳偏盛或偏衰，表现为或寒或热、或实或虚的病理变化，其表现形式有阳偏盛、阴偏盛、阳偏虚、阴偏虚四种。

（1）阴阳偏盛：主要是以邪气盛为矛盾主要的病理变化。阳偏盛病机的特点是阳邪偏盛，但阴相对不衰，即"阳盛则热"，为病属热属实；阴偏盛病机的特点是阴邪偏盛，但阳相对不衰，即"阴盛则寒"，为病属寒属实。

①阳偏盛：是指机体在发病过程中所出现的阳邪偏盛，脏腑、经络功能亢进，邪热过盛

的病理变化。多因机体感受温热阳邪，或感受阴邪从阳化热，或七情内伤、五志过极化火，或因气滞、血瘀、食积等郁而化热所致。阳偏盛的病理变化，多表现为阳盛而阴未虚的实热证；临床以热、动、燥为其表现特点；可见壮热、面红、目赤、舌红、苔黄、脉数等症；阳盛日久耗伤阴液，还可出现口干舌燥、小便短少、大便干结等阴液不足的症状，即所谓"阳盛则热，阳盛则阴病"。

②阴偏盛：是指机体在疾病过程中所出现的阴气偏盛，功能障碍或减退、产热不足，阴寒过盛及病理性代谢产物积聚的病理变化。多因机体感受寒湿阴邪，或过食生冷，或阴寒性病理产物积聚，导致阴寒内盛所致。阴偏盛的病理变化，多表现为阴盛而阳未虚的实寒证；临床以寒、静、湿为其表现特点；阴盛日久伤阳气，可出现形寒肢冷、脘腹冷痛、舌淡而润等阳气不足的症状；即所谓"阴盛则寒，阴盛则阳病"。

（2）阴阳偏衰：是人体阴精或阳气亏虚所引起的病理变化。阳气亏虚，导致阳不制阴，使阴相对偏盛，形成"阳虚则寒"的虚寒证。反之，阴精亏损，导致阴不制阳，使阳相对偏盛，从而形成"阴虚则热"的虚热证。

①阳偏衰：即阳虚，是指机体阳气虚损，失于温煦，功能减退或衰弱的病理变化。多由于先天禀赋不足，或后天饮食失养，或劳倦内伤，或久病损伤阳气。临床表现为畏寒喜暖、四肢不温、精神萎靡、喜静少动等症。

②阴偏衰：即阴虚，是指机体精、血、津液等物质亏耗，阴不制阳，导致阳相对偏盛，功能虚性亢奋的病理变化。多由于阳邪伤阴，或因五志过极，化火伤阴，或因久病耗伤阴液。临床表现为五心烦热、潮热盗汗、消瘦、两颧红赤、口燥咽干、尿少便干等症。

2. 阴阳互损的病机特点　阴阳互损，是指在阴阳任何一方虚损的前提下，病变发展影响到另一方，形成阴阳两虚的病理变化。在阴虚的基础上，继而导致阳虚，称为阴损及阳；在阳虚的基础上，继而导致阴虚，称为阳损及阴。由于肾藏精气，内寓真阴真阳，是全身阳气阴液的根本，所以，无论阴虚或阳虚，多是因为损及肾脏阴阳及肾本身阴阳失调的情况下才易发生阴阳互损的病理变化。

（1）阴损及阳：是由于阴液（精血、津液）严重亏损，导致阳气生化不足或无所依附而耗散，从而在阴虚的基础上又导致了阳虚，形成了以阴虚为主的阴阳两虚证候。多由于阴液亏耗，以及遗精、盗汗、失血等慢性消耗性病证发展而成。临床可见肝肾阴虚、肝阳上亢证，先有五心烦热、盗汗等阴虚症状，后出现自汗、畏寒肢冷、面色㿠白、脉沉弱等阳虚之症。

（2）阳损及阴：是由于阳气严重虚损，无阳则阴无以生，累及阴液的生化不足，从而在阳虚的基础上又出现了阴虚，形成了以阳虚为主的阴阳两虚证候。多由于肾阳虚，精关不固，失精耗液，或气虚血亏，或阳虚自汗，伤津耗液等。临床表现为肾阳虚水肿证，先有畏寒肢冷、腰酸而凉、少气乏力、溲清便溏等阳虚表现，继而出现形体日益消瘦、烦躁升火，甚则阴虚风动而抽搐等阴虚症状。

3. 阴阳格拒的病机特点　阴阳格拒，是由于阴阳双方中的一方偏盛至极，由阴阳双方相互排斥而出现寒热真假的病机变化，包括阴盛格阳和阳盛格阴两个方面。

（1）阴盛格阳（真寒假热）：当阴寒盛极，壅聚于内，将阳气排斥于外，使阴阳不能相互维系，浮阳外越，形成"真寒假热"证，可表现为四肢逆冷、面色苍白、下利清谷、小便清长等真寒之症，同时又出现面部时现浮红、身热、脉大无根等假热之象。

（2）阳盛格阴（真热假寒）：当阳热盛极，郁闭于内，将阴气排斥于外，使阴阳不能平秘透达，形成"真热假寒"证，可表现为烦渴饮冷、面红气粗等真热之症，同时又出现四肢厥冷、脉象沉浮等假寒之象。

4. 阴阳亡失的病机特点　阴阳亡失，是指机体的阴液或阳气突然大量消耗而亡失，导致生命垂危的一种病理变化。主要包括亡阴和亡阳。

（1）亡阳：指机体的阳气突然大量消耗或丢失，导致全身阳的功能严重衰竭，而使生命垂危的病理状态。亡阳多由于邪气过盛，正不敌邪；使阳气突然大量耗伤而脱失；或因素体阳虚，正气不足，又劳累过度等各种因素诱发，又或因过于用汗、吐、下等治法，阴液大伤，阳随阴脱；或因大量失血，气随血脱；或因慢性疾病，阳气严重耗散，阳虚外越。临床表现多见面色苍白、四肢厥冷、畏寒蜷卧、精神萎靡，甚则昏迷、大汗淋漓、脉微欲绝等阳气欲脱之象。亡阳用温阳药。

（2）亡阴：指机体的阴液突然大量消耗或丢失，导致全身功能突然严重衰竭的病理状态。多由于邪热炽盛，或邪热久留，大量煎灼阴液；或由于长期慢性消耗性疾病等其他因素，导致大量耗损阴液。临床表现多见面色潮红、烦躁不安，甚则昏迷谵妄、口渴欲饮、呼吸急促脉数疾而无力等危重征象。亡阴用养阴药。

（四）气血津液失调

气、血、津液是人体脏腑、经络等一切组织器官进行生理活动的物质基础，而气、血、津液的生成与运行又有赖于脏腑生理功能的正常。因此，在病理上，脏腑发病必然会影响到全身的气血，而气血的病变也必然影响到脏腑。气、血、津液的病理变化总是通过脏腑生理功能的异常而反映出来。

1. 气失调的病机特点　气失常，是由气的生成不足或耗散太过，或是气的某些功能障碍及气的运动失常所致的各种病理变化。主要包括气虚和气机失调。

（1）气虚：指一身元气不足，功能失调，脏腑功能衰退，抗病能力低下的病理状态。多因先天禀赋不足，或后天失养，或肺、脾、肾脏腑功能失调，导致气的化生不足；或劳倦内伤、久病耗伤、年老体弱所致气虚。气虚主要表现为精神委顿，倦怠乏力，少气懒言，自汗，易于感冒，面白，舌淡、脉虚等症状。

（2）气机失常：指气的升降出入失常而引起的气滞、气逆、气陷、气闭、气脱等病机变化。

①气滞：指气的运行不畅、郁滞不通的病机变化。多因情志抑郁，或痰湿、食积、热郁、瘀血等阻滞气机，影响气的运行；或外邪侵袭，阻遏气机；或因脏腑功能失调，皆可形成局部的气机不畅或郁滞，从而导致某些脏腑、经络的功能失调或障碍。多以胀、闷、痛为临床特点。

②气逆：指气升之太过，或降之不及，以脏腑之气逆上为特征的病机变化。多由情志所伤，或饮食不当，或外邪侵犯，或痰浊壅阻所致，亦有因虚而气机上逆者。

③气陷：指气的上升不足，或下降太过，以气虚升举无力而下陷为特征的病机变化。气陷的形成，多由气虚病变发展而来，尤与脾气的关系最为密切。若素体虚弱，或病久耗伤，致脾气虚损，清阳不升，或中气下陷，从而形成气虚下陷的病变。

④气闭：指脏腑经络气闭阻于内，不能外出，以致清窍闭塞，出现昏厥的病机变化。多因情志刺激，或外邪、痰浊等闭塞气机，使气不得外出而闭塞清窍所致。

⑤气脱：指气不内守，大量向外脱失，以致机体功能突然衰竭的病机变化。多因正不敌邪，或慢性疾病过程中正气长期消耗而衰竭，以致气不内守而外脱；或因大出血、大汗等气随血脱或气随津脱，从而出现机体功能突然衰竭的危重状态。

2. 血失调的病机特点　　血失调，主要包括两个方面：一是因血液的生成不足或耗损过多，致血的濡养功能减弱而引起的血虚；二是血液运行失常，出现血寒、血热、血瘀、出血等血行失调的病机变化。

（1）血虚：指血液不足，濡养功能减退的一种病理变化。其形成的原因：一是失血过多，二是血液生化不足，三是消耗过多。临床常见面色淡白或萎黄、唇舌爪甲色淡无华、神疲乏力、头目眩晕、心悸不宁、脉细弱等症。

（2）血行失调：指血液运行失常出现的病机变化，主要有血寒、血热、血瘀和出血。

①血寒：指血脉受寒，血流滞缓，乃至停止不行的病机变化。多因外感寒邪，侵犯血分；或由阳气失于温煦所致。

②血热：指热入血脉，使血行加速，脉络扩张，或灼伤血脉，迫血妄行的病机变化。血热的形成，多因外感温热之邪、疠气入于血分；或其他病邪入里化热，伤及血分；或五志过极化火，内火炽盛郁于血分；或由阴虚火旺等所致。

③血瘀：指血液循行迟缓，流行不畅，甚则血液停滞的病机变化。主要有气滞血行不畅而瘀阻；气虚无力推动血行而迟缓；久病入络；感受寒热外邪，寒凝、热灼致血行不畅；痰浊阻于脉道，气血瘀阻不通等。

④出血：指血液溢出血脉的病机变化。主要有外伤损伤脉络而出血；气虚不摄，血液不循常道而外溢；血分有热，迫血妄行；瘀血内阻，血不归经等。

3. 津液失调的病理特点　　津液代谢失常，是津液的输布失常、津液的生成和排泄之间失去平衡，从而出现津液的生成不足、耗散和排泄过多，导致体内津液不足、输布失常、排泄障碍，以致津液在体内的环流缓慢，形成水液潴留、停阻、泛滥等病理现象。

（1）津液不足：指津液在数量上的亏少，进而导致脏腑、孔窍、皮毛，失于濡润、滋养，而产生的病机变化。主要有：一是热邪、燥邪伤津，二是丢失过多，三是生成不足。

（2）津液输布排泄障碍：指津液转化为汗液和尿液的功能减退，而致水液贮留体内，外溢于肌肤而为水肿。津液化为汗液，有赖肺气的宣发作用；津液化为尿液，有赖肾气的蒸腾气化功能。而肾的蒸腾气化功能贯穿于整个津液代谢的始终，在津液排泄过程中起着主导作用。肺气失于宣发布散，腠理闭塞，汗液排泄障碍；肾的气化功能减退，尿液生成和排泄障碍，可导致水液停留为病。

津液的输布和排泄障碍，常相互影响，互为因果，最终都是导致津液在体内停滞，形成湿浊困阻、痰饮凝聚、水液潴留等病变。

【同步练习】

一、A 型题（最佳选择题）

1. 脾气虚损，运化无力，导致水湿内停的病理变化属于

A. 真虚假实　　　　　　B. 实中夹虚　　　　　　C. 虚中夹实　　　　　　D. 因虚致实

E. 由实转虚

本题考点：对虚实病机的掌握。脾气亏损，运化无力，导致水湿内停，属虚中夹实之虚实错杂的病理变化。

2. 以下不属于阴偏盛的病理变化的是

A. 真寒假热　　　　　　B. 阴盛格阳　　　　　　C. 阴盛则寒　　　　　　D. 虚寒证

E. 阴盛则阳病

本题考点：对阴阳盛衰病机的掌握。阴偏盛，即是阴盛则寒的实寒。阴盛则阳病，是指阴盛的同时有耗损阳气的病变趋势，矛盾的主要方面仍是阴盛；阴盛格阳、真寒假热，病变皆以阴盛为主。虚寒证属于阳虚而阴相对偏盛的病变。

二、B 型题（配伍选择题）

（3—4 题用共备选答案）

A. 气逆　　　　　　B. 气滞　　　　　　C. 气陷　　　　　　D. 气闭

E. 气脱

3. 外邪束表而无汗，属于

4. 症见面色苍白，汗出不止，口开目闭者，属于

本题考点：对气机失调的掌握。气闭属于气闭阻于内不能外出。外邪束表，毛窍闭塞而无汗，是气闭的病理表现之一。气脱主要是由于正不敌邪，或正气衰弱，气虚至极，气不内守而外脱，全身功能衰竭的病理状态。气脱常表现为面色苍白、汗出不止、口开目闭、二便失禁等。

（5—6 题共用备选答案）

A. 心肾　　　　　　B. 心肝　　　　　　C. 心肺肾　　　　　　D. 心脾肾

E. 肝脾肾

5. 血虚病变常见于

6. 阳偏衰病变多见于

本题考点：对气血阴阳病机与脏腑关系的掌握。由于心主血，肝主藏血，二脏与血关系密切，故血虚病变多见于心、肝二脏。心、脾、肾三脏功能的发挥，均赖阳气的温煦、推动作用，尤其是肾为全身阳气之根本，故此三脏多见阳虚病变。

三、X 型题（多项选择题）

7. 气血关系失调的病机包括

A. 气血两虚　　　　B. 气随血脱　　　　C. 气不摄血　　　　D. 气滞血瘀

E. 血随气逆

本题考点：对气血在病理上相互影响的认识。由于气为血之帅，血为气之母，故气血之间病理上相互影响。气血关系失调主要包括气滞血瘀、气血两虚、气不摄血、气随血脱、血随气逆五个方面。

参考答案：1. C　2. D　3. D　4. E　5. B　6. D　7. ABCDE

十、预防与康复

【复习指导】本部分内容较简单，历年少考，主要掌握疾病的预防原则、方法和康复原则。

预防疾病、治疗疾病和康复医疗，是人们与疾病做斗争的三种不同理论和方法，属于三大医学范畴。人的绝对健康和疾病的界限、发病和病后康复的界限尚难明确划分。预防医学是在平时采取各种防护措施，防患于未然，达到增进健康、增强体质的目的。临床医学是针对已发病的患者，及时治疗，祛除疾病。康复医学是对病残、伤残及疾病后期，恢复其功能及智能。

（一）预防

预防，就是采取一定的措施，防止疾病的发生与发展。《内经》曾提出了"**治未病**"的预防思想。所谓治未病，包括未病先防和既病防变两个方面。

1. **未病先防的原则和方法**　未病先防是指在人体还未发生疾病之前，采取各种措施，做好预防疾病的工作，以防止疾病的发生。邪正盛衰是疾病发生的关键，正气不足是疾病发生的内在根据，邪气是发病的重要条件。故未病先防主要有两个原则：增强人体正气和防止病邪侵袭。未病先防旨在提高抗病能力，防止病邪侵袭。

（1）增强人体正气

①调摄精神：要避免不良情绪刺激；保持乐观、宁静、平和的精神状态。精神情志活动是脏腑功能活动的体现。突然强烈或反复的、持续的刺激，可以使人体气机紊乱，气血阴阳失调而导致发生疾病，而在疾病的过程中，不良的情志变动又能使疾病恶化。

②锻炼身体："生命在于运动"。科学的运动或劳动可以使人体气机调畅，经脉气血通畅，关节疏利，从而增强体质提高抗病能力，减少疾病的发生，使人健康长寿，对某些慢性病也有一定的治疗作用。

③饮食有节：饮食要有规律，并且要有节制。膳食搭配要科学合理，不可偏食，不可五味偏嗜。"脾胃为养生之本"，故还要注意饮食的质和量，否则容易损伤脾胃，导致气血阴阳生化乏源，抵抗力下降，而产生疾病。

④起居有常：是指起居要有一定的规律。人们要适应四时季节的变化，安排适宜的作息时间，以达到预防疾病、增进健康和长寿的目的。

⑤药物预防及人工免疫：如中药板蓝根、大青叶预防流感、腮腺炎，马齿苋预防菌痢等有很好的效果。人工免疫技术（如接种疫苗、菌苗类毒素等）使人体产生主动免疫，从而提高抗邪能力，预防某些疾病的发生。

（2）防止病邪侵袭

①适应气候：人们要顺应四时气候的变化。采用相应的措施，如秋天防燥，冬天防寒，以预防六淫之邪的侵害。

②隔离患者：将患有传染性疾病的患者隔离，以保护健康人群。

③消除毒气：包括室内消毒、衣物消毒和创口、疮面消毒等。

④讲究卫生：包括饮食卫生和环境卫生。

⑤药物预防：如端午节用艾叶、柏叶、雄黄等燃烧以避疫气；重阳节佩戴吴茱萸香囊，以驱邪避恶。

至于外伤和虫、兽伤，则要在日常生活和劳动中注意防范。

2. **既病防变**　所谓既病防变是指在疾病发生以后，应早期诊断，早期治疗，防止疾病的发展与传变。

（1）早期诊断：疾病初期，病情轻浅，正气未衰，所以比较容易治疗。若早期不及时治疗，时间久了病邪就会由表入里，病情加重，使正气受到严重耗损，以致病情危重。为防止疾病由小到大，由轻到重，由局部到整体，要争取时间及早诊治，防微杜渐。

（2）控制疾病的传变：根据疾病发生、发展的规律及其传变途径，进行预见性治疗，以控制疾病的传变，防止疾病的发展或恶化。不仅要截断病邪的传变途径，还"务必先安未受邪之地"。

（二）康复

康复，多指病后身心的恢复。康复医学，指减轻或消除伤病者、残疾者身体上和精神上的功能缺陷，使其尽可能地恢复生活和工作能力。

1. 康复的原则

（1）形神共养：中医康复理论认为，人体千变万化、错综复杂的疾患，都是由于形神失调的结果。因此，康复治疗必须从"养神"与"养形"两个方面着手。

①养神重在调神护神：调神要求精神活动调理勿太过或不及，同时要摒除一切有害的情绪波动，创造良好的心境，能驾驭情感，保持乐观安静、心平气和的精神状态。有害情绪包括沮丧、焦急、烦恼、郁闷、不满、躁扰等，对于病体的康复很不利。护神主要指合理用脑。合理用脑，借以协调形神关系对恢复健康大有裨益。若用脑过度，会伤神致病，不利于病后康复。若不懂养神，单靠饮食营养、药物滋补等，实难完全达到康复目的。

②养形重在养精血保胃气：中医学认为，"精血即形也，形即精血"，故凡欲治病者，必以形体为主；欲治形者，必以精血为先。在具体选用药物时，对形不足者，可用人参、炙黄芪、附子、肉桂等气厚之品温补阳气；对精不足者，可给予鹿角胶、龟甲胶、牛骨髓、紫河车等味厚之品补其精血。又因脾胃为后天之本、气血生化之源，故康复治疗必须"顾存胃气"。

（2）调养气血阴阳：气血阴阳是人体生命活动的物质基础，气血阴阳不足或失调，会导致疾病的发生、发展和人体的健康恢复。因此，调养气血阴阳是人体康复的重要原则。

①调养气血：人体的气和血周流全身，是脏腑、经络等组织器官进行生理活动的主要物质基础。如果气血失常，必然会影响机体的生理功能，导致疾病的发生。临床上各种老年病、精神病和各种慢性疾病，都与气血失调有关。

②调整阴阳：人体内阴阳两种物质的充足并维持平衡协调，是正常生命活动的基石，若阴阳不足或失去平衡，则会出现阴阳偏衰偏盛，疾病随之产生。调整阴阳的目的是"以平为期"，总的原则是"不足补之，有余泻之"。

③协调脏腑：疾病的发生，主要是由人体脏腑的气血阴阳不足或失调，导致脏腑功能紊乱，所以，康复的基本原则除调养气血阴阳外还必须协调脏腑，使之恢复正常的功能。协调脏腑的理论依据是五脏之间的相互资生、相互制约关系，如培土生金法、滋水涵木法、益火补土法、抑木扶土法等。

④疏通经络：经络具有通行气血阴阳、联络脏腑肢节等功能。人体气血阴阳贵乎流通，若流行不畅或阻滞，必然会影响脏腑等组织器官，而引起各种疾病，也会影响到健康的恢复。因此疏通经络，既是治疗的主要手段，也是康复的重要手段。可用针灸、按摩、气功及各种体育疗法疏通经络，也可用药物疏通经络。

2. 康复常用疗法

（1）中药疗法：是以中医辨证论治和康复基本原则为指导，利用药物性能的四气、五味、归经、升降浮沉等特点，针对康复疾病的性质、部位等不同情况，通过内服或外治的方法治疗，以促进身心康复。

①内服法：是在辨证的基础上，将药物制成汤、膏、丸、散等剂型内服，以达到协调阴阳，恢复脏腑气血功能，促进身心康复的疗法。

②外治法：是利用中草药，经一定的炮制加工后，通过对患者全身或局部病位、穴位的洗、擦、搽、熏、熨、贴等外治途径，利用药物中的某些成分被肌肤毛窍吸收，通过疏通经

络、调畅气血、协调脏腑等作用而产生治疗效果，以达到康复效应的疗法。

（2）针灸推拿气功疗法：针灸推拿气功疗法，是在脏腑、经络及康复理论的指导下，以经络腧穴为基础，结合康复对象的体征、病患特点，通过针灸、推拿或气功，以调整人体气血阴阳的盛衰，促进机体功能的恢复，从而达到治疗疾病、康复身心的目的。

（3）体育娱乐疗法

①体育疗法：运用体育运动方法进行锻炼，以达到祛除疾病、增进健康的目的。常用于外伤后肢体运动功能障碍、神经瘫痪、关节炎、肺气肿、某些类型的心脏病和其他一些慢性病的治疗和康复。包括太极拳、易筋经、八段锦、五禽戏、松静功、内养功等。

②娱乐疗法：也称"娱疗"，是指利用音乐、舞蹈等文娱活动的形式，促进患者在情志心理智能，或身体功能方面康复的一种方法。如音乐歌舞、琴棋诗画、益智游艺等。

（4）自然康复法：自然康复法是指运用与人类生活有直接关系的物质与方法，如食物、空气、水、阳光、体操、睡眠、休息；有益于健康的精神因素，如希望、信仰等来保持和恢复健康的一种康复方法。

①温泉疗法：是利用温泉水的化学和物理综合作用，达到防治疾病作用的一种疗法。由于温泉水中的阴阳离子、游离气体、微量元素及放射性物质具有的化学作用能不断地刺激体表及体内的感受器官，改善中枢神经的调节功能。温泉的温度可以对皮肤、心血管系统、呼吸、胃肠功能、免疫机制等产生有益刺激；温泉的静水压、浮力及温泉水中液体微粒运动对皮肤具有按摩作用。

②泥土疗法：是利用天然泥土外用或内服，对某些病后患者进行康复治疗的方法，简称"泥疗"。泥疗多采用矿泉泥、井泥、田泥、蚯蚓泥、黄土、白土、灶心土，燕窠泥、蜂窠泥等。

③热砂疗法：是用天然河砂或沙漠中的砂粒，盖埋身体，以促进病体康复的方法，简称"砂疗"。适用于风寒湿痹、瘫痪诸证，寒湿腰痛、四肢麻木不仁等。**热证忌用**。

④日光疗法：古称"晒法"，是利用太阳光照晒患者适当部位，促进疾病痊愈和身心康复的一种方法。

⑤色彩疗法：也称颜色疗法，简称"色疗"，是利用各种不同的色彩，通过人的感觉器官，从主观上改变居处环境，进而对人体起一定的调节作用，以促进人体健康、身心康复的一种方法。

（5）饮食疗法：又称食疗，是指在中医理论指导下，有目的地选择相关饮食，或将食物与药物配合制成药膳，来治疗或辅助治疗疾病，使其获得康复或愈疾防病的一种方法。饮食对人体不仅有滋养作用，还能够调整机体阴阳平衡，协调脏腑功能，恢复身体健康。

（6）辟谷疗法：辟谷又有却谷、绝谷、绝粒、休粮、清肠的之称，即不吃五谷饭食之意，但并不是不吃任何东西，更不是绝食，而是以吞纳气、食气、有能量作为保证。具有清理垃圾、排出毒素、清肠宿便、加速新陈代谢、促进人体功能修复的作用。

（7）情志疗法：是指医生以语言、举止或事物等为手段，通过对患者感受、认识、情绪、行为等的影响，改善或消除其病态心理，促使其身心康复的一类方法。

【同步练习】

一、A 型题（最佳选择题）

1."治未病"是指

A. 防止疾病的发生和发展　　　　　B. 外避病邪和既病防变

C. 未病先防和早期诊治　　　　　　D. 未病先防和既病防变

E. 调养正气和控制疾病的转变

本题考点：对中医治未病的认识。治未病是中医学的预防思想，包括未病先防和既病防变两个方面的内容。

2. 下列不属于调养正气的方法是

A. 加强锻炼　　　　B. 外避病邪　　　　C. 起居有常　　　　D. 调摄精神

E. 饮食有节

本题考点：对中医调养正气方法的认识。外避病邪是防止邪气侵害的方法，不属调养正气的范畴。

二、X 型题（多项选择题）

3. 康复的原则包括

A. 形神共养　　　　B. 调养气血　　　　C. 调养阴阳　　　　D. 调养脏腑

E. 疏通经络

本题考点：对中医康复原则的掌握。中医康复原则为形神共养和调养气血阴阳，其中调养气血阴阳又具体包含调养气血、调养阴阳、调养脏腑、疏通经络等方面。

参考答案：1. D　2. B　3. ABCDE

第2章 中医诊断基础

一、中医诊断学

【复习指导】本部分内容考的频率非常高，重点掌握症、证、病的概念与区别，要能准确区分哪些是证、哪些是症、哪些是病。

中医诊断学是按照中医学理论，研究中医诊察疾病、判断病名及其证候的基础理论、基本知识和基本技能的一门学科。

1. 主要内容 中医诊断学主要内容包括诊法、辨病、辨证和病案书写四部分。

（1）诊法：指诊察疾病及判断疾病证候的方法，主要包括望、闻、问、切四诊，四诊是中医诊病的主要手段。望诊是运用视觉观察病人的全身和局部情况，通过病人神、色、形、态及排泄物的外观变化，从而获得诊断病情所需资料的诊察方法；闻诊是运用听觉及嗅觉，通过辨识病人的语言、呼吸、咳嗽等声音及嗅闻病人排泄物、分泌物的气味，从而获得诊断病情所需资料的诊察方法；问诊是医生通过询问病人的主观感受、自觉症状、疾病发生时间、发生原因、病程发展及诊疗过程，以及病人的既往病史、生活习惯、家族患病情况等为诊断疾病收集相关资料的诊察方法；切诊指通过切按病人脉搏及身体其他有关部位，以获取病人的脉象及其他有关体征，为诊断疾病收集相关资料的诊察方法。

望、闻、问、切四诊分别从不同角度、不同侧面了解病人情况，四诊相互补充、相互完善，同时缺一不可，临床只有四诊合参，才能全面了解病情，为正确诊断疾病提供依据。

（2）辨病：是指通过对四诊收集的资料进行分析，对疾病的病种做出判断，得出病名诊断的过程。病名，就是对该病全过程的特点和规律所做出的概括与抽象定义，如感冒、胸痹、不寐等都是病名。

（3）辨证：证是中医特有概念，辨证就是在中医学理论指导下，通过对四诊收集到的症状、体征等病情资料进行综合分析，对病人疾病当前疾病的病因、病位、病性、病势及正邪关系等做出本质判断，并概括为完整证候名称的思维过程。

辨证是中医诊断疾病的核心，要掌握辨证这一概念，首先必须要了解病、症、证三个概念。病：即疾病，是人体在病因作用下，正邪斗争、阴阳失调所产生的特殊的病理变化，具体表现为若干特定的症状和相应的证候。例如，温病通常是以急性发热、口渴、目赤、尿黄等为临床特征的外感性热病，一般表现为由卫分证、气分证、营分证及血分证前后衔接组成的病变全过程。症：即症状，包括临床症状和体征。临床症状是病人自我感觉到的身体不适和异常变化，如头痛、发热等。体征是医生检查病人身体所发现的异常表征，如皮疹面赤、舌淡、脉弦滑等。证：即证候，是中医学特有概念，是对疾病发展过程中某一特定阶段的病因、病位、病性、病势、邪正盛衰等所做出的病理性概括。例如脾气虚证，病位在脾，病性为虚，病机是脾气虚，临床表现为食少纳呆，食后胀，体倦乏力，大便溏薄，神疲少气，舌淡脉弱等。

（4）病案书写：病案又称病历，古称医案、脉案、诊籍，是临床上对有关病人诊治情况及过程的书面记录，是医、教、研的重要资料，病案书写是临床工作者必须掌握的基本技能，国家对病案书写有统一和规范的书写要求。

2. 基本原则

（1）整体审查：中医整体观的思想生动、深刻地体现在中医学对人体组织形态、生理功能及病理变化的认识和病证诊断、处方用药的实践之中。中医学认为，人体的各脏腑器官，通过经络联系，使气血在全身运行，所以在生理上能保持整体性的协调一致。人体每一病证的产生，无不体现整体的失衡。同时，人的整体性还体现在人与自然环境的相互统一，这就是"天人合一"。

整体审察的诊断学含义有二：一是指诊疗时必须通过望、闻、问、切四诊，从整体和全方位的收集疾病资料，不能只看到局部病证或部分诊断资料，除以局部为线索，综合运用四诊了解全身情况外，同时还要了解病史、体质、家庭、环境、时令气候等对疾病有无影响，做到"司外揣内、以小识大，以局部究整体"。只有广泛而详细地收集临床资料，才能为正确诊断打下基础。二是要求对病情资料进行全面分析、综合判断。要防止只见树木不见森林，或主次不分的两种极端现象。

（2）四诊合参：是指对望、闻、问、切四诊所收集到的资料进行综合分析，望、闻、问、切是分别从不同的角度去诊察疾病，四诊所搜集到的资料各有侧重，相互补充，缺一不可。因此，要全面掌握病情，避免误诊，必须四诊合参。

（3）辨证求本：辨证求本是在诊断疾病时，医生需通过对四诊收集到的病人症状、体征、既往病史、家族史及其他与病情相关的资料进行综合、辨断、分析。以探求疾病本质，做出正确的关于本质的判断。"本"者，本质也，其是一个综合性病理概念，包括病因、病位、病性、病势、邪正盛衰等与疾病当前阶段本质相关的一切病理要素，也就是病机。

【同步练习】

A 型题（最佳选择题）

1. 中医理论认为"症""证""病"含义不同，下列表述属于"证"的是

A. 感冒　　　　B. 咳嗽　　　　C. 风寒犯肺　　　　D. 鼻痒喷嚏

E. 恶寒发热

本题考点：症即症状，包括症状和体征。症状是病人自我感觉到的身体不适和异常变化；体征是医生检查病人身体所发现的异常表征。证即证候，是对疾病过程中某一特定阶段的病因、病位、病性、病势、邪正盛衰等所做出的病理性概括。病即疾病，体现为病名。

2. 根据中医理论，"病""证""症"的概念不同，下列表述属于"病"的是

A. 厌食　　　　B. 嗳气　　　　C. 脘痞　　　　D. 腹胀

E. 便溏

本题考点：同上。

3. 中医诊断学的主要内容不包括

A. 诊法　　　　B. 辨证　　　　C. 辨病　　　　D. 病案书写

E. 诊断

本题考点：中医诊断学由诊法、辨证、辨病和病案书写四部分组成。

参考答案：1. C　2. A　3. E

二、四诊

【复习指导】四诊是中医诊断之精髓，每次必考，需重点掌握。

（一）望诊

望诊，是运用视觉观察病人的全身和局部情况，通过病人神、色、形、态及排泄物的外观变化，从而获得诊断病情所需资料的诊察方法。望诊直观、方便、快捷，被列为四诊之首，在中医诊断学中占有重要位置，古云"望而知之谓之神"。人体是一个有机整体，五官九窍、四肢百骸都通过经络密切相连，五脏六腑也有赖气血津液充养，因此，脏腑功能状况、气血盈亏等均可反映于外，为我们望诊所见。正如朱丹溪所云"盖有诸内者形诸外"。这是望诊的原理所在。

望诊的主要内容包括：全身望诊、局部望诊、望舌、望排出物及望小儿指纹等五部分。望诊时要充分暴露望诊部位，并保证光线充足，温度适宜。

1. **望神、失神、假神、神乱的临床表现和意义** 望神，是通过观察人体生命活动的整体表现，也就是神气与神志的综合判断来判定病情的方法。

神有广义和狭义之分。广义的神，是指人体生命活动的外在表现，它可以从精神、意识、思维、目光、呼吸、声音、语言、形体动态，以及舌象和脉象等多方面反映出来，即神气；狭义的神，专指人体的思维、意识、情志活动，即神志。神涉及多方面，但主要表现在目光、色泽、神情和体态四个方面，其中，尤以目光为重点。

望神的原理概括如下：神与精气关系密切，神来源于先天之精，同时神又必须依靠后天水谷精微的不断滋养，只有当先天之精及其所化生的气血津液充足，以及后天水谷精微的充分濡养，脏腑功能正常，人体才能表现为有神。但当脏腑功能衰败，精气不足，气血虚弱时，人体则表现为无神。所以，观察病人神的有无，可以了解精气的盛衰、气血的盈亏及脏腑的功能状况，进而判断疾病的有无、轻重及预后的吉凶。

（1）失神：又称无神，是精亏气败神衰的反应。临床表现为目光晦暗，瞳神呆滞，视物不清；精神萎靡，甚至昏迷郑声，循衣摸床、撮空理线，反应迟钝，表情淡漠；面色无华；形体羸瘦，动作艰难。失神表示正气虚衰，脏腑功能衰竭，病情重，多见于久病、重病病人，预后不良。

（2）假神：危重病病人，精气极度衰竭，突然出现精神暂时"好转"的假象，比喻为"回光返照"，假神提示脏腑精气极度衰竭，正气将脱，阴不敛阳，阴阳即将离决，为临终前的预兆。临床可突出表现为以下几个方面。①目光：由晦滞，突然变为目似有光却浮光外露；②面色：由晦暗，突然变为两颧泛红如妆；③神志：由昏迷，突然变为神识似清，想见亲人；④饮食：由毫无食欲，突然变为索食，且食量大增；⑤言语：由昏迷不欲言语，突然变为言语不休或语声清亮。

假神与病情好转的区别：前者多见于生命垂危病人，其"好转"之象出现突然，持续时间短，而病情好转是一个持续过程，其好转之象逐渐出现且持续时间久，并且是病人整体出现好转之相。

（3）神乱：即神志异常，多见于癫、狂、痫、脏燥等病人，临床可表现为多种症状。如出现烦躁不安、神昏谵妄，多为痰热扰心，常见于温热病热入心包；如出现时时恐惧，焦虑不安，心悸气促，胆怯等，多由心胆气虚，心神失养，常见于脏躁等；如出现狂躁妄动，胡言乱语，打人毁物，登高而歌，弃衣而走，多属阳证，见于狂病；如出现突然昏仆，口吐涎沫，四肢抽动，两目上视，多属肝风内动，痰迷清窍，常见于癫痫。

2. 青、赤、黄、白、黑五种病色的临床意义　望色，又称"色诊"。是通过观察病人全身皮肤色泽变化来诊断病情的一种方法。

色指皮肤的颜色，主要包括青、赤、黄、百、黑五种色调变化；泽指皮肤的光泽，荣润或枯槁。面部色泽之所以能够判断疾病，是因为面部血络丰富，皮肤薄，体内气血的盛衰变化，最易通过面部色泽变化显露出来。通过色诊可以判断气血盛衰，识别病邪性质，确定病变部位及预测疾病的轻重与转归。

面色可以分为常色与病色两大类。

常色是指健康人面部皮肤的色泽，中国人主要属黄色人种，其常色为：红黄隐隐，明润含蓄。这是人体气血充足、脏腑功能正常的表现。常色又分为主色与客色两种。主色是与生俱来，基本不变的基本面色，往往与种族与遗传有关。客色主要指人体受外部环境（如季节气候、地理环境甚至生活条件）的变化而出现短暂、轻微的面色改变。

病色指人体在疾病状态时面部的色泽，有善色和恶色之分，善色通常指病人面色虽有异常，但仍然明亮润泽，提示病变尚轻，脏腑精气未衰，胃气能上荣于面，多属新病、轻病，预后通常较好。恶色指病人面色异常，如枯槁、晦暗，提示病变深重，病人脏腑精气已衰，胃气不能上荣于面，多属久病、重病，通常预后较差。

病色可分为青、赤、黄、白、黑五种，分别提示不同脏腑和不同性质的疾病。

（1）青色：主寒证、痛证、血瘀证、惊风证和肝病。

青色多由寒凝经脉，气血瘀滞运行不畅所致。面色淡青，多为虚寒证；面色青黑，多为实寒证，也见于剧痛；面色青灰，口唇青紫，伴心胸憋闷疼痛者，多属心阳虚衰兼心血瘀阻的胸痹；心悸、胸痛反复发作，突发剧烈胸痛，冷汗不止，肢凉脉微，多属心阳暴脱；小儿高热，伴见色青者，多属惊风或惊风先兆；肝病面色青，晦暗枯槁，为肝脏见真色，属病危。

（2）赤色：主热证、亦可见戴阳证。

赤色多由热而脉络扩张，面部气血充盈或虚阳浮越所致。满面通红者，多属外感发热，也见于脏腑火热炽盛的实热证；两颧潮红，多属阴虚之虚热证；重病垂危患者面色苍白，却突然颧红如妆，游移不定者，为戴阳证，多由久病脏腑精气衰竭，阴不敛阳，虚阳浮越所致。

（3）黄色：主脾虚、湿证。

黄色多由脾虚不运，气血不足，面部失荣所致，也见于湿邪内蕴。面色淡黄而晦暗不泽，称为萎黄，多因脾胃气虚、运化无力、气血不足所致；面目一身俱黄者，称为黄疸，其中色黄鲜明如橘皮者，属阳黄，乃湿热熏蒸所致；面黄晦暗如烟熏者，为阴黄，乃寒湿郁滞所致。

（4）白色：主虚证，包括气虚、血虚、阳虚，主寒证、失血。

白色多由气虚血少，机体无力行血上充于面所致。面色淡白无华，伴唇、舌、指甲色淡者，多属气血不足；面色淡白而虚浮，为阳虚水泛；面色苍白者，四肢厥冷、冷汗淋漓、神志昏迷者多见于阳气暴脱之亡阳证；也可见于阴寒凝滞、血行不畅之实寒证；还可见于大失血。

（5）黑色：主肾虚、寒证、水饮、瘀血。

黑色多由肾精亏虚、肾阳虚衰、阳气不足、血失温养、脉络拘急、血行不畅所致。面黑暗淡者，多属肾阳虚；面黑干焦者，多属肾阴虚；眼眶周围色黑者，多属肾虚水饮或寒湿带下；面色黧黑，肌肤甲错者，多为瘀血久停所致。

3. 望形体、姿态、头面及五官的主要内容及临床意义

（1）望形体：观察病人之形体的强弱胖瘦，可以测知其脏的虚实，气血的盈亏，进而判断病情的轻重和预后的吉凶。此外，不同的体质，其阴阳盛衰不同，对疾病的易感性和患病后疾病的预后也有所不同，所以，观察病人的体质类型可以帮助我们对疾病的判断。望形体主要指以下几个方面。

①形体强弱：部分人表现为骨骼粗大、肌肉充实、胸廓宽厚、精力充沛，食欲旺盛，这是体强的表现，说明脏腑功能正常，气血旺盛，抗病力强，有病也易于治疗，预后较好。相反，部分人表现为骨骼细小、肌肉瘦削、皮肤枯槁、胸廓狭窄、精神不振、食少乏力，这是体弱的表现，说明脏腑功能较差，气血不足，抗病力弱，有病难治，预后较差。

②形体胖瘦：体胖能食，肌肉坚实，神旺有力者，多属形气有余，是精气充足、身体健康的表现。体胖食少，肉松皮缓，神疲乏力者，多属形盛气虚，是阳气不足、多痰多湿的表现，易患痰饮、中风、胸痹等病证。体瘦食多，属中焦有火；体瘦食少，属中气虚弱。

③体质类型：体质是个体在遗传与环境因素的共同作用下，在生长发育过程中逐渐形成的相对稳定的个体差异性，每个人都有自己的体质类型，体质类型在一定程度上反映了机体阴阳气血盛衰的情况和对疾病的易感性，不同体质的人患病后转归也不同。体质分类有以下几种。

阴脏人：又称偏阴质，具有抑郁、偏寒、多静等特点，表现为形体偏胖，头圆、颈粗、肩宽、胸厚、突肚、体多后仰。这类人通常是阴盛阳虚，易感受寒湿邪气，且受邪后多从寒化湿，容易产生湿滞、水肿、痰饮。

阳脏人：又称偏阳质，具有亢奋、偏热、多动等特点，表现为体形偏瘦长、颈细、肩窄、体多前屈。这类人通常是阳盛阴虚，易感受阳热病邪，患病后易于从阳化热，表现为实证、热证，并易化燥伤阴，导致阴虚阳亢、血耗神乱等病理变化。

平脏人：又称阴阳和平人，这类人体形胖瘦适中，其体质特点是阴阳平衡，气血调匀，寒热中和，自身调节和对外适应力强，不宜感受外邪，较少生病，是大多数人的体质类型。

（2）望动静姿态：病人的动静姿态是疾病的外在表现。根据"阳主动，阴主静"的一般规律，凡躁动不安者多属阳证、热证、实证；喜静懒动者多为阴证、寒证、虚证。

观察病人肢体的异常动态有助于疾病的诊断，病人唇、脸、指、趾颤动者，若见于外感热病，多为动风先兆；若见于内伤虚证，多为气血不足，筋脉失养，虚风内动；猝然昏倒，不省人事，口眼㖞斜，半身不遂者，多属中风；关节拘挛，屈伸不利，多属痹病。

（3）望头面

头为诸阳之会，又为精明之府，内藏脑髓，为元神所居之处，望头部主要望头形、望囟门、望头的动态，以及望头发的色泽与分布情况。

小儿头形过大或过小伴智力低下多因先天肾精不足，方颅可见于佝偻病及先天性梅毒等患儿；囟门凹陷多为虚证，多由吐泻伤津、气血不足和先天肾精亏虚，脑髓失充所致。囟门凸起多为实证，多由温病火邪上攻，或颅内水液停聚所致。

头摇不能自主，不论成人或小儿，多为肝风内动之兆，或为老年气血虚衰、脑神失养所致。小儿头发枯黄无泽伴面黄肌瘦，多为疳积；青年白发伴耳鸣腰酸者属肾虚，突然片状落发多为血虚受风。

面形异常见面肿多见于水肿病，多为肺、脾、肾三脏功能失调，腮肿多为外感温毒所致，口眼㖞斜兼半身不遂者，多为中风，由肝阳化风、风痰阻闭经络所致。

（4）望五官：望五官主要包括望目、望耳、望鼻、望口唇、望齿龈、望咽喉。

①望目：主要观察两眼的神、色、形、态的变化，目赤肿痛，多属实热，目眦淡白多为血虚，眼窝凹陷，新病者多吐泻伤津，久病重病者多为精气已衰。小儿昏睡，眼睑闭合不全，多见于慢惊风；双眼睑下垂，属先天不足，单眼睑下垂或双眼睑下垂不一，多为后天脾虚气弱，或由外伤后气血不和所致。

②望耳：主要望耳廓耳色、耳形，以及分泌物的变化。耳轮色白，为受寒邪或气血亏虚，耳瘦干枯多属肾精或肾阴不足、耳窍失养。

③望鼻：主要望鼻的色泽、形态及鼻内分泌物的变化，鼻头枯槁为脾胃气衰，胃气不能上荣，鼻头色黄为内有湿热；鼻头红肿生疮多属胃热或血热，鼻流脓涕，气味腥臭为鼻渊，多为外感风热或胆经郁热上攻。

④望口唇：可察脾胃的病变，口角流涎多属脾虚湿盛，或胃中有热，或中风；口唇糜烂为脾胃积热，热邪灼伤。

⑤望齿龈：主要观察其色泽和形态的变化，牙齿干燥是热盛伤津的表现，牙龈淡白多是血虚，龈萎色淡多属胃阴不足或肾气虚乏。

⑥望咽喉：主要望颜色及形态的变化，咽喉是肺、胃之门户，许多脏腑的病变都可通过咽喉的异常表现出来，尤其是肺、胃、肾的病变，咽部红肿疼痛明显多为肺胃有热；咽喉漫肿，色淡红者多为痰湿凝聚；咽喉溃疡并有灰白色膜，膜坚不去，重剥出血且复生者为白喉，为疫毒攻喉，多见于儿童，属烈性传染病，病情险重。

4. 望舌质、舌苔的主要内容及临床意义　舌诊是中医望诊的重要内容，是通过观察病人舌质和舌苔的变化以诊察病情的方法。

舌象与脏腑、经络、气血、津液存在着密切的联系。功能上，舌的肌肉为脾胃所主，舌的血脉为心所主；结构上，五脏六腑都直接或间接地通过经络、经筋与舌相联系，例如，手少阴心经之别系舌本，足太阴脾经连舌本、散舌下，足少阴肾经夹舌本，足厥阴肝经络舌本，足太阳之筋入结于舌本，手少阳之筋入系舌本等。因此，脏腑的病变可以通过经络气血的联系而反映于舌，观察舌象有助于诊察脏腑的病变。

舌体需要气血营养、津液滋润，舌体的形质和舌色与气血的盛衰和运行状态有关，舌苔和舌体的润燥与津液的盈亏有关。中医认为，唾为肾液，涎为脾液，皆为津液的组成部分，其生成、输布与肾、脾、胃等脏腑密切相关。所以，观察舌质、舌苔的颜色、形态、润燥等，可以判断气血的盛衰、津液的盈亏。

脏腑病变反映于舌面，有一定的分布规律。通常舌尖属心肺，舌边属肝胆，舌中属脾胃，舌根属肾。

正常舌象的特征：舌体大小适中，柔软灵活；舌色淡红鲜明、舌质滋润；舌苔均匀、薄白而湿润。此为"淡红舌，薄白苔"。

（1）望舌质：望舌质主要观察舌神、舌色、舌形、舌态及舌下络脉五个部分。

①望舌神：是通过观察舌质的色泽和动态而得出的总体印象。凡舌质红活鲜明、润泽，舌体运动灵活自如，为荣舌，是舌有神的表现，提示津液充足，气血充盈，心神健旺，预后较好；凡舌质暗滞，枯涩，活动不灵，缺乏生机，为枯舌，是舌无神的表现，提示津液耗竭，气血亏虚，心神衰败，病情危重。

②望舌色：舌色一般分为淡红舌、淡白舌、红舌、绛舌、青紫舌五种。

淡红舌：舌色淡红润泽，表示病情轻浅，气血未伤者或见于健康人。

淡白舌：比正常舌色浅淡，白色偏多而红色偏少，主气血两虚、阳虚；舌色淡白，舌体瘦薄，属气血两虚；若舌色淡白，舌体胖嫩，舌面湿润，多属阳虚水湿内停。若脱血夺气，病情危重，舌无血气充养，则见枯白无华。

红舌：较正常舌色红，甚至呈鲜红色，红色可见于整个舌体，也可见于舌尖、舌边。主热证，有虚实之分。全舌老红，苔黄者，为实热证；舌体小，舌鲜红少苔，或有裂纹，或光红无苔，为虚热证；舌尖独红，多为心火上炎；舌边红赤，多为肝胆有热；舌色稍红，或仅舌边尖略红，多属外感风热表证初起。

绛舌：较红舌颜色更深，或略带暗红色。主热入营血、阴虚火旺。绛色愈深，热邪愈甚；舌绛少苔或无苔，或有裂纹，多属久病阴虚火旺，或热病后期阴液耗损。

青紫舌：全舌呈现紫色，或局部现青紫斑点，主血瘀、热极、寒极、酒毒。全舌青紫者，多是全身性血行瘀滞，舌有紫色斑点者，可能是瘀血阻滞于某局部；淡紫舌可由阴寒内盛，阳气被遏，血行凝滞，或阳气虚衰，气血运行不畅，血脉被滞所致。

③望舌形：包括老嫩、胖瘦、点刺、裂纹、齿痕等。

老嫩舌：舌质老和嫩是辨别疾病虚实的重要指标之一，通常老舌主实证；嫩舌主虚证。

胖瘦舌：舌体较正常人肥大，伸舌满口，称为胖大舌。舌体萎缩，瘦小而薄，称为瘦薄舌。胖大舌多主水湿内停、酒毒或热毒上泛。瘦薄舌多主气血两虚、阴虚火旺。

点、刺舌：因蕈状乳头肿胀或高凸而形成，主脏腑热极，或血分实热。点刺舌总属邪热亢盛。舌尖点刺，为心火亢盛；舌边点刺，为肝胆火盛；舌中点刺，为胃肠热盛。若点刺兼黄燥苔，为气分热盛；点刺兼舌绛无苔，为热入营血。

裂纹舌：舌面上出现多少不等、深浅不一、形状各异的裂纹或裂沟，主热盛伤津、阴虚火旺、血虚不润、脾虚失养。

齿痕舌：舌体边缘有牙齿压迫的痕迹，主脾虚、水湿内盛。舌淡胖大而润，舌边有齿痕者，多属阳虚水湿内盛或寒湿壅盛；舌淡红而边有齿痕多为脾虚或气虚；舌红而肿胀满口，兼有齿痕者，为内有湿热痰浊壅滞。

④望舌态：常见病理舌态包括：痿软、强硬、歪斜、颤动、吐弄、短缩等。

痿软舌：舌体软弱无力，不能随意伸缩回旋，主阴液亏损，或气血两虚。舌痿软而淡白无华者，多属于气血虚衰，舌体失养所致；舌红干而渐痿者，为肝肾阴亏，舌肌筋脉失养所致。

强硬舌：舌失柔和，屈伸不利，或不能转动，板硬强直，伴语言謇涩。主热入心包、高热伤津或风痰阻络，舌强伴语言謇涩，肢体麻木多为中风先兆。

歪斜舌：舌体不正，伸舌时偏向一侧，主中风或中风先兆。

颤动舌：舌体震颤抖动，不能自主，肝风内动之象。

吐弄舌：舌伸于口外，不即回缩者，称为吐舌；舌反复吐而即回，或舌反复舐弄口唇四周，称为弄舌。多属心脾有热，亦可见于小儿智力发育不全。

短缩舌：舌体卷短、紧缩，不能伸长，主寒凝筋脉、热极动风、气血亏虚、肝风夹痰。

⑤望舌下络脉：正常的舌下络脉长度不超过舌尖至舌下肉阜连线的3/5，颜色暗红，脉络无怒张、紧束、弯曲、增生，排列有序，绝大多数为单支。舌下络脉的形色变化可反映气血的运行状况。如舌下络脉色紫，脉形粗胀，弯曲柔软，或周围有结节者，由气滞血瘀所致；色青或淡紫，脉形直而紧束者，常由寒凝血瘀，或阳虚血滞所致；舌底瘀丝，其色多青

或紫，在脉络之间有紫色瘀点，甚至出现明显的瘀血舌底，见于各种瘀血证的早期及郁证。

（2）望舌苔：舌苔是附着于舌面的一层苔状物，由脾胃阳气蒸化胃中水谷之气上聚于舌面而成，正常的舌苔表现为：薄白均匀，干湿适中，舌面的中部和根部稍厚。异常舌苔多由外邪侵袭或脏腑失调而致脾胃浊气上升而成，望舌苔主要是观察苔质和苔色的变化。

①望苔质：苔质指舌苔的质地、形态，主要观察舌的厚薄、润燥、腻腐、剥落、偏全、真假等方面的改变。

薄、厚苔：透过苔能隐隐见到舌质者，称为薄苔；不能透过舌苔见到舌质者，称厚苔。舌苔的厚薄主邪正盛衰和邪气浅深，薄苔主表证或病轻之里证，亦主平人；厚苔主里证，或主痰、饮、水、湿、食积等。疾病进程中舌苔的厚薄的变化主要反映邪正的消长进退，舌苔由薄转厚，提示邪气渐盛，或表邪入里，为病进的征象；舌苔由厚转薄，或舌上复生薄白新苔，提示正气胜邪，或内邪消敌外达，为病退的征象。

润、燥苔：舌苔润泽有津，干湿适中称为润苔，主津液未伤；舌面水分过多，伸舌欲滴，扪之湿滑，称为滑苔，是水湿内聚之征，主痰饮、水湿；舌苔干燥，扪之无津，称为燥苔，主热盛津伤，阴液亏耗，或阳虚气不化津；苔质干燥而粗糙，扪之碍手，称为糙苔，糙苔可由燥苔进一步发展而成，多见于热盛伤津之重证。

腻、腐苔：苔质致密，颗粒细小，融合成片，如有油腻之状，揩之不去，称为腻苔，腻苔多由湿浊内蕴，阳气被遏，湿浊痰饮停聚舌面所致。苔质疏松，颗粒粗大，如豆腐渣堆积舌面，边中皆厚，揩之易去，根底松浮，称为腐苔，多由阳热有余，蒸腾胃中秽浊之邪上泛所致，主食积或痰湿蕴热上泛。

剥落苔：舌苔全部或部分脱落，脱落处可见舌底光滑无苔，称为剥落苔，主胃气不足，胃阴大伤或气血两虚。

偏、全苔：舌苔遍布舌面，称为全苔，主邪气弥漫，多为湿痰阻滞之征；舌苔仅布于前、后、左、右之某一局部，称为偏苔，表示邪气停聚于舌所分候的脏腑。

真、假苔：舌苔紧贴于舌面，刮之难去，刮后仍留有苔迹，不露舌质，舌苔像从舌体上长出者，称为有根苔，此属真苔，是有胃气的征象，气血有源，预后良好；若舌苔不紧贴舌面，不像舌所自生而似涂于舌面，苔易刮脱，刮后无垢而舌质光洁者，称为无根苔，即假苔，提示胃气衰败，气血乏源，预后不良。

②望苔色：主要有白苔、黄苔、灰黑苔三类。

白苔：主表证、寒证、湿证；苔薄白而润，可为正常舌象，或为表证初起，或是里证病轻，或是阳虚内寒；苔薄白而滑，为外感寒湿，或脾肾阳虚，水湿内停；苔白厚腻，多为湿浊内停，或为痰饮、食积；苔白厚而干，主痰浊湿热内蕴，或温热病初期，或湿温病。

黄苔：主热证、里证。邪热熏灼于舌，故苔呈黄色。苔色愈黄，说明热邪愈甚，淡黄苔为热轻，深黄苔为热甚，焦黄苔为热极。

灰黑苔：灰苔与黑苔只是颜色浅深之差别，故常并称为灰黑苔，主热极或寒盛。灰黑苔可见于寒湿病中里寒之重证，亦可见于热性病中里热之重证，黑色越深，病情越重。

（3）舌诊的临床意义

①判断正气的盛衰：正气之盛衰，可在舌象方面反映出来，舌有神者正气旺，舌无神者正气败；舌色淡白，是气血两虚；舌干苔燥，是津液已伤；舌体胖嫩者阳气虚；舌体枯萎者阴精竭；舌苔有根，是胃气充足；舌苔无根或光剥无苔，是胃气衰败。

②判别病位的深浅：在外感病中，苔薄白是疾病初起；舌红苔黄厚为病邪入里，主气分

热盛；舌绛为邪入营分；舌质深绛或紫暗、苔少或无苔为邪已深入血分。

③辨别病邪的性质：不同的病邪致病，舌象特征亦各异。寒邪可见舌淡苔白；热邪可见舌红苔黄；寒湿为病，多见舌淡苔白滑；湿浊、痰饮、食积或外感秽浊之气，均可见舌苔厚腻；燥邪为患，则舌红少津；内有瘀血，则舌紫暗或有斑点，或舌下络脉怒张。

④推断病势的进退：苔色由白转黄，由黄转为灰黑，苔质由薄转厚，由润转燥，多为病邪由表入里，提示病情由轻变重，由寒化热，津液耗伤，为病势发展。反之，若舌苔由厚变薄，由黄转白，由燥转润，为病邪渐退，津液复生，病情向好的方向转变。从舌质上看，舌色由淡红转为红、绛或绛紫，或舌面有芒刺、裂纹，是邪热内入营血，有伤阴、动血之势；若淡红舌转淡白、淡紫湿润，舌体胖嫩有齿痕，为阳气受损，阴寒内盛，病邪由表入里，由轻转重，病情由单纯变为复杂，为病进。

5. 望排出物的主要内容及临床意义　望排出物是通过观察病人的分泌物、排泄物和某些排出体外的产物的形、色、质、量的变化来诊察病情，总体规律是：凡色白者，多属虚证、里证；凡色黄、质稠者，多属实证、热证。

（1）望痰涎：痰与肺、脾、肾三脏关系密切，肺为贮痰之器，脾为生痰之源，肾为生痰之根。痰白清稀，属寒痰；痰黄稠有块者，属热痰；痰少而黏，难于咯出者，属燥痰；痰白滑量多，易于咯出者，属湿痰；咯吐脓血痰，气腥臭者，为肺痈。

涎为脾之液，望涎可以诊察脾和胃的病变，口流清涎量多者，多属脾虚寒；口中时吐黏涎者，多属脾胃湿热；小儿口角流涎，多由脾虚不能摄津所致，可见于胃热、虫积或消化不良；睡中流涎者，多为胃中有热、宿食内停或痰热内蕴。

（2）望呕吐物：呕吐物清稀无酸臭味，或呕吐清水痰涎者，多因胃阳不足，腐熟无力，呕吐物秽浊有酸臭味，多因热邪犯胃，胃失和降所致；呕吐不消化食物，味酸腐，多属伤食；呕吐黄绿色苦水，多属肝胆郁热或湿热。

（3）望二便：大便清稀水样，多属寒湿泄泻。大便黄褐如糜而臭，多属湿热泄泻；大便灰白呈陶土色，多见于黄疸；大便燥结，干如羊屎，排出困难，多由热盛伤津或阴血亏虚，肠失濡润；便血，若色鲜红，附在大便表面或排便前后滴血者为近血，多见于肠风下血或肛裂、痔疮出血；若血紫暗或如柏油状，与大便混合者为远血，多由胃肠热盛、迫血妄行或脾不统血所致。

小便清长，多属虚寒证。小便短而黄赤，多属热证。小便浑浊如米泔水，或滑腻如脂膏，称为尿浊，多由脾肾亏虚，固摄无力，脂液下流，或湿热下注，气化不利，清浊不分并趋于下所致。

（二）闻诊

闻诊主要是包括听声音和嗅气味，听声音主要是听辨病人在疾病过程中的语声、呼吸、咳嗽、呕吐、呃逆、嗳气、太息、肠鸣等各种声响，通过这些声响的高低、强弱、缓急等来辨别疾病的虚实寒热；嗅气味包括嗅辨病体之气与病室之气。

1. 听声音　主要通过听辨病人言语气息的高低、强弱、清浊、缓急等变化，以及脏腑病变所致的如咳嗽、呕吐、等异常声响。

（1）语声：主要注意语声的有无，语调的高低、强弱、清浊、钝锐，以及有无异常声响。

通常病人话声高亢，洪亮有力，声音连续者，多属阳证、实证、热证，多由阳盛气实、功能亢奋所致；语声低微，细弱无力，声音断续者，多属阴证、虚证、寒证，多由禀赋不足、气血虚损所致。语声重浊通常为外感风寒或痰湿阻滞，以致肺气失宣，鼻窍不利。音哑与失音病因病机相同，但前轻后重，新病多属实证，常因外感风寒或风热，或痰浊塞滞，以致肺气不宣，清肃失职，即所谓"金实不鸣"；久病多属虚证，常因精气内伤，肺肾亏虚，虚火灼肺，以致津枯肺损，声音难出，即所谓"金破不鸣"。

（2）语言：主要辨病人语言表达与应答能力有无异常、吐词是否清晰。"言为心声""心主神明"，语言异常主要反映心神的病变。神识不清，语无伦次，声高有力者，为谵语，多为邪热亢盛，内扰心神所致，属实证；神识不清，语言重复，时断时续，声音低弱者，为郑声，多为久病脏气衰竭，心气大伤，心神散乱所致，属虚证。《伤寒论》有云："实则谵语，虚则郑声。"自言自语，喃喃不休，见人则止，首尾不续者，为独语，多因心气不足，神失所养，或气郁生痰、蒙蔽心窍，可见于癫病，郁病；神志清楚，但语言表述经常出错，语后自知者，为错语，有虚实之分，虚证多由心脾两虚，心神失养所致，实证多由痰浊、瘀血、气郁等阻遏心神所致；精神错乱，狂躁妄言，语无伦次，不避亲疏，登高而歌者，为狂言，多由情志不遂，气郁化火，痰火互结，扰乱神明所致，属阳热实证，见于狂病，伤寒蓄血证；神志清楚，思维正常，但话言不流利，吐字不清晰者，为语言謇涩，病态情况多由风痰阻络所致，多见于中风先兆或中风后遗症。

（3）呼吸：闻呼吸主要诊察病人呼吸之强弱缓急。正常呼吸均匀通畅，不疾不徐。外感邪气有余，呼吸气粗而快，属热证、实证；内伤正气不足，呼吸气微而慢，属虚证、寒证。呼吸困难，短促急迫，甚则张口抬肩，鼻扇，不能平卧为喘，虚实之分，发病急骤，气粗声高息涌，脉实有力者，为实喘，多由外邪袭肺、实热壅肺，或痰饮停肺、肺失肃降、肺气上逆所致。发病徐缓，气怯声低息微，息短不续，动则喘甚，形体虚弱，脉虚无力者，为虚喘，多由肺肾亏损、摄纳无权所致。呼吸喘促，喉间有哮鸣音，常反复发作，缠绵难愈为哮，多因内有痰饮宿疾，复感外邪引动诱发；或久居寒湿之地，或过食酸咸生腥等，皆可诱发。气少不足以息，呼吸微弱表浅，言语无力为少气，多由久病体虚或肺肾气虚所致。

（4）咳嗽：咳嗽是肺失肃降、肺气上逆的一种症状，闻诊时要注意其声响，通常咳声重浊紧闷多属实证；咳声轻清低微，多属虚证；咳声不扬，痰稠色黄，不宜咳出，多属热证；咳声沉闷，痰多易咳，多属痰湿阻肺；干咳无痰或少痰，多属燥邪犯肺；咳声短促，呈阵发性、痉挛性、连续不断，咳声结束时有如鸡鸣样回声，称为顿咳、百日咳，多见于小儿，多由风邪与伏痰搏结所致，咳声如犬吠为白喉，由肺肾阴虚、火毒攻喉所致；咳中带痰时，要结合痰的色、质、量及其他兼证以辨别病证的寒、热、虚、实。

（5）呕吐：是胃失和降，胃气上逆的表现，闻诊时要根据呕吐的声音、吐势、呕吐物的性质和气味来综合判断。呕声微弱，吐势徐缓，呕吐物清晰为虚证、寒证；呕声壮厉，吐势较猛，多为实证、热证；呕吐呈喷射状，多为热扰神明，或由头颅外伤，颅内有瘀血肿瘤等所致；朝食暮吐或暮食朝吐，为胃反，多属脾肾阳虚；口干欲吐，饮后即吐，为水逆症，多属痰饮内停。

（6）呃逆：俗称"打嗝"，呃声频作，高亢而短，其声有力者，多属实证；呃声低沉，声弱无力者，多属虚证。新病呃逆，其声响亮有力者，多属寒邪或热邪客于胃；久病、重病呃逆不止，声低气怯无力者，多属胃气衰败之危候；偶尔呃逆，呃声不高不低，短暂且无其他病史及兼症者，多因饮食刺激，或食后寒气入胃，属一时气逆，不视为病态。

（7）嗳气：嗳气指胃中气体上逆的表现，嗳气频作响亮，嗳后脘腹胀减，嗳气发作随情志变化而增减者，多为肝气犯胃；嗳气低沉断续，无酸腐气味，兼见纳呆食少者，多为脾胃气虚，多见于老年人或久病体弱者；嗳气频作，兼脘腹冷痛，得温症减者，多为寒邪客胃，或为胃阳亏虚。

（8）太息：病人情绪抑郁时，胸胁胀闷不畅，不自觉地发出的长吁或短叹，多由情志不遂、肝气郁结所致。

（9）喷嚏：新病喷嚏频作，兼恶寒发热，鼻流清涕者，多由外感风寒、鼻窍不利所致；若久病阳虚之人，忽发喷嚏，多为阳气回复，病趋好转之兆。

（10）鼻鼾：是气道不畅的表现，熟睡时鼾声大，多由慢性鼻病或睡姿不当所致，中老年人、肥胖者多见。昏迷不醒，鼾声不绝者，多见于热入心包或中风入脏之危候，正常人入睡后有鼻鼾而无其他症状，不属病态。

（11）肠鸣：鸣响发自胃脘，起立行走或以手按抚胃脘部，其声辘辘下移者，多为痰饮停聚于胃所致；鸣响发自脘腹，辘辘如饥肠，得温得食则减，受寒、饥饿时加重者，多为中气不足，胃肠虚寒所致；肠鸣高亢频急，脘腹痞满，大便溏泻者，多为外感风寒湿邪客于胃肠，胃肠气机紊乱的表现；肠鸣稀少，多由肠道传导功能障碍所致。肠鸣音完全消失，腹部胀满疼痛拒按者，属肠道气滞不通之重证。

2. 嗅气味　病体气味包括口气、汗、痰、涕、呕吐物、二便等的异常气味；病室之气是由病体本身或其排出物所发出。

（1）病体气味：口气酸臭，伴食欲不振，脘腹胀满者，多属食积胃肠；口气臭秽者，多属胃热，伴牙龈腐烂者，多为牙疳；汗气腥膻，多因风湿热邪久蕴皮肤；汗气臭秽者，多见于瘟疫病热毒内盛；咳痰黄稠味腥者，多由热邪壅肺所致；咳吐浊痰脓血，腥臭异常者，多属肺痈；久流浊涕腥秽，状如鱼脑者，为鼻渊；呕吐物清稀无臭味者，多属胃寒；气味腐臭而秽浊者，多属胃热；呕吐未消化食物，气味酸腐者，多为食滞胃脘；大便泄泻臭如败卵，或夹未消化食物，矢气酸臭者，多为伤食；小便臊臭，黄赤浑浊者，多属膀胱湿热；尿甜并散发烂苹果气味者，多属消渴病。

（2）病室气味：病室臭气触人，多为瘟疫类疾病；病室散发腐臭气味，多为病人患有疮疡溃烂；病室有血腥气味，多为失血证；病室有烂苹果气味，多见于消渴并发症患者。

（三）问诊

问诊在四诊中占有突出位置，是了解疾病的主要方法之一，明代张景岳将其视为"诊病之要领，临症之首务"，问诊的内容包括一般情况、主诉、现病史、既往史、个人生活史、家族史等。张景岳的《十问歌》提出："一问寒热二问汗，三问头身四问便，五问饮食六胸腹，七聋八渴俱当辨，九问旧病十问因，再兼服药参机变，妇女尤必问经期，迟速闭崩皆可见，再添片语告儿科，天花麻疹全占验。"

1. 恶寒发热、但寒不热、但热不寒、寒热往来的临床意义　问寒热是指询问病人有无怕冷或发热的感觉。寒热是疾病常见症状，是辨别病邪性质、阴阳盛衰的重要依据。寒指患者有寒冷主观感觉，按其临床表现轻重的不同又有恶风、畏寒、恶寒、寒战之别。恶风最轻，是指病人遇风觉冷，避之可缓的症状；畏寒是指病人怕冷，添加衣被或近火取暖则能缓解；恶寒是指病人怕冷，虽加衣被或近火取暖仍不能缓解的症状；寒战最重，是怕冷同时伴有全身发抖。热指体温高于正常，或病人虽体温正常，但自觉全身或某一局部发热，如五心烦热。

寒与热的产生，主要取决于病邪的性质和机体阴阳盛衰两个方面，是正邪交争，阴阳盛衰的反映，其变化规律通常是阳盛则热，阴盛则寒，阴虚则热，阳虚则寒。

（1）恶寒发热：是恶寒与发热同时并见，多见于外感病的初期，是诊断表证的重要依据，"有一分恶寒就有一分表证"，外邪侵袭肌表，卫阳被遏，肌腠失于温煦则恶寒；邪气外束，腠理闭塞，卫阳失宣则郁而发热。在外感病中，恶寒是主症，是发热的前奏。外邪袭表，无论是否发热，恶寒为必有之症，临床患者恶寒重发热轻为外感风寒的特征，主风寒表证；发热重恶寒轻为外感风热的特征，主风热表证；发热轻而恶风多因外感风邪所致，属伤风表证。

外感表证的寒热轻重，不仅与病邪的性质有关，还与邪正的盛衰密切相关。如邪正俱盛者，恶寒发热皆较重；邪轻正衰者，恶寒发热均较轻；邪盛正衰者，多为恶寒重而发热轻。

（2）但寒不热：病人只感怕冷而不觉发热，多属阴盛或阳虚所致的里寒证。可分为新病恶寒及久病畏寒。新病恶寒可见于外感病初起尚未发热之时，也见于寒邪直接侵袭脏腑者，如病人突然恶寒，四肢不温，或脘腹冷痛属里实寒证。若恶寒严重而伴有全身寒战的症状，多为邪正剧烈相争所致，可见于瘟疫、伤寒和疟疾等疾病。久病畏寒指病人经常怕冷，得温可缓，属里虚寒证。多由阳气亏虚、形体失于温煦所致，常伴四肢不温、面白舌淡等。

（3）但热不寒：指病人只感发热不觉寒冷，或反恶热的症状，多属阳盛或阴虚所致的里热证，可分为壮热、潮热、微热。

①壮热：指病人高热（体温39℃以上）持续不退，不恶寒反恶热的症状。多由外邪入里，邪正相搏，阳热内盛，蒸达于外所致。常见于外感温热病气分阶段，属里实热证。

②潮热：指发热如潮汐之有定时，日晡（下午3～5时）潮热见于阳明腑实证；阴虚潮热由阴虚火旺所致，湿温潮热常因湿遏热伏所致。

③微热：又称低热，其病因病机较为复杂，有气虚发热、阴虚发热、气郁发热等。微热一般发热时间较长，多见于温热病后期和某些内伤杂病。长期微热，劳累则甚，兼疲乏、少气、自汗等症者，属气虚发热；每因情志不舒而时有微热，兼胸闷、急躁易怒等症者，属气郁发热；小儿于夏季气候炎热时长期发热，兼有烦渴、多尿、无汗等症，至秋凉自愈者，多属气阴两虚发热。

（4）寒热往来：恶寒与发热交替发作，为邪正相争，互为进退的病理表现，是半表半里证的特征，可见于伤寒少阳病和疟疾。伤寒邪入少阳之寒热往来发无定时；疟疾之寒热往来发有定时。

2. 表证辨汗、自汗、盗汗、绝汗、战汗的临床表现及意义

（1）表证辨汗：主要分表证无汗与表证有汗两种。表证无汗临床表现除无汗外，还常伴有恶寒重发热轻，头身痛，鼻塞，流清涕，脉浮紧等，其多见于外感风寒之邪所致的表实寒证，寒性收引，使腠理致密，玄府闭塞，因而无汗。

表证有汗有两种情况，其一见于外感风热之邪所致的表实热证。因风热袭表，性升散，腠理疏松，故见汗出，并伴见发热重而恶寒轻、咽喉肿痛、鼻塞流浊涕、脉浮数等症；其二见于外感风邪所致外感表虚证。因风性开泄，风邪袭表，玄府开张，腠理不密，津液外泄，因此汗出，并伴见恶风发热、脉浮缓等症。

（2）自汗：临床表现经常日间汗出，活动后尤甚，多见于气虚或阳虚证，常伴神疲乏力、少气懒言、畏寒、舌淡脉弱等症。自汗由阳气亏虚，不能固卫肌表，腠理疏松，津液外泄所致；动则耗伤阳气，故汗出尤甚。

（3）盗汗：指入睡时汗出，醒后汗止。多见于阴虚内热或气阴两虚证，常伴潮热、颧红、口燥咽干、舌红少苔等症。因入睡之时，卫气入里，腠理不固，虚热迫津外泄，故睡时汗出；醒后卫气复归于表，腠理固密，虽阴虚内热，也不能蒸津外出，故醒后汗止。若气阴两虚临床常自汗、盗汗并见。

（4）绝汗：指在病情危重的情况下，出现大汗不止的症状。常是亡阳或亡阴的表现，又称脱汗。若在病势危重时，出现冷汗淋漓如水，伴面色苍白、肢厥脉微者，属亡阳之汗。若病势危重时，出现热汗质黏如油，伴高热烦渴、脉细数疾者，属亡阴之汗。

（5）战汗：指病人先恶寒战栗而后汗出的症状。常见于温病或伤寒邪正剧烈斗争阶段，是病变发展的转折点。注意观察战汗后病情的变化，如汗出热退，脉静身凉，是邪去正复之佳象；若汗出而身热不减，仍烦躁不安，脉来疾急，为邪胜正衰之危候。

3. 疼痛的性质特点及不同部位疼痛的临床意义 疼痛是临床上最常见的自觉症状，机体的各个部位均可发生，概括为虚实两类。实性疼痛，即"不通则痛"，虚性疼痛，即"不荣则痛"。

（1）常见疼痛的性质特点及临床意义

①胀痛：指疼痛伴有胀满的感觉。主气滞，如胸胁脘腹等处胀痛，时发时止，多属肺、肝、胃肠气滞之证。但头目胀痛则多见于肝阳上亢或肝火上炎证。

②刺痛：指疼痛尖锐如针刺之感。主瘀血，以头部及胸胁脘腹等处较为常见，多伴痛处固定、拒按等。

③窜痛：指痛处游走不定或走窜攻痛。若胸胁脘腹疼痛而走窜不定者，多由气滞所致；若肢体关节疼痛而游走不定者，又称为游走痛，多见于痹病（行痹）。

④固定痛：指痛处固定不移。胸胁脘腹等处固定疼痛，多由瘀血所致；肢体关节处的固定疼痛，多由寒湿或湿热阻滞所致，多见于痹病（痛痹、着痹等）。

⑤冷痛：指疼痛伴有冷感而喜暖。常见于腰脊、脘腹、巅顶及四肢关节等处，属寒证。由寒邪侵袭所致者，属实寒证；由阳气不足、脏腑组织失于温煦所致者，属虚寒证。

⑥灼痛：指疼痛伴有灼热感而喜凉。常见于咽喉、口舌、胁肋、脘腹、关节等处，属热证。多由火热之邪窜扰经络，或阴虚火旺、组织被灼所致。

⑦绞痛：指疼痛剧烈如刀绞。多由有形实邪闭阻气机或寒邪凝滞气机所致，如心脉痹阻所致的"真心痛"，结石阻塞尿路所致的腰腹痛等。

⑧隐痛：指疼痛较轻微，但绵绵不休。常见于头部、脘腹、胁肋、腰背等部位，多属虚证，由精血亏损或阳虚生寒，脏腑组织失养所致。

⑨重痛：指疼痛伴有沉重之感。常见于头部、四肢、腰部及全身，多由湿邪留滞筋肉，困阻气机所致。但头部重痛亦可由肝阳上亢、气血上壅所致。

⑩闷痛：指疼痛带有满闷或憋闷的感觉。常见于胸部，多由痰浊阻肺或痰瘀阻滞心脉，气机不畅所致。

⑪酸痛：指疼痛伴有酸楚不适感。常见于四肢，腰背的肌肉、关节等处，多由湿邪侵袭、气血运行不畅所致，也可因肾虚组织失养。

⑫掣痛：指疼痛而兼牵掣感，往往一处痛而连及他处，也称引痛。多由邪气阻滞、筋脉不通或筋脉失养所致，如心脉痹阻不通所致之胸痛彻背。

⑬空痛：指疼痛且痛处伴有空虚感。常见于头部、胃脘或小腹部，多由气血精髓亏虚，相应组织器官失养所致。

（2）不同疼痛部位的临床意义

①头痛：有外感头痛与内伤头痛之分。凡外感风、寒、暑、湿、火邪，或由痰浊、瘀

血、郁火、阳亢等所致者，多属实证；因气血精髓亏虚，不能上荣于头，脑海空虚而引起者，多属虚证。"头为诸阳之会"，临床可根据头痛的具体部位，结合经络的循行部位，确定头痛属于何经。如前额连眉棱骨痛者，属阳明经；后枕痛连项背者，属太阳经；侧头痛者，属少阳经；巅顶痛者，属厥阴经等。

②胸痛：多由心肺病变所致，外感寒邪，瘀血痰浊，阳气不足等都可以引起胸痛。胸痛喘促，痰黄而稠为热邪壅肺；胸痛而咳吐脓血臭痰者，多属于肺痈；胸痛而走窜者多为气滞；胸痛咳血，或痰中带血，伴潮热、盗汗者，为肺痨；胸前区憋闷作痛，时痛时止，多由痰、瘀等实邪阻滞心脉所致，见于胸痹；胸痛剧烈，面色青灰，手足青冷者见于真心病，多由心脉闭阻所致。

③胁痛：两胁是肝胆经脉所过之处，肝胆又居于右胁，故胁痛多与肝胆病变有关。胸胁胀痛、胸闷善太息、情绪抑郁或急躁易怒，为肝郁气滞；胸胁胀痛，纳呆厌食，身目发黄，为肝胆湿热；胁肋灼痛，头晕面赤，为肝胆火盛。

④脘痛：脘又叫胃脘，胃主受纳、腐熟并以降为顺，各种原因导致胃失和降、气机阻滞者，均可引起胃脘疼痛。

⑤腹痛：各种原因都可以引起腹痛，腹痛多与各部分所属脏腑病变有关，如大腹隐痛，喜温喜按，多为脾胃虚寒；少腹冷痛，牵及外阴者，是寒滞肝脉；腹痛即泻，泻后痛减，为肝郁脾虚；腹痛下痢脓血，多为大肠湿热痢疾；小腹胀满而痛，小便频急涩痛，多为膀胱湿热。

⑥腰痛：腰为肾之府，故腰痛多与肾及周围组织有关。腰痛绵绵，腰膝酸软，以空痛和两侧为主，多属肾虚；若腰脊或腰骶部冷痛重着，多为寒湿痹病；腰部刺痛，固定不移，多为瘀血阻络；腰脊疼痛连及下肢，多属经络痹阻；腰部绞痛或钝痛、叩击痛，伴尿有砂石及血尿，多为石淋。

⑦背痛：背痛多与督脉、足太阳经、手三阳经病证有关，脊痛不可俯仰者，多由督脉损伤所致；背痛连项者，多由风寒之邪客于太阳经脉所致；肩背疼痛者，多由风湿阻滞，经气不利所致。

⑧四肢痛：常见于风、寒、湿三邪合而侵袭人体所致的痹病。若疼痛游走不定者，为行痹，以感受风邪为主；若疼痛剧烈，遇寒加甚，得热痛减者，为痛痹，以感受寒邪为主；若重着而痛，固定不移，或伴有肌肤麻木不仁者，为湿痹，以感受湿邪为主；若关节红肿热痛，为热痹，由感受湿热之邪，或风寒湿邪郁久化热所致；若关节疼痛，肿大变形，屈伸受限者，为尪痹，多由痹病日久，痰瘀阻络，筋脉拘挛所致；若独见足跟或膝酸痛者，属肾虚。

⑨周身痛：新病周身痛多属实证，常由感受风寒湿邪，经气不利所致；久病卧床不起而周身痛多属虚证，由气血亏虚、筋脉失养所致。

4. 口渴与饮水、食欲与食量及口味异常的临床意义　通过饮食口味的情况可以了解体内津液与水谷精气的盈亏及输布是否正常，识别脾胃及相关脏腑功能的盛衰。

（1）口渴与饮水异常的临床意义：口渴与饮水密切相关，口渴与否是体内津液盛衰、输布情况及病性寒热虚实的反映。口不渴，不欲饮水提示机体津液未伤，多见于寒证、湿证或无明显燥热的病证。口渴而欲饮水，是津液损伤的表现，多见于燥证、热证。口渴饮水的多少，直接反映体内津伤的程度，口干微渴，咽喉肿痛者，多见于外感温热病初期，伤津较轻；大渴喜冷饮，兼壮热面赤，汗出，脉洪数者，属里热炽盛，津液大伤，多见于里实热证；口干而渴，但饮水不多，多是津液损伤较轻，或津液未伤，但其气化、输布发生障碍，津液不能上承，常见于阴虚证、湿热证、痰饮内停、瘀血内停及温病热入营分证。口燥咽干而不多饮，兼颧红盗汗、舌红少津者，属阴虚证；若渴不多饮，兼身热不扬、头身困重、脘闷苔腻者，属湿热证；若渴喜热饮，饮水不多，或水入即吐，多属痰饮内停，或阳气虚弱；口干但欲漱水而不欲咽，兼舌紫暗或有瘀斑者多属瘀血内停。

（2）食欲及食量异常的临床意义：了解病人食欲及食量，对于判断病人脾胃功能的强弱及疾病的预后转归，有着重要的意义。新病食欲减退，一般是正气抗邪的保护反应，故病情较轻，预后良好；久病食欲减退，兼有腹胀便溏，神疲倦息，面色黄，舌淡脉虚者，多属脾胃虚弱。食量少伴纳呆，头身困重，脘闷腹胀，舌苔厚腻者，多由湿盛困脾所致。

厌食，兼吸气酸腐，脘腹胀满，舌苔厚腻，多属饮食停滞胃腑，腐熟功能失常；若厌食油腻之物，兼脘腹痞闷，呕恶便溏，肢体困重者，多属脾胃湿热；若厌食油腻厚味，伴胁肋胀痛灼热，口苦泛呕，身目发黄者，为肝胆湿热。妇女在妊娠早期，若有择食或厌食反应，属生理现象。但严重者，反复出现恶心呕吐、厌食，甚至食入即吐，则属病态，称为妊娠恶阻。

食欲过于旺盛，食量增多，食后不久即感饥饿，为消食善饥；若口渴心烦，口臭便秘者，为胃火亢盛，腐熟太过；兼大便溏泻者，多属胃强脾弱。

有饥饿感，但不欲食，或进食不多，为饥不欲食，多由胃阴不足，虚火内扰所致。

嗜食生米、泥土、纸张等异物，兼见消瘦，腹胀腹痛者，常见于小儿，多属虫病。

在疾病过程中，食欲恢复，食量渐增，是胃气渐复，疾病向愈之兆；若食欲逐渐不振，食量渐减，是脾胃功能逐渐衰退的表现，提示病情加重。若久病重病病人，本不欲食而突然欲食或暴食，称为"除中"，是中气衰败，脾胃之气将绝之象，属"回光返照"。

（3）**口味异常的临床意义**：口淡多见于脾胃气虚或寒证；口苦属火热之证，多见于心火、胃热、肝胆火旺、胆气上逆之证；口甜多见于脾胃湿热或脾虚之证；口酸多见于肝胃郁热、肝胃不和及饮食停滞之证；口咸多与肾虚及寒水上泛有关；口黏腻多由湿浊停滞、痰饮食积等所致；黏腻常与味觉异常同见，如黏腻而甜，多为脾胃湿热；黏腻而苦，多属肝胆湿热。

5. 大便和小便变化的临床意义　询问病人的二便情况，应注意了解二便的性状、颜色、气味、时间、多少及排便的次数、感觉与兼症等。有关二便的颜色、气味等内容，已分别在望诊、闻诊中讨论，这里着重介绍二便的性状、次数、量的多少及排便感等内容。

（1）大便异常的临床意义：便秘有寒热虚实之分，实者多因邪滞胃肠，胞气不通，如热结肠道，或寒凝肠腑。虚者多因气血阴阳不足，肠失濡润，推动乏力；或津血亏虚，肠道失润；或气虚失运，传化无力。

泄泻也有寒热虚实之分，新病暴泻多属实，久病缓泻多属虚。泄泻伴食欲不振，腹胀隐痛，神倦消瘦者，多由脾虚运化减退所致；黎明前腹痛作泻，泻后痛减，伴有形寒肢冷，称为"五更泻"，多由脾肾阳虚，寒湿内积所致；泄泻暴作，伴有腹痛，肛门灼热者，由湿热蕴结大肠所致；泻下清稀，伴有腹部冷痛，肠鸣苔白腻者，由寒湿所致；如泻下臭秽，伴有呕吐酸腐，为食滞内停；如腹痛作泻，泻后痛减，伴有情绪抑郁，脉弦者为肝郁乘脾。

完谷不化多见于脾胃虚寒，或肾虚命门火衰；大便时干时稀者，多由肝郁脾虚，肝脾不调所致；大便先干后稀者，多由脾胃气虚所致；便血多由胃、肠脉络受损所致，若便黑如柏油状或紫暗，为远血，多由胃肠瘀血，或脾不统血所致；若便血鲜红，粪血不融合，为近血，多为热邪内盛，肠风下血，或肛门局部脉络瘀血而成；若大便中夹有脓血黏液，多见于痢疾。

排便时肛门灼热多因大肠湿热下注；里急后重多因湿热内阻，肠道气滞。

大便滑泻失禁多由脾肾虚衰，肛门失约所致；肛门下坠多属脾虚中气下陷。

（2）小便异常的临床意义：了解小便情况可诊察体内津液的盈亏和有关脏腑的气化功能是否正常。尿量增多，其病在肾，多属虚寒，也可见于消渴；尿量少而色黄者，为热盛；尿少而伴有水肿者，为肺、脾、肾功能失常，气化不利，水湿痰饮内停。新病小便频数，多属膀胱湿热，久病小便频数，多由肾阳不足，肾气不固，膀胱失约所致。癃闭主要由肾与膀胱的气化不利所致，有虚实之分，若因肾之阳气不足，无力气化或脾气虚弱而致癃闭，属虚证；若因湿热蕴结膀胱，或瘀血、结石阻塞下焦而致者，属实证。

小便涩痛常见于淋证；小便余沥不尽常见于老年或久病体衰者；小便失禁多属肾气不足或下焦虚寒，若伴神昏属危重证候；遗尿多因肾气不足。

6. **失眠和嗜睡的临床意义**　睡眠的情况与人体卫气的循行、阴阳的盛衰、气血的盈亏及心肾的功能密切相关，睡眠失常主要包括失眠和嗜睡。

（1）失眠的临床意义：失眠是阳不入阴、神不守舍的病理表现，包括虚实两类，虚者多因阴血亏虚，心神失养，如肾阴亏虚、心火亢盛所致心烦不寐，心脾两虚所致的睡后易醒，不易再睡。实者多由心火、肝火、痰热、食积、瘀血、邪气等引起心神不宁所致，如夜卧不安，腹胀嗳气者，多为食滞内停，即所谓"胃不和则卧不安"。

（2）嗜睡的临床意义：嗜睡的病机为阳虚或阴盛，多见于痰湿内盛、中气不足、阳气衰微等证，如困倦嗜睡，伴肢体困重者，由痰湿困脾，清阳不升所致；如嗜睡兼神疲倦怠、食少纳呆者，多由中气不足、脾失健运所致。

7. **耳鸣耳聋、头晕目眩的临床意义**　耳为肾之窍，肝为目之窍，所以耳目情况不仅可以了解耳目局部病变，亦可推断全身脏腑经络的病理变化。

（1）耳鸣：耳鸣有虚实之分，若突发耳鸣，按之鸣声不减，或加重者，多属实证，常由肝胆火盛，上扰清窍所致。若渐觉耳鸣，按之鸣声减轻或暂停者，多属虚证，常由肝肾阴虚，耳失所养，脾虚气陷所致。

（2）耳聋：新病暴聋，多属实证，常由肝胆火逆或外邪上袭所致；久病渐聋者，多属虚证，多由精气虚衰，不能上充清窍所致。年老之人耳渐聋，为气虚精衰之故，为正常生理现象。

（3）头晕：头晕是临床的常见症状，多种原因，如气血亏虚、肾虚精亏、痰湿内阻、肝阳上亢、瘀血阻络等均可导致。头晕面白，神疲体倦多为气血亏虚；头晕且重，胸闷呕恶，舌苔白腻者，多为痰湿内阻；头晕胀痛，耳鸣，头重脚轻，舌红少津，脉弦细，多为肝阳上亢；外伤后头晕而头部刺痛者，多属瘀血阻络所致。

（4）目眩：目眩临床有虚实之分，由肝阳上亢、肝阳化风及痰湿上蒙清窍所致者，多属实证或本虚标实证；由气虚、血亏、阴精不足、目失所养引起者，多属虚证。

8. **月经与带下变化的临床意义**　妇女月经、带下的异常，不仅是妇科的常见疾病，也是全身病理变化的反映。

（1）月经变化的临床意义：月经的形成与肾、肝、脾、胞宫、冲任两脉及气血等的关系十分密切，所以从月经的情况可以判断机体脏腑功能的强弱及气血的盛衰。

①经期异常：若月经周期提前八九天及以上并连续提前两个月经周期以上，称为月经先期，有虚实之分，虚者多由气虚不能摄血，冲任不固或阴虚火旺所致，实者多由血热妄行或络伤血瘀所致；月经周期延后八九天及以上并连续延后两个月经周期以上，称为月经后期，亦有虚实之分，虚者多因营血亏损，实者多因气滞血瘀或寒凝血瘀；经期不定，或前或后八九天及以上，连续两个月经周期以上为月经先后无定期，又称月经衍期，分虚实，虚者多因脾肾虚损，实者多因肝瘀气滞或瘀血阻滞。

②经量异常：月经过多与崩漏都是出血多，多由热伤冲任，迫血妄行或气虚、冲任不固所致；月经过少多由气血两虚，精亏血少或寒凝血瘀所致；病理性闭经多由脾肾亏损、冲任气血不足所致；或由寒凝血瘀、气滞血瘀、痰湿阻滞胞宫胞脉不通所致。

③经色经质异常：经色淡红质稀，多属气虚或血虚；经色深红质稠，多属血热内炽；经色紫暗，夹有血块，兼小腹冷痛者，多属寒凝血瘀。

④痛经：经前或经期小腹胀痛或刺痛，多属气滞或血瘀；若经期小腹冷痛，得温痛减者，多属寒凝或阳虚；经期或经后小腹隐痛，多属气血两虚，胞脉失养。

（2）带下变化的临床意义：病理性带下主要表现为带下量多，淋漓不断，或者有颜色、质地或气味的改变。通常带下色白、清稀无臭，多属虚证、寒证；带下色黄或色赤，黏稠臭秽多属实证、热证。带下色白量多、质稀少臭多见于脾肾阳虚，寒湿下注；带下色白、气味酸臭伴阴部瘙痒，多见于湿浊下注；带下色黄、质黏，味臭、多属湿热下注；白带中混有血液，赤白杂见者，多见于肝经郁热。

（四）切诊

切诊分脉诊和按诊，是医生用手指或手掌对病人体表某些部位进行触、摸、按、压，通过手的触觉诊察疾病的一种重要方法。

1. 切脉的部位和寸口脉分候脏腑　脉诊即切脉，按切脉部位分可以分为遍诊法、三部诊法和寸口诊法。遍诊法也就是《素问》的三部九候法，切脉的部位有头、手、足三部，每部又分天、地、人三候，合而为九，所以称为三部九候法，是一种古老的诊法。三部诊法源于《伤寒论》，即诊人迎、寸口、趺阳三脉，以寸口候十二经，以人迎、趺阳分候胃气；也有去趺阳，加太溪以候肾气者。寸口诊法是通过切寸口脉以诊病，寸口又称气口或脉口，位于腕后高骨（桡骨茎突）内侧桡动脉所在部位。诊脉独取寸口的原理，一是寸口脉为手太阴肺经原穴太渊所在之处，十二经脉之气汇聚于此，故称为"脉之大会"；二是肺朝百脉，因而寸口脉气能够反映五脏六腑的气血状况；三是寸口在腕后，此处肌肤薄嫩，脉易暴露，切按方便。遍诊法与三部诊法已很少用，主要用的是寸口诊法。

关于寸口脉分候脏腑有多种不同学说与观点，但目前多以如下标准：**①左寸候心与膻中，右寸候肺与胸中；②左关候肝、胆与膈，右关候脾与胃；③左尺候肾与小腹（膀胱、小肠），右尺候肾（命门）与小肠（大肠）。简称左手心肝肾、右手肺脾肾。**

2. 常见病脉的脉象及主病

（1）正常脉象：即平脉，表现为三部有脉，一息四至，不浮不沉，不大不小，从容和缓，柔和有力，节律整齐，尺脉沉取有一定力量，并随生理活动和气候环境的不同而有相应正常变化，具有有胃、有神、有根三大特征。疾病反应于脉象的变化，即为病脉。近代临床所提及的脉象，有浮、沉、迟、数、洪、细、虚、实、滑、涩、弦、紧、结、代、促、长、短、缓、濡、弱、微、散、芤、伏、牢、革、动、疾28种，这28种脉又可以分为浮、沉、迟、数、虚、实六大类，具体脉象及主病见表2-1。

表 2 -1　二十八脉分类比较

脉纲	脉名	脉象	主病
浮脉类	浮	轻取既得，重取稍减而不空	表证
	洪	脉幅宽大，状如洪水，来盛去衰	热邪亢盛
	濡	浮而细软，不任重按	主虚，又主湿
	散	浮散无根，稍按则无	元气离散，脏腑之气将绝
	芤	浮大中空，如按葱管	失血，伤阴，失精
	革	弦急中空，如按鼓皮	亡血，失精，小产，崩漏
沉脉类	沉	轻取不应，重按始得	里证
	伏	重按推筋著骨始得	邪闭，厥证，痛极
	牢	沉按实大弦长，坚牢不移	阴寒内实，疝气，癥瘕
迟脉类	迟	脉来迟慢，一息不足四至	寒证
	缓	一息四至，脉来怠缓	湿证，脾虚
	涩	往来艰涩，如轻刀刮竹	气滞血瘀，精伤血少，痰食内停
	结	脉来缓慢，时见一止，止无定数	阴盛气结，寒痰血瘀，癥瘕积聚
	代	脉来一止，止有定数，良久方来	脏气衰微，跌扑损伤，惊恐痛证
数脉类	数	一息五至以上，来去较快	热证，亦主虚证
	促	脉来急数，时见一止，止无定数	阳盛实热，气滞血瘀，气血虚衰
	急	一息七至以上，脉来急疾	阳极阴竭，元气将脱
	动	脉短如豆，滑数有力	痛，惊
虚脉类	虚	举之无力，按之空虚	虚证，多为气血两虚
	微	极细极软，似有似无，至数不明	阴阳气血诸虚，阳虚危候
	细	脉细如线，但应指明显	气血两虚，诸虚劳损，主湿
	弱	柔细而沉	气血不足
	短	首尾俱短，不及本位	有力为气郁，无力为气损
实脉类	实	举按均有力，来盛去亦盛	实证
	滑	往来流利，应指圆滑，如盘走珠	痰饮，食滞，实热（妊娠，不为病脉）
	紧	脉来绷急，如转绳索	寒，痛，宿食
	长	首尾端直，超过本位	阳气有余，热证
	弦	端直以长，如按琴弦	肝胆病，痛证，痰饮，疟疾

（2）相兼脉及主病：有些脉本身就由几种脉组合而成，相兼脉指两个或以上单脉或复合脉同时兼夹组成的脉。常见的相兼脉及主病如下。

①浮紧脉：主外感寒邪之表寒证，或风痹疼痛。

②浮缓脉：主风邪伤卫，营卫不和，太阳中风的表虚证。

③浮数脉：主风热袭表之表热证。

④浮滑脉：主风痰，或表证夹痰。常见于素体痰盛而又感受外邪者。

⑤沉迟脉：主里寒证，常见于脾胃阳虚、阴寒凝滞的病证。

⑥沉弦脉：主肝郁气滞，或水饮内结。

⑦沉涩脉：主血瘀，尤常见于阳虚而寒凝血瘀者。

⑧沉缓脉：主脾肾阳虚、水湿停留诸证。

⑨弦紧脉：主寒痛，常见于寒滞肝脉，或肝郁气滞，两胁作痛等病证。

⑩弦数脉：弦为肝脉，数为主热，常见于肝郁化火或肝胆湿热等病证。

⑪弦细脉：主肝肾阴虚，或血虚肝郁，或肝郁脾虚。

⑫滑数脉：主痰热、痰火或内热食积。

⑬洪数脉：主气分热盛，多见于外感热病。

⑭沉细数脉：主阴虚或血虚有热。

⑮弦滑数脉：见于肝火夹痰，或风阳上扰、痰火内蕴等证。

（3）真脏脉：即脉无胃、无神、无根，又称为怪脉、鬼祟脉、败脉、死脉、绝脉，一般多见于疾病后期，脏腑之气衰竭及胃气败绝之病证。以往的文献多认为真脏脉的出现，就是病入膏肓，无药可救，必死无疑。而现今对真脏脉有了新的认识，认为真脏脉绝大部分均是心律失常的脉象特征，其中多因心脏器质性病变造成，提示疾病的高度危险性，但并非无药可治，应仔细观察，全力抢救。

3. 按肌肤、按脘腹的要点和临床意义　按诊，是医生对病人的肌肤、脘腹、手足等病变部位运用触、摸、按、叩等手法来搜集临床资料的诊察方法。是切诊的重要组成部分，其搜集的临床资料对病证的部位及寒热、虚实、外感或内伤等辨证起着重要的作用。

（1）按肌肤的要点和临床意义

①要点：通过触摸病人某些部位的肌肤，观察其寒热、润燥、滑涩、疼痛、肿胀、疮疡等情况，分析病情的寒热虚实及气血阴阳盛衰的诊察方法。

②临床意义：身热，初按热甚，久按转轻者为热在表；久按热愈甚者为热在里。肤热而红肿疼痛者为阳证；不热且红肿不明显多为阴证。肌肤滑润为气血充盛；肌肤枯涩为气血不足。凡按之凹陷，不能即起者为水肿；按之陷下，举手即起者为气肿。按疮疡，若患处坚硬多无脓；边硬顶软多已成脓。

（2）按脘腹的要点和临床意义

①要点：通过触按胃脘部及腹部，了解局部的凉热软硬、胀满肿块、压痛等情况，以此推测有关脏腑的病变及证之寒热虚实。

②临床意义：胃脘痞满，硬而拒按者属实证，主实邪聚结胃脘；按之濡软而不痛者属痞证，主胃腑虚弱；按之硬而胀痛，推之有声，为水饮。腹痛喜按为虚，拒按为实；腹痛按之坚硬有形、推之不移、痛有定处者属血瘀，主癥积；肿块时聚时散按之无形、痛无定处者属气滞，为瘕聚。

【同步练习】

一、A 型题（最佳选择题）

1. 病人恶寒发热，头身疼痛，无汗，鼻塞流涕，脉浮紧。其舌苔应是

A. 白厚　　　　　　　B. 薄白　　　　　　　C. 薄黄　　　　　　　D. 黄腻

E. 白腻

本题考点： 白苔主表证、寒证、湿证。苔薄白为表证初起，或是里证病轻，或是阳虚内寒多为外感寒湿，或脾肾阳虚，水湿内停。

2. 病室气味为尿臊味，多见于

A. 水肿病晚期　　　　B. 消渴病　　　　C. 中风病　　　　D. 肺痈

E. 黄疸

本题考点： 本题考查闻诊中的病室气味，特殊疾病的参考气味。病室臭气触人，轻则盈于床帐，重则充满一室，多为瘟疫类疾病；有尸臭气味者，多为脏腑败坏，病属危重；散发腐臭气味，多为病人患有疮疡溃烂之疾；尿臊气，多见于水肿病晚期患者；烂苹果气味，多见于消渴并发症病人；蒜臭气味，多见于有机磷中毒。

3. 阴证少见的脉象是

A. 沉　　　　B. 迟　　　　C. 洪　　　　D. 细

E. 弱

本题考点： 阴证脉象一般表现为沉、细、迟、无力等，阳证脉象可表现为浮、洪、数、大、滑、有力等。

4. 体质偏阴者，受邪发病后表现为

A. 寒证、虚证　　B. 热证、虚证　　C. 里证、虚证　　D. 里证、实证

E. 里证、寒证

本题考点： 阴脏人，体形矮胖，头圆、颈粗、肩宽、胸厚、凸肚、体多后仰。其体质特点是阴盛阳虚。这类人易感寒湿邪气，且受邪后多从寒化，容易产生湿滞、水肿、痰饮。

5. 以下不属于郑声临床特点的是

A. 神识不清　　B. 语言重复　　C. 声高有力　　D. 时断时续

E. 声音低弱

本题考点： 郑声为神识不清，语言重复，时断时续，声音低弱，多由久病脏器衰竭，心神散乱所致，属虚证。

二、B 型题（配伍选择题）

（6—8 题共用备选答案）

A. 胖嫩舌　　　　B. 齿痕舌　　　　C. 瘦薄舌　　　　D. 裂纹舌

E. 芒刺舌

6. 阴精亏损，不能荣润，常见的舌形是

7. 脾肾阳虚，水饮内停，常见的舌形是

8. 脏腑火盛，热邪亢盛，常见的舌形是

本题考点： 主要考查望诊中望舌形的临床意义。胖嫩舌多为脾肾阳虚，津液不化，水湿内停；齿痕舌多为脾肾阳虚，津液不化，水湿内停；瘦薄舌多主气血两虚、阴虚火旺；裂纹舌热盛伤津、阴虚火旺、血虚不润、脾虚失养，阴精亏损，不能荣润；芒刺舌主脏腑热极，或血分实热，舌尖芒刺，为心火亢盛；舌边芒刺，为肝胆火盛；舌中芒刺，为胃肠热盛。若芒刺兼黄燥苔，为气分热盛；芒刺兼舌绛无苔，为热入营血。

(9—12 题共用备选答案)

A. 水肿病晚期　　　　　B. 消渴病　　　　　C. 中风病　　　　　D. 失血证

E. 疮疡溃烂

9. 烂苹果气味多见于

10. 尿臊味多见于

11. 腐臭气味多见于

12. 血腥气味多见于

本题考点： 病室散发腐臭气味，多为病人患有疮疡溃烂；病室有血腥气味，多为失血证；病室有烂苹果气味，多见于消渴并发症病人；病室有尿臊味，多为水肿病晚期。

(13—16 题共用备选答案)

A. 细脉　　　　　B. 紧脉　　　　　C. 结脉　　　　　D. 濡脉

E. 迟脉

13. 脉细如线，应指明显，按之不绝，属于

14. 脉浮而细软，轻手即得，重按不显，属于

15. 脉来迟慢，一息不足四至，属于

16. 脉来缓慢，时见一止，止无定数，属于

本题考点： 常见病脉的脉象，细脉脉细如线，但应指明显；紧脉脉来绷急，如转绳索；结脉脉来缓慢，时见一止，止无定数；濡脉浮而细软，不任重按；迟脉脉来迟慢，一息不足四至。

三、X 型题（多项选择题）

17. 下列属于但热不寒的是

A. 往来寒热　　　　　B. 五心烦热　　　　　C. 日晡潮热　　　　　D. 壮热不退

E. 身热不扬

本题考点： 但热不寒指病人只感发热不觉寒冷，或反恶热的症状。多属阳盛或阴虚所致的里热证，可分为壮热、潮热、微热。往来寒热指寒热交替发作。

参考答案： 1. B　2. A　3. C　4. A　5. C　6. D　7. A　8. E　9. B　10. A　11. E　12. D
13. A　14. D　15. E　16. C　17. BCDE

三、辨证

【复习指导】 辨证也是属于每年必考内容，要熟练掌握各种辨证法下面常见的证，考试多为案例分析题。

（一）八纲辨证

八纲是指表、里、寒、热、虚、实、阴、阳八个辨证的纲领， 八纲辨证指临床将四诊收集到的各种病情资料，运用八纲进行分析综合，从而归纳出疾病的病位、病性、邪正盛衰和证候类型的一种辨证方法。

八纲是从各种具体证候的个性中抽象出来的带有普遍规律的共性纲领，即任何一种疾病，从大体病位来说，不外乎表证和里证；从基本性质来说，不外乎寒证和热证；从邪正斗争的盛衰来说，不外乎虚证和实证；从病证总的类别来说，均可归属阳证与阴证两大类。因此，疾病的病理变化及其临床表现尽管极为复杂，但运用八纲对其进行辨别归类，则可起到执简驭繁的作用，所以八纲是辨证的总纲，也是中医学最基本最常用的辨证方法。

1. 表证、里证的临床表现、相互关系及辨证鉴别要点　表里是辨别疾病病位内外深浅和病势趋向的纲领，表里辨证体现在对外感疾病的病位、传变规律、病情轻重浅深及病机变化的判断。表证与里证是一种相对的观念，如在人的身体结构上，体表与脏腑在中医理论来说，体表划分为表，脏腑划分为里；而脏与腑相对来说，把腑划分为表，把脏划分为里。一般病邪在皮毛或肌腠的属表证；病邪入脏腑、气血、骨髓等病位深者为里证。

（1）表证的临床表现及辨证要点：表证是指外邪经皮毛、肌腠、口鼻侵入人的机体，正气（卫气）抗邪于肌表的证候。多见于外感疾病的初期阶段，以恶寒发热为主要表现，"有一分恶寒，便就有一分表证"。

①临床表现：恶寒（恶风）发热，头身疼痛，鼻塞流涕，苔薄，脉浮。常伴有喷嚏、咽喉痒痛、微咳等症。具有起病急、病程短、病情轻的特点。

②辨证要点：以新起恶寒发热、头身疼痛、苔薄白、脉浮为辨证要点。

（2）里证的临床表现及辨证要点：里证病变于内，包含脏腑、气血、骨髓等的一类证候，与表证相对应。里证范围极广，一般很难以部分症状概括或代表里证的临床特征。主要表现在脏腑、气血、骨髓等病变症状，多数病情重或病程长。里证分为里寒、里热、里虚、里实等证。里证多见于由外感病变引起的中、后期或内伤杂病，多数病情重、病程长、病位较深。

①临床表现：多数里证的病因较复杂，病位较广泛，临床表现多样化，一般很难以部分症状概括，须结合脏、腑、气、血、津、液、六经、卫气、营血等多种辨证方法，进一步明确诊断。

②辨证要点：无新起恶寒、发热并见，为里证。

（3）表证与里证的相互关系及鉴别要点

①相互关系：表证与里证是相对的，但同时也是相互转化的，治疗不当或失治则表可入里。治疗得当或病情好转里也可出表。二者也常同时发病，表现为表里同病。

②鉴别要点：对于表证和里证的鉴别，主要审察病情的病变情况，其中包含寒与热、舌象、脉象等。相对而言，在外感的病变中，恶寒兼发热同时并见的患者，属于表证；另外，但寒不热或但热不寒的患者，属于里证。表证多见头身疼痛、病变及肺系的症状相兼，脏腑症状不明显；而里证多以脏腑病变症状为主要的临床表现。对望舌而言，舌苔变化少多为表证，舌苔变化多为里证。对切诊而言，浮脉多见于表证，沉脉或其他多种脉象多见于里证。

2. 寒证、热证的临床表现、相互关系及辨证鉴别要点　寒、热是辨析疾病性质中重要的一对纲领辨证，阴阳的偏盛、偏衰，直接在人体体现，从总体而言，阴盛或阳虚为寒证的辨证点，阳盛或阴虚为热证的辨证点。如《素问》中提到"<u>阳胜则热，阴胜则寒</u>""阳虚则外寒，阴虚则内热"，则是对寒、热的一个鉴别。

（1）寒证的临床表现及辨证要点：寒证是机体侵入寒邪或阴盛阳虚，机体功能衰退的证候。

①临床表现：畏寒喜暖而喜热饮，面色㿠白，常见清稀且量多的痰、涕、涎，小便清长，大便稀溏，肢冷蜷缩，舌淡、苔白，脉迟或脉紧。

②辨证要点：恶寒喜暖，口淡不渴，排出物清稀，舌淡苔白，脉迟或紧。

（2）热证的临床表现及辨证要点：热证是感受火热之邪或阴虚阳亢所表现的证候。

①临床表现：发热后喜饮冷，烦躁，面红、目赤，痰黄稠，小便短黄及大便干燥，脉洪数，舌红、苔黄。

②辨证要点：恶热喜冷，排出物稠浊，口渴，舌红苔黄而干，脉数。

（3）寒证与热证的相互关系及鉴别要点

①相互关系：寒证与热证虽有阴阳盛衰的本质区别，但又互相联系，它们既可在病人身上同时出现表现为寒热错杂的证候，又可以在一定条件下互相转化，邪不胜正时人体阳气偏盛，机体病变可由寒证转化为热证，正不胜邪时人体阳气偏衰，机体病变可由热证转化为寒证。在疾病发展过程中，特别是危重阶段，还会出现假象。

②鉴别要点：寒证与热证主要体现为机体阴阳盛衰的反映及疾病性质。恶寒（畏寒）喜暖为寒，发热喜凉为热；面白为寒，面赤红为热；小便清长或大便溏稀为寒，小便短赤或大便热结为热；手足厥冷为寒，手足烦热为热；舌淡苔白为寒，舌红苔黄为热；脉迟或紧为寒，脉数为热等。

3. 虚证、实证的临床表现、相互关系及辨证鉴别要点 虚实是辨别邪正盛衰的两个纲领，也是疾病最基本的病理性质之一，虚指正气不足，实指邪气盛实。

（1）虚证的临床表现及辨证要点：虚证是指人体正气不足所表现的证候。

①临床表现：虚证包括阴阳、气血、精、津、髓及脏腑虚损。主要有气虚证、血虚证、气血两虚证、津液不足证、阴虚证、阳虚证等不同证候，其临床表现也不一致，难以全面概括。常见有面色萎黄和苍白，神疲乏力，四肢不温，二便失禁，少苔或无苔，脉虚无力，或骨蒸潮热，腰膝酸软等。

②辨证要点：症状表现为不足及虚弱为虚证的辨证要点。

（2）实证的临床表现及辨证要点：实证是指邪气亢盛所表现的证候。

①临床表现：实邪的性质及机体所在部位不同，临床表现也不一致。主要有发热烦躁，胸闷腹胀拒按，神情昏愦，脉实有力，大便秘结或小便不利，舌苔厚腻等。

②辨证要点：症状表现有余、亢盛、停聚为实证的辨证要点。

（3）虚证与实证的相互关系及鉴别要点

①相互关系：疾病的不断变化过程，随着正、邪双方力量的盛衰与消长，虚证、实证的病理变化可出现多种复杂病况，常见的有虚实错杂、虚实转化、虚实真假等。虚证与实证的病理变化多且复杂。他们既不是孤立的，也不是不变的，而是互相联系及可变的，也能共同存在。如邪实深重，治理不当正气大伤，余邪未尽的虚证夹实；邪气久留，失治或误治损伤人体正气而转为虚证。

②鉴别要点：主要看疾病病程的长与短、患者精神的好与坏、形体上的盛与衰、声音及气息上的强与弱，病痛处的喜按与拒按，以及大便与小便的具体情况，脉象、舌象等方面的改变。通常有余亢盛为实，虚弱不足为虚；音强为实，音弱为虚；痛处拒按为实，喜按为虚；脉实有力为实，脉弱无力为虚。

4. 阴证、阳证的形成、临床表现和辨证鉴别要点

阴阳辨证是辨证的最高纲领，分别概括其他六纲。

（1）阴证、阳证的形成：阴阳有两个方面，即事物属性与对立统一，而人体疾病的性质与临床证候均属于阴或阳的纲领。阴阳分别概括其他六纲（表里、寒热、虚实），也有自己的特定内容。表证、热证、实证均属于阳证，里证、寒证、虚证均属于阴证。

（2）阴证的临床表现及辨证要点

①临床表现：里证、寒证、虚证属阴证，由于阴证涉及部位及脏腑较多，临床表现也复杂不一，但阴证常见的表现有四肢冷，恶寒，面苍白，小便清长，腹痛喜按，舌淡，脉沉或脉微等。

②辨证要点：虚象、寒象为阴证的辨证要点。

（3）阳证的临床表现及辨证要点

①临床表现：表证、热证、实证属阳证，由于阳证涉及部位及脏腑较多，临床表现也复杂不一，但阳证常见的表现有发热喜冷饮，面红目赤及烦躁，鼻扇，小便短赤及大便干燥，舌红苔黄，脉洪数有力等。

②辨证要点：热象为阳证的辨证要点。

（4）阴证、阳证的鉴别要点：通常来说，阴证多见寒象、虚象，病人多表现为身寒肢冷，精神不振，喜温喜按，脉沉微等；阳证多见热象，患者多表现为身热，口渴，脉数等。

（二）脏腑辨证

脏腑辨证是在全面认识脏腑生理功能和病理变化的基础上，对四诊收集的症状、体征及有关病情资料进行综合分析，以判断疾病所在的脏腑部位、病因、病机，确定证候类型的一种辨证方法。即以脏腑为纲对疾病进行辨证。

在现代中医临床应用中，辨证的方法较多。有八纲辨证，气血津液辨证，六经辨证，卫气营血辨证，三焦辨证等。尽管各具特色，各有侧重，但均与脏腑定位密切相关，最终都要落实到脏腑辨证上来。脏腑辨证是临床各科各种辨证的基础，是中医临床辨证论治的核心。

1. 心病主要临床表现及辨证要点

（1）心气虚的临床表现及辨证要点

①临床表现：心悸怔忡，胸闷气短，声低息弱，自汗，面白，舌淡，脉虚细。

②辨证要点：以心悸怔忡伴气虚症状为辨证要点。

（2）心阳虚的临床表现及辨证要点

①临床表现：心悸怔忡，胸闷气短，面白，声低息弱，肢冷畏寒，面色青紫，舌淡胖苔白滑，血行不畅，脉细微或脉结代。

②辨证要点：以心悸怔忡伴阳虚症状为辨证要点。

（3）心血虚的临床表现及辨证要点

①临床表现：心悸，心烦，失眠多梦，健忘，面色苍白萎黄，唇舌色淡，脉细无力。

②辨证要点：以心悸、心烦、失眠健忘伴血虚症状为辨证要点。

（4）心阴虚的临床表现及辨证要点

①临床表现：心悸，心烦，失眠多梦，口干咽燥，体瘦，五心烦热，潮热盗汗，舌红苔少及脉细数。

②辨证要点：以心悸、心烦、失眠伴阴虚症状为辨证要点。

（5）心血瘀阻的临床表现及辨证要点

①临床表现：心悸，心胸不适或心痛如刺，痛引肩背内臂，时止时发，舌紫暗或舌见瘀斑，舌淡苔白，脉细涩或结代。

②辨证要点：以心胸不适或心痛如刺、痛引肩背内臂、时止时发为辨证要点。

（6）心火亢盛的临床表现及辨证要点

①临床表现：身热面赤，心烦不寐，口渴喜饮，面红，咯黄痰，或伴神昏谵狂、吐血及衄血等，舌红、苔黄腻及脉滑数。

②辨证要点：以神志谵狂、口舌生疮伴实热症状为辨证要点。

2. 肺病主要临床表现及辨证要点

（1）肺气虚的临床表现及辨证要点

①临床表现：咳喘无力且声低，痰清稀气不足，动则尤甚，面淡白，神疲乏力，自汗恶风，舌淡苔白，脉细弱。

②辨证要点：以咳喘无力声低伴气虚症状为辨证要点。

（2）肺阴虚的临床表现及辨证要点

①临床表现：干咳，痰少不易咯出或痰中带血，声音嘶哑，五心烦热，盗汗，体瘦，舌红少苔及脉细数。

②辨证要点：以干咳无痰、痰少难咯伴阴虚症状为辨证要点。

（3）风寒犯肺的临床表现及辨证要点

①临床表现：咳嗽，痰稀色白，可有恶寒发热，鼻窍不通或鼻流清涕，苔薄白及脉浮紧。

②辨证要点：以咳嗽、痰液清稀伴风寒表证为辨证要点。

（4）风热犯肺的临床表现及辨证要点

①临床表现：咳嗽，痰稠色黄不易咳出，流浊涕，咽喉肿痛，口鼻咽唇干燥，舌边尖红、苔薄黄及脉浮数。

②辨证要点：以咳嗽、痰黄、咽痛和风热表证为辨证要点。

（5）燥热犯肺的临床表现及辨证要点

①临床表现：干咳少痰，或痰黏难咳，或痰中带血，口鼻咽唇干燥，苔薄而干燥少津，脉浮数或浮紧。

②辨证要点：以干咳、口咽干燥和表证并见为辨证要点。

（6）痰热壅肺证的临床表现及辨证要点

①临床表现：咳嗽痰稠色黄，壮热口渴，鼻扇，呼吸气粗，或咳吐血腥痰臭，小便黄赤，大便秘结，舌红苔黄腻，脉数。

②辨证要点：以咳喘、痰多及里实热证并见为辨证要点。

3. 脾病主要临床表现及辨证要点

（1）脾气虚的临床表现及辨证要点

①临床表现：不喜食及食后饱胀，见大便稀溏或先干后溏，乏力或神疲，身体虚肿或消瘦，少气懒言，见面色萎黄或淡白，排便无力，腹痛喜按，口淡乏味，舌质淡或胖嫩有齿痕，苔白，脉沉细。

②辨证要点：以食欲减退、腹胀、便溏和气虚见证为辨证要点。

（2）脾阳虚的临床表现及辨证要点

①临床表现：常见食少纳呆，脘腹胀满，大便溏薄或完谷不化，腹冷痛绵，喜温喜按，形寒肢冷，或妇人带下清稀、量多色白，舌质淡胖或边有齿痕，舌淡苔白且脉沉迟无力。

②辨证要点：以脾失健运、便溏和阳虚证并见为辨证要点。

（3）寒湿困脾的临床表现及辨证要点

①临床表现：厌食或泛恶欲吐，脘痞腹胀，便溏，口淡不渴，头身困重，身目发黄且色暗如烟熏，尿少浮肿，妇人带下、色白量多，舌淡胖苔白腻及脉濡缓。

②辨证要点：以脘腹痞满、纳呆等脾的运化功能失常和寒湿内盛的表现为辨证要点。

（4）脾胃湿热证临床表现及辨证要点

①临床表现：纳呆厌食，厌食油腻，脘痞腹胀，呕恶，口苦而黏，身重肢倦，心中烦闷，身目发黄色橘，小便短黄，或皮肤瘙痒，舌红苔黄腻，脉濡数。

②辨证要点：以脘腹痞满、纳呆、便溏和并见湿热内蕴证候为辨证要点。

4. 肝病主要临床表现及辨证要点

（1）肝气郁结证的临床表现及辨证要点

①临床表现：情志抑郁，易怒，胸胁或少腹胀闷窜痛，喜太息，咽部有异物感，妇人经前期乳房胀痛、月经不调及痛经，或见颈瘿瘤或瘰疬、胁下肿块，舌淡苔薄白，脉弦，病情轻重与情志变化关注密切。

②辨证要点：以情志抑郁、肝经部位胀痛或妇女月经失调为辨证要点。

（2）肝火上炎证的临床表现及辨证要点

①临床表现：头晕胀痛，面红目赤，急躁易怒，或胁肋灼痛，或失眠多梦，口苦口干，大便秘结，小便短黄，舌红苔黄，脉弦数。

②辨证要点：以头晕胀痛、急躁易怒、胁肋灼痛伴见实火证为辨证要点。

（3）肝阳上亢证的临床表现及辨证要点

①临床表现：眩晕胀痛，面红目赤，耳鸣或耳聋，急躁易怒，失眠，腰膝酸软，头重脚轻，舌红津少及脉弦细数。

②辨证要点：以眩晕胀痛、腰膝酸软及头重脚轻为辨证要点。

（4）肝风内动证的临床表现及辨证要点：肝风内动分为肝阳化风证、血虚生风证、热极生风证、阴虚生风证。

肝阳化风证：临床表现为口眼㖞斜，手足麻木或半身不遂，头胀痛或眩晕欲仆，昏倒或不省人事，舌强，语言僵涩，喉中痰鸣，舌红苔白腻，脉弦细或弦滑。临床以有肝阳上亢病史为基础的突发动风或突然昏倒、半身不遂为肝阳化风证的辨证要点。

血虚生风证：临床表现为眩晕，耳鸣，肢体震颤或四肢麻木，面色无华或爪甲不荣，舌淡苔白，脉弦细弱无力。以血虚和动风证为辨证要点。

热极生风证：临床表现为高热口渴或热闭心包，神昏谵妄，颈项强直，牙关紧闭或四肢抽搐，苔黄燥及脉弦数有力。以高热神昏和动风证为辨证要点。

阴虚生风证：临床表现为眩晕，耳鸣，五心烦热或潮热盗汗，颧红，咽干，体瘦，舌红苔少及脉细数。以阴虚和动风证为辨证要点。

（5）肝阴虚证的临床表现及辨证要点

①临床表现：眩晕，两目干涩，视物模糊，面部烘热或潮红，五心烦热，胁肋灼痛，口燥咽干，舌红少苔及脉弦细数。

②辨证要点：以两目、筋脉、肝络失养伴阴虚症状为辨证要点。

（6）肝血虚证的临床表现及辨证要点

①临床表现：眩晕耳鸣，视物模糊或夜盲，面色无华，夜寐多梦，四肢麻木，关节拘挛或爪甲不荣，妇人月经量少及色淡、闭经，舌淡苔白及脉细。

②辨证要点：以目睛、筋脉及爪甲失养合血虚证为辨证要点。

（7）肝胆湿热证的临床表现及辨证要点

①临床表现：腹胁胀痛，胁下有痞块，口苦，厌食油腻，大便失调及小便短赤，寒热往来，身目发黄，阴囊湿疹，睾丸灼痛肿胀，妇人带下黄臭，舌红苔黄腻，脉弦数。

②辨证要点：以腹胁胀痛、口苦、腹胁阴痒及身目发黄为肝胆湿热证的辨证要点。

（8）寒滞肝脉证的临床表现及辨证要点

①临床表现：少腹或睾丸坠胀冷痛，阴囊收缩痛，形寒肢冷且得温则减，舌淡苔白滑，

脉沉紧或弦紧。

②辨证要点：以肝经循行部位（少腹，阴部，巅顶）冷痛和实寒证为辨证要点。

5. 肾病主要临床表现及辨证要点

（1）肾阳虚证的临床表现及辨证要点

①临床表现：腰膝酸软，形寒肢冷（下肢尤甚），神疲力乏，面色白或黑，男子阳痿早泄或女子宫寒不孕，五更泄泻或夜尿频多（小便清长），舌淡胖苔白滑及脉沉迟无力。

②辨证要点：以腰膝酸软、生育能力下降伴虚寒证为辨证要点。

（2）肾阴虚证的临床表现及辨证要点

①临床表现：腰酸软而痛，头晕目眩，耳鸣或耳聋，失眠多梦；男子阳强易举且遗精早泄，女子经少或经闭、漏经；咽干口燥，体瘦，五心烦热，舌红少苔，脉细数。

②辨证要点：以腰酸耳鸣，男子遗精或女子梦交、月经不调伴阴虚症状为辨证要点。

（3）肾精不足证的临床表现及辨证要点

①临床表现：小儿发育迟缓，囟门迟闭，身材矮小，智力低下，骨骼痿软；成人早衰且发脱齿摇，耳鸣耳聋，腰膝酸软或性功能低下，男子精少不育或女子经闭不孕，舌淡，脉细弱。

②辨证要点：小儿发育迟缓，成人早衰、生殖功能低下为辨证要点。

（4）肾气不固证的临床表现及辨证要点

①临床表现：腰膝酸软，神疲力乏，耳鸣耳聋，小便频数清长，夜尿增多、尿后余沥不尽，男子滑精早泄或女子带下清稀、胎动易滑，舌淡苔白，脉细弱。

②辨证要点：以滑精、带下或滑胎、小便失控为辨证要点。

（5）肾不纳气证的临床表现及辨证要点

①临床表现：久病咳嗽或呼多吸少，腰膝酸软，神疲自汗，舌淡苔白及脉沉弱；若见咳嗽重证，临床表现为冷汗淋漓，肢冷面清，脉微欲绝；见气短息促，临床表现为颧红，心烦躁扰，咽干及口燥，舌红脉细无力。

②辨证要点：以久病咳喘、呼多吸少、气不接续伴肾虚证为辨证要点。

6. 腑病主要临床表现及辨证要点

（1）胃寒证的临床表现及辨证要点

①临床表现：胃脘冷痛或剧痛，得温则减，遇寒甚痛，呕吐，形寒肢冷，舌淡苔白滑及脉沉紧。

②辨证要点：以胃脘疼痛伴寒象为辨证要点。

（2）胃热（火）证的临床表现及辨证要点

①临床表现：吞酸嘈杂，渴喜冷饮，口臭，牙龈肿痛溃烂、齿缝流血，便秘、尿短赤，舌红黄及脉数有力。

②辨证要点：以胃病各症状伴热象为辨证要点。

（3）食滞胃脘证的临床表现及辨证要点

①临床表现：胃脘胀满疼痛，厌食腐酸，肠鸣矢气，便泻不爽、泻下酸腐臭秽，舌苔厚及脉沉实或弦滑。

②辨证要点：以胃脘胀满疼痛及厌食腐酸为辨证要点。

（4）胃阴虚证的临床表现及辨证要点

①临床表现：胃脘隐隐灼痛、时断时续，饥不欲食，口燥咽干，烦躁，胃脘嘈杂，干呕

呃逆，大便秘结，小便短少，舌红苔少及脉细数。

②辨证要点：以胃脘隐隐灼痛、饥不欲食伴阴虚见证为辨证要点。

（5）大肠湿热证的临床表现及辨证要点

①临床表现：腹痛腹胀，下痢脓血、里急后重或暴泻黄浊臭水，肛门灼热或小便短赤，发热烦渴，舌红苔黄腻及脉滑数。

②辨证要点：以腹痛、下痢脓血、里急后重或暴泻黄浊臭水为辨证要点。

（6）大肠液亏证的临床表现及辨证要点

①临床表现：见大便秘结、干燥，排出不畅，常数日排一便，常伴口干、咽燥且口臭，头晕，腹胀，舌红少津及脉细涩。

②辨证要点：以肠燥便秘难以排出伴津亏见证为辨证要点。

（7）膀胱湿热证的临床表现及辨证要点

①临床表现：小便不畅、尿频尿急尿痛及尿色浑浊，苔黄腻，脉数。

②辨证要点：以小便频急涩痛、小腹胀痛伴湿热症状为辨证要点。

7. 脏腑兼病主要证候的临床表现及辨证要点

（1）心肺两虚证的临床表现及辨证要点

①临床表现：胸闷心悸，久咳气短，动则尤甚，头晕神疲，面色淡白、唇青紫，舌淡，脉细弱。

②辨证要点：以心悸、咳喘并气虚症状为辨证要点。

（2）心脾两虚证的临床表现及辨证要点

①临床表现：心悸且失眠多梦，眩晕力乏，健忘，腹胀便溏，食欲不振，面色苍白或萎黄，唇、甲无华，妇人月经后期、量少、色淡、淋漓不尽，舌质淡嫩及脉细弱。

②辨证要点：以心悸、失眠多梦、力乏及腹胀并伴心脾两虚症状为辨证要点。

（3）心肾不交证的临床表现及辨证要点

①临床表现：见心烦不寐且多梦，心悸健忘，头晕耳鸣，腰膝酸软，梦遗，潮热盗汗或五心烦热，咽干口燥，舌红苔少且脉细数。

②辨证要点：以心烦不寐、腰膝酸软、失眠多梦伴阴虚症状为辨证要点。

（4）肺脾两虚证的临床表现及辨证要点

①临床表现：食欲不振（少食），腹胀便溏，久咳不止，气短且喘，痰多稀白，面色淡白，神疲力乏，舌淡苔白及脉细弱。

②辨证要点：以食少便溏、咳喘短气伴气虚症状为辨证要点。

（5）肝火犯肺证的临床表现及辨证要点

①临床表现：面红目赤，头晕头胀，急躁易怒，胸胁灼痛，口苦，咳嗽阵作，咳血，痰黄黏，舌红苔黄及脉弦数。

②辨证要点：以急躁易怒、胸胁灼痛、咳嗽咯血伴实热见证为辨证要点。

（6）肺肾阴虚证的临床表现及辨证要点

①临床表现：见久咳、少痰且痰中带血，口干咽燥，形体消瘦，腰膝酸软，骨蒸潮热，男子遗精或女子月经不调，舌红少苔及脉细数。

②辨证要点：以干咳、少痰、男子遗精早泄、女子月经不调伴阴虚症状为辨证要点。

（7）肝脾不调证的临床表现及辨证要点

①临床表现：胸胁胀满窜痛，喜太息，情志抑郁，急躁易怒，腹痛欲泻、泻后痛减，纳

呆腹胀，大便溏而不爽，肠鸣矢气，舌苔白脉弦。

②辨证要点：以胸胁胀满窜痛、腹痛肠鸣、纳呆便溏为辨证要点。

（8）肝胃不和证的临床表现及辨证要点

①临床表现：胃脘胀满窜痛、嘈杂、呃逆嗳气、呕吐吞酸，情志不遂、易怒，喜太息，纳呆少食，舌淡红苔薄黄及脉弦。

②辨证要点：以胁肋和胃脘胀痛、喜太息、嘈杂吞酸为辨证要点。

（9）脾肾阳虚证的临床表现及辨证要点

①临床表现：形寒肢冷，面色白，腰膝脘腹冷痛，久泻久痢，或完谷不化，五更泻，便质清稀，面浮肢肿，小便不利或见腹胀水臌，舌淡胖边有齿痕、苔白滑，脉弱或沉迟无力。

②辨证要点：以脘腹冷痛、久泻久痢、浮肿伴阳虚症状为鉴别要点。

（10）肝肾阴虚证的临床表现及辨证要点

①临床表现：见头晕目眩，耳鸣健忘且失眠多梦，口燥咽干，胁痛，腰膝酸软，五心烦热，男子遗精，女子月经量少，舌红少苔，脉细而数。

②辨证要点：以腰膝酸软、胁痛、耳鸣健忘、眩晕伴虚热之象为辨证要点。

（三）气血津液辨证

气、血、津液是维持人体生命活动的物质基础和动力，其不足和运行、输布失常，是疾病的基本病理变化之一。气血津液辨证着眼于邪气所引起的生命物质的盈亏。气血津液是由脏腑功能气化而生，气、血、津液的疾病变化总伴有脏腑功能的失调。

1. 气病主要证候的临床表现及辨证要点　气病主要包括气的亏虚和气的运行障碍两个方面的病理变化。

（1）气虚证的临床表现及辨证要点：气虚证是指元气不足导致气的基本功能减退所表现的虚弱证候。

①临床表现：神疲乏力，少气懒言，声音低微，头晕目眩，自汗易感冒，活动后诸症加重，舌淡苔白，脉弱无力。

②辨证要点：以神疲乏力，少气懒言，动则加重，脉虚为辨证要点。

（2）气陷证的临床表现及辨证要点：气陷是指气虚升举无力，清阳下陷所表现的虚弱证候。

①临床表现：腰腹坠胀，便意频繁，久泻久痢，白浊带下，脱肛，阴挺，子宫脱垂，头晕眼花，耳鸣疲乏，舌淡苔白，脉弱。

②辨证要点：以腰腹坠胀，或脱肛，或子宫脱垂兼有气虚为辨证要点。

（3）气滞证的临床表现及辨证要点：气滞指人体局部或全身气机不畅乃至停滞不行所表现的证候。

①临床表现：局部或全身胀闷，痞满或疼痛，或窜痛，症状时轻时重，痛无定处，按之无形，痛胀常随嗳气、矢气、叹息或情绪好转而减轻，或随忧思恼怒而加重，脉象多弦。

②辨证要点：有胀闷、痞满、疼痛，且部位不定，时轻时重，时发时止，随情绪波动而改变，随嗳气、矢气、叹息可缓解。

（4）气逆证的临床表现及辨证要点：气逆是指体内气机升降失常所表现的证候，临床上多见于肺、胃之气上逆，肝气升发太过的病变。

①临床表现：咳嗽及哮喘是肺气上逆的临床表现；呃逆、嗳气、恶心、呕吐、反胃是胃气上逆的临床表现；肝气升发太过表现为头痛、眩晕，甚至晕厥、咳血；冲任之气上逆表现

为倒经、妊娠恶阻等。

②辨证要点：脏腑不同，症状也各异，但总的是以气机逆而向上的症状为辨证要点。

2. **血病主要证候的临床表现及辨证要点**　血是维持生命活动最宝贵的营养物质，在全身脉管内运行不息而布散周身，血病的主要病机包括血液不足和血行失常两个方面。

（1）血虚证的临床表现及辨证要点：人体血液亏少，造成不能濡养脏腑、经络和各组织所表现的虚弱证候为血虚。

①临床表现：见萎黄或苍白的面色，爪甲及眼与口唇处淡白失荣，妇女月经量少且色淡、延期甚或闭经，头晕眼花，心悸失眠，手足发麻，舌淡苔白且脉细无力等。

②辨证要点：以面、唇、睑淡白，头晕眼花，心悸失眠，舌淡脉细为辨证要点。

（2）血瘀证的临床表现及辨证要点：血瘀证为瘀血内阻而产生的证候。

①临床表现：疼痛，痛如针刺刀割，痛处固定不移；可出现肿块或出血；可有皮肤色泽改变，出现面色黧黑，或口唇与爪甲呈青紫色，或皮下见紫斑及肌肤甲错等症状，望舌见瘀斑、瘀点或紫暗色且舌下脉络呈曲张。脉象多为细涩、结、代等。

②辨证要点：疼痛时觉如针刺或刀割感，痛时无固定处，肿块不移；见口唇、舌与爪甲为青紫。

（3）血热证的临床表现及辨证要点：血热指邪热侵入血分而迫血妄行所表现的证候。

①临床表现：各种出血、血色鲜红伴身热，面红，口渴，心烦，舌红绛，脉弦数。

②辨证要点：以急性出血伴热象、舌红绛、脉数有力为辨证要点。

（4）血寒证的临床表现及辨证要点：血寒指寒邪凝滞血脉，导致血行不畅所表现的证候。

①临床表现：肢体局部冷痛麻木，疼痛喜暖，得温痛减，遇寒加重，恶寒肢冷；妇女可出现月经延期、痛经、行经色暗有血块等；舌淡紫，脉涩或紧。

②辨证要点：以局部冷痛、形寒肢冷、得温痛减、肤色紫暗，脉沉迟或紧为辨证要点。

3. **气血同病常见证的临床表现及辨证要点**　气为血化生的动力，血为气的功能活动基础，气血相互依存、相互转化，气血同源，故在疾病过程中气血病变常相互兼夹并见。

（1）气滞血瘀证的临床表现及辨证要点：气滞血瘀是指气机瘀滞而引发血瘀的复合证候。

①临床表现：身体局部胀痛、窜痛，继而出现刺痛，拒按而不移；或伴情志抑郁，急躁易怒；或妇女乳胀、痛经、闭经；舌紫暗或有瘀点瘀斑；脉弦涩或结代。

②辨证要点：以局部胀满、刺痛、拒按、舌紫或有瘀点、脉弦涩伴气滞症状为辨证要点。

（2）气血两虚证的临床表现及辨证要点：气血两虚证指气虚和血虚同时并见。

①临床表现：面色淡白无华或萎黄，眩晕心悸，神疲气短，唇爪无华，或食欲不振，形体消瘦，或手足麻木，舌淡苔薄白，脉细弱。

②辨证要点：以气虚和血虚证并见为辨证要点。

（3）气不摄血证的临床表现及辨证要点：气不摄血证指气虚无力摄血而致血溢脉外的证候。

①临床表现：便血、吐血、崩漏等慢性出血，并见面色无华、神疲乏力等气虚症状，舌淡苔薄白，脉弱。

②辨证要点：以慢性出血并见神疲乏力、舌淡脉弱等气虚症状为辨证要点。

（4）气随血脱证的临床表现及辨证要点：气随血脱证指因大出血而导致气脱的危重证候。

①临床表现：大出血同时并见面色苍白，大汗淋漓，神情淡漠，四肢厥冷，二便失禁，舌淡而枯瘦，脉微欲绝。

②辨证要点：以大出血同时出现血脱征象为辨证要点。

4. 津液病主要证候的临床表现及辨证要点　津液具有濡润全身脏腑、组织、官窍及精血的重要生理功能，津液正常的化生、输布和排泄是维持人体生命活动不可缺少的重要条件，津液不足及输布、排泄失常是津液病的基本病理变化。

（1）津液不足证的临床表现及辨证要点

①临床表现：主要表现为干、渴、瘦、细，具体为口燥咽干，皮肤干燥，毛发干枯，口渴喜饮，病程长可出现慢性消瘦，目眶深陷，小便短少，大便干结，脉多细数。

②辨证要点：以干、渴、细、数为辨证要点。

（2）水肿证的临床表现及辨证要点

①临床表现：全身或局部水肿，按之凹陷不起，或腹部胀大，小便不利，身体困重，舌体胖大，舌淡苔白滑，脉沉弦。水肿有阳水与阴水的区别。阳水通常发病急，进展迅速，初期兼表证；阴水多逐渐起病，进展缓慢，以里证、虚证、寒证为主。

②辨证要点：以浮肿、小便不利、舌体胖大为辨证要点。

【同步练习】

一、A 型题（最佳选择题）

1. 以下不是肝气郁结证的表现的是
A. 月经不调　　　B. 情志抑郁　　　C. 胸闷善太息　　　D. 胸胁胀痛
E. 便溏稀薄
本题考点： 肝气郁结的临床表现，情志抑郁，胸闷善太息，胸胁胀痛，不欲饮食，月经不调。

2. 八纲辨证中，寒热证候主要辨证的是
A. 疾病部位　　　B. 疾病原因　　　C. 疾病性质　　　D. 病势趋向
E. 疾病传变
本题考点： 寒热辨证是辨别疾病性质的纲领。

3. 饮食不节，过食生冷，出现脘腹痞闷胀痛，食少便溏，口淡不渴，头身困重，面色萎黄，舌淡胖苔白腻，脉濡缓，属于
A. 脾气虚证　　　B. 寒湿困脾证　　　C. 脾阳虚证　　　D. 湿热蕴脾证
E. 脾阴虚证
本题考点： 寒湿困脾证与脾阳虚证都有脾运失健，寒象及湿阻的表现，但寒湿困脾证为寒湿内侵，中阳受困，性质属实，病程短；脾阳虚证为阳虚失运，寒湿内生，性质属虚，病程长。

4. 病机为正气虚弱、邪气不盛的证候是
A. 寒证　　　B. 虚证　　　C. 阴证　　　D. 实证
E. 热证

本题考点：虚证是对人体正气虚弱、不足为主所产生的各种虚弱证候的概括。

5. 患者，女性，42岁。经血淋漓不断月余，气短懒言，倦怠乏力，面色苍白，舌淡，脉细弱无力。中医辨证是

A. 气血两虚　　　　　B. 肝肾不足　　　　　C. 气随血脱　　　　　D. 气虚血瘀

E. 精血亏虚

本题考点：气血两虚证以面色淡白或萎黄、心悸气短、眩晕乏力伴气血亏虚的基本见症为辨证要点。

6. 患者，男性，40岁，平素性情急躁易怒，胃痛半月余。辨证为肝胃不和，其临床特点是

A. 胃痛暴作，喜温恶寒　　　　　　　　　B. 胃痛胀满，嗳腐恶食

C. 胃痛隐隐，饥不欲食　　　　　　　　　D. 胃脘胀痛，连及胁肋

E. 胃脘灼痛，痛势急迫

本题考点：肝胃不和的临床表现胁肋、胃脘胀满窜痛，呃逆嗳气，恶心呕吐，嘈杂吞酸，情志不遂，烦躁易怒，喜太息，纳呆食少，舌淡红，苔薄黄，脉弦。

7. 根据常见病证论治的理论，咳嗽风寒犯肺证的主要症状是

A. 咳嗽气粗，咳痰黄稠　　　　　　　　　B. 干咳无痰，鼻燥咽干

C. 咳嗽痰多，食后加重　　　　　　　　　D. 咳嗽声重，痰稀色白

E. 咳嗽气急，郁怒诱发

本题考点：风寒犯肺以咳嗽、咯稀白痰与风寒表证共见为辨证要点。

8. 患者，女性，36岁，带下色白，量多稀薄，头晕目眩，耳鸣，腰膝酸软，小便频数，大便溏薄，舌质淡润，苔薄白，脉沉迟，其证候是

A. 湿热　　　　　　B. 痰湿　　　　　　C. 肾虚　　　　　　D. 肝郁

E. 脾虚

本题考点：肾阳虚证的临床表现腰膝酸软而冷痛，形寒肢冷，下肢尤甚，神疲乏力，面色㿠白或黧黑，男子阳痿早泄，女子宫寒不孕，五更泄泻，或小便清长，夜尿频多。舌淡胖，苔白滑，脉沉迟无力。

9. 某男，66岁。长期吸烟，喘促气短20年，加重10天。症见喘促气短，动则尤甚，呼多吸少，气不得续，形寒肢冷，面唇青紫；舌质淡，苔薄，脉沉弱。其中医证候是

A. 风寒困脾　　　　B. 风热犯肺　　　　C. 肺脾气虚　　　　D. 肾不纳气

E. 肝气郁结

本题考点：肾不纳气的临床表现为久病咳喘，呼多吸少，气不接续，动则喘甚，腰膝酸软，神疲自汗，舌淡苔白，脉沉弱。若咳喘重证，可见冷汗淋漓，肢冷面清，脉微欲绝；或气短息促，颧红，心烦躁扰，咽干口燥，舌红，脉细无力。以久病咳喘，呼多吸少，气不接续伴肾虚证为辨证要点。

二、B 型题 （配伍选择题）
(10—11 题共用备选答案)

A. 气血两虚证　　　B. 气随血脱证　　　C. 气滞血瘀证　　　D. 气虚血瘀证

E. 气不摄血证

10. 某男，47岁。急性胃出血，面白，四肢厥冷，少气懒言，大汗淋漓，舌淡，脉微细。中医辨证是

11. 患儿，8岁。倦怠乏力，食少纳呆，气短懒言，面色苍白，皮下出血、色淡，舌淡，脉软弱细微。中医辨证是

本题考点：气血同病常见证候的临床表现及辨证要点。气滞血瘀证临床常见胸胁胀满走窜疼痛，性情急躁，并兼见痞块刺痛拒按，舌紫暗或有瘀斑等。一般以病程较长和肝经循行部位的疼痛痞块为辨证要点；气血两虚证临床常见少气懒言，乏力，自汗，面色苍白或萎黄，心悸失眠，舌淡而嫩，脉细弱等，多以气虚与血虚的症状同见为辨证要点；气不摄血证临床常见出血的同时，见有气短，倦怠乏力，面色苍白，脉软弱细微、舌淡等气虚的症状，多以出血和气虚症状同见为辨证要点；气随血脱证临床常见大量出血的同时，见面色㿠白，四肢厥冷，大汗淋漓，甚至昏厥，脉微细或弱等症，多以大量出血时，随即出现气脱的症状为辨证要点。

（12—14题共用备选答案）

A. 纳食减少，食后作胀，肢体浮肿，大便溏泻
B. 纳食减少，脘腹胀满，头困身倦，便溏稀薄
C. 纳食减少，食后作胀，少腹下坠，内脏下垂
D. 纳食减少，腹中冷痛，口泛清水，四肢不温
E. 纳食减少，脘腹胀满，黄疸鲜明，发热口苦

12. 脾失健运证，常见的临床表现是

13. 脾阳虚证，常见的临床表现是

14. 寒湿困脾证，常见的临床表现是

本题考点：脾病主要证候的临床表现。脾病的主要证候有脾气虚证，脾阳虚证，寒湿困脾证。脾失健运常见食纳减少，食后作胀，或肢体浮肿，小便不利，或大便溏泻，时息时发。并伴有身倦无力，气短懒言，面色萎黄，舌质淡嫩，苔白，脉缓弱的临床表现。脾阳虚证的临床表现常见在脾失健运症状的基础上，同时出现腹中冷痛，腹满时减，得温则舒，口泛清水，四肢不温，气怯形寒。一般以在脾运失健的基础上伴有寒象为辨证要点。寒湿困脾常见腹胀满，头身困重，食纳减少，泛恶欲吐，口不渴，便溏稀薄，小便不利，妇女带下，舌苔白腻或厚，脉迟缓而濡。

（15—18题共用备选答案）

A. 八纲辨证　　　B. 表里辨证　　　C. 寒热辨证　　　D. 虚实辨证
E. 阴阳辨证

15. 辨别病变部位和病势趋势的纲领是

16. 辨别邪正盛衰的纲领是

17. 辨别疾病性质的纲领是

18. 八纲辨证的总纲是

本题考点：考查八纲辨证的意义。八纲辨证是各种辨证方法的总纲，阴阳辨证又是八纲辨证的总纲；寒热辨证是辨别疾病性质的纲领；虚实辨证是辨别邪正盛衰的纲领；表里辨证是辨别病变部位和病势趋势的纲领。

三、C 型题（综合分析选择题）

(19—21 题共用题干)

某女, 29 岁。咳嗽 2 个月余, 干咳无痰, 咽喉干痒, 时有声音嘶哑。舌红少苔, 脉细数。

19. 根据八纲辨证, 该证属于

A. 实证   B. 虚证   C. 表证   D. 阳证

E. 寒证

20. 根据脏腑辨证, 该证属于

A. 肺气虚   B. 风寒   C. 肺阴虚   D. 风热犯肺

E. 肝火犯肺

21. 根据辨证结果应采取的治法是

A. 滋阴润肺   B. 补气益肺   C. 辛凉清润   D. 宣肺散寒

E. 清肝滋肺

本题考点：根据八纲辨证, 阴虚证的临床表现为五心烦热, 心烦失眠, 口燥咽干, 形体消瘦, 或眩晕耳鸣, 小便短黄, 大便干结, 舌红少苔而干, 脉细数; 根据脏腑辨证, 肺阴虚以干咳无痰, 痰少难咯伴阴虚症状为辨证要点。

四、X 型题（多项选择题）

22. 心阴虚证的辨证依据是

A. 面色淡白   B. 心悸   C. 口燥咽干   D. 两颧潮红

E. 形体消瘦

本题考点：心阴虚证和心血虚证都可见心悸等症, 但血虚以色白为特征而无热象, 阴虚以色赤为特征而有明显热象。

参考答案：1. E 2. C 3. B 4. B 5. A 6. D 7. D 8. C 9. D 10. B 11. E 12. A
13. D 14. B 15. B 16. D 17. C 18. E 19. B 20. C 21. A 22. BCDE

第 3 章　常见病辨证论治

一、治则与治法

【复习指导】本部分内容每年必考，请大家认真掌握。

治则，即治疗疾病时所必须遵循的基本原则；治法，是在治则指导下对于疾病的具体治疗方法。治则与一般的治法不同，治则是用以指导治疗疾病的总则，它具有普遍性，即任何疾病的治疗概莫能外，都须遵循。而治法则是由一定的治则所规定，并从属于一定治则。如各科病证从邪正盛衰的关系而言，扶正与祛邪是治疗的总则，在这一总则指导下，根据具体证候采用益气、补阳、养血、滋阴等法，就是扶正治则的具体治疗方法；而发汗、涌吐、泻下和利水等法，则是祛邪治则的具体治疗方法。

治则理论十分丰富，它们分别从不同的角度指导着临床治疗。治则的确立，首先是从复杂多变的疾病现象中，去分析、归纳出疾病的本质所在，抓住疾病的本质确定治则，这就是"治病求本"。在疾病发展过程中，由于病情有先后缓急之分，针对疾病先后缓急治疗，如急则治标，缓则治本，这就叫"标本"治则。根据疾病正邪斗争所产生的虚实变化，针对虚实情况，从而确立了"扶正祛邪"的治则。疾病表现虽然千变万化，但究其病变本质，无非是阴阳的盛衰消长，调整阴阳的盛衰，使之归于平衡，这叫"调整阴阳"的治则。疾病发生、发展受多种条件的影响，季节气候不同、地理环境各异、病人体质的差异，是造成疾病过程各具特点的原因所在，因而在治疗时，又须把握因时、因地、因人制宜的原则。上述治则确立的角度和适用范围是不同的，但又是相互联系综合运用的。

（一）治病求本

治病求本，是中医认识和治疗疾病的首要原则，就是透过现象去探求疾病的本质，即找出疾病的病因、病位、病机，并给予相应的治疗。治病求本的原则，包括治标与治本、正治与反治两个方面。

1. 治标与治本　标和本是处于相对矛盾又相互对立的范畴之内，根据不同的场合，其内涵也是不同的，中医学最主要是用于对病变过程中矛盾的主次先后关系进行概括。就气的正邪而言，邪气为标，正气则为本；就病因病机及症状表现而言，症状表现为标，病因病机则为本；就疾病的先后顺序而言，继发病为标，原发病则为本。就病位而言，脏腑精气病为本，肌表经络病为标。在复杂多变的病证中，或在疾病发展的危重阶段，常有标本主次的不同，因而必须考虑治标治本的缓急先后，分别采取"急则治其标""缓则治其本"和"标本同治"的方法。

（1）急则治标：是指标病势急骤，病情危急而必须首先治标，标病稳定或消除后，然后再治其本，这就是急则治标的治疗原则。如持续高热、神昏、大出血、剧痛等病证，如不及时处理，就可危及生命，必须迅速采取强有力的退热、开窍、止血、止痛等措施以治其标，待病情控制之后，再治其发病之本。以先后病言，宜先治其"卒病"，后乃治其"痼疾"。若遇体表经络病急的表里同病，应该先治表，后治脏腑之里证，以避免病邪自经络传至脏腑，从而加重脏腑之病情。

（2）缓则治本：当标病不急，即病势比较缓和或病程较长时，必须针对病因病机，从疾病的根本进行治疗。慢性疾病通常虚多邪少，或急性病后期，邪气（标）未尽而正气（本）

已伤之时，应以扶正治本为主，如脾胃虚弱的慢性腹泻，脾虚为本，腹泻为标，治疗当补脾健胃以治其本，则腹泻自止；又如急性热病后期，胃肾阴液已伤，热势趋于缓和，当滋养胃肾之阴以治其本，则余热自退。

（3）标本同治：即标本兼顾，是标病和本病俱急或标病和本病俱缓之时所采用的治则，如燥热不解、阴液大伤，可出现身热、腹满硬痛、大便燥结、口干渴、舌燥苔焦黄等症，此时燥热不解为邪盛，属标急，阴液大伤为正虚，属本急，治疗时就必须标本兼顾，泻下与滋阴并用，泻下实热以存阴液，滋阴润燥以利通下；又如素体气虚者，抵抗病邪力较低，又反复感冒，此时宜标本同治，以达益气解表之功。

2. 正治与反治　正治与反治是在治病求本的基本原则指导下，针对疾病本质与现象一致与否而采用的两种治则。

（1）正治：又被称为"逆治"，系指逆其病证的性质而治；所谓逆，即采用方药性质与病证性质相反。它适用于病证的现象（症状）与本质（病因、病机）相一致的情况，如寒证见寒象，热证见热象，虚证见虚象，实证见实象，在治疗时分别采用"寒者热之""热者寒之""虚则补之""实则泻之"等逆其病证性质而治的治则，是临床上常用的一种治则。

①寒者热之：是针对寒证，采用温热性质的方药进行治疗的一种治则。

②热者寒之：是针对热证，采用寒凉性质的方药进行治疗的一种治则。

③虚则补之：是针对虚弱的病证，采用补益性质的方药进行治疗的一种治则。

④实则泻之：是针对邪气亢盛而正气未衰的病证，采用攻逐邪气性质的方药进行治疗的一种治则。

（2）反治：又被称为"从治"，系指顺从病证表面假象而治。所谓从，即采用方药性质与病证表面假象相一致，根据实际性质，并在治病求本的原则指导下，对病证本质进行治疗。如寒证表面见热象，热证表面见寒象，虚证表面见实象，实证表面见虚象，在治疗时分别采用"热因热用""寒因寒用""塞因塞用""通因通用"等顺其病证假象而治，就其实质而言，仍然是针对疾病本质的正治，即本寒者热之，本热者寒之，本虚则补之，本实则泻之。

①热因热用：即以热治热。是指采用温热性质的方药治疗具有假热症状的病证的一种治则，适用于真寒假热证，如病人四肢厥逆，下利清谷，脉微欲绝，但反见身热，面颊浮红，烦躁，口渴不欲饮。因其病变本质是寒，内有真寒，外现假热，所以治疗就不能用寒凉药去治疗外假热，必须用温热药去治疗其内真寒之本，使里寒除，阳气复，而外假热亦随之消失。这就是"热因热用"的具体运用。

②寒因寒用：即以寒治寒。是指采用寒凉性质的方药治疗具有假寒症状的病证的一种治则，适用于真热假寒证，即由于阳热内盛，格阴于外，反见寒象的病证，如病人胸腹灼热，口渴喜冷饮，小便短赤，反见四肢冷、脉沉等寒象。因其病变的本质是热，即内真热，外假寒，所以治疗就不应以热药去消除寒象，必须用寒凉药以治其内真热之本，使真热除，而外假寒亦随之消失。这就是"寒因寒用"的具体运用。

③塞因塞用：即是以补开塞。是指采用补益方药治疗具有闭塞症状的病证的一种治则。其适用于因虚而闭塞的真虚假实证，即由于脏腑功能不足，推动无力，反见实象，如脾虚病人，常出现脘腹胀满，但时胀时减，大便不畅，纳呆，舌质淡，脉虚无力等。因其病变本质是虚，因虚而致似实非实的闭塞症状，治疗不但不能通，必须用健脾益气以治疗脾虚之本，使脾气健运，升降正常，则胀满自消。此外，如久病精血不足的便秘，血枯、冲任亏损的经

闭，命门火衰、温化无力所致的冷秘等，治以滋养精血或温补命门的方药。这种以补开塞的治法，就是塞因塞用的具体运用。

④通因通用：即以通治通。是指采用具有通利作用的方药治疗具有通泄假象的病证的一种治则。其适用于热结旁流，食积泄泻，瘀血崩漏，湿热淋证等，其本质是邪实壅滞于内通泄之假象，治疗时不能采用止利、止泻、止血和固涩等方法，如热结旁流，可采取因势利导的攻下法，使实热去而下利止。食积而引起的泄泻，治宜消积导滞，则食积去而泄泻止；瘀血而引起的崩漏，治宜活血祛瘀，使瘀血去而血自归经；湿热而引起的淋证，治宜清热利湿通淋，湿热去而淋证愈。

（二）扶正与祛邪

扶正祛邪，是基于正气与邪气在疾病发生发展过程中的作用而建立的治疗虚证和实证的原则。疾病发生的内在依据是正气不足，其重要条件是邪气侵犯，二者缺一不可。自始至终，邪与正是在疾病过程中是对立存在的。疾病的过程，是正邪斗争的过程；而疾病发生、发展及其表现形式，都是由邪正斗争的消长盛衰决定的，也就形成了证候上的虚与实。

1. 扶正与祛邪的区别

（1）扶正：指扶助正气，增强体质，提高机体生理功能，以及抗邪防病能力的一种治则。其适用于"精气夺则虚"的虚证，如阴虚、阳虚、气虚、血虚、津液不足等。针对以上虚证，采取"虚则补之"的方法，如滋阴、助阳、益气、养血、增液等具体方法。

（2）祛邪：指祛除邪气，消除体内致病因素及其病理产物，使邪去正安的一种治则。临床上多适用于"邪气盛则实"的实证，如食积、虫积、水肿、气滞、血瘀、热盛等。针对以上实证，采取"实则泻之"的方法，如发汗、解表、清热、利湿、消导、涌吐、行气、活血等具体方法。

（3）扶正和祛邪：此为两种不同的治则，分别针对正气的不足和邪气的盛实，但又是相互联系、不可分割的。扶正在于祛邪，因正气强盛，抗病能力增强，即能祛除外邪，也就是所谓的"正盛邪自去"；而祛邪是为了扶正，消除病邪对机体的损害，以保护正气，恢复健康，即所谓的"邪去正自安"。

2. 扶正与祛邪的运用

（1）扶正：适用于以正气虚为主的病证。正气亏虚，不扶正就不能祛邪。故可根据病人具体病情，运用补气、助阳、养血、滋阴等补法治疗。另外，无邪而正气虚的也应该辨明阴阳气血加以治疗。

（2）祛邪：适用于以邪气盛实为主的病证。治邪实以祛邪为主。邪气不除，正气更伤，故祛邪可以扶正。根据病人的具体病情，运用发汗、涌吐、攻下、清解、消导等治疗方法。

（3）先扶正后祛邪：适用于邪盛正亏，邪盛但尚不危急，正虚不甚，尚耐攻伐的病证，即先补后攻。若先祛邪则更伤正气，因此，必须先扶正，适当地恢复正气，在能承受攻邪时，再祛邪，这样正复邪去，病证可解。

（4）先祛邪后扶正：适用于病邪盛，急待祛邪，而正气虚尚耐攻伐的病证，即先攻后补。若先扶正则固邪，因此，必须先祛邪，再进行调补，正气复，病证即愈。

（5）扶正与祛邪同用：扶正与祛邪同时运用，即攻补兼施。适用于邪盛正虚，两者均不甚急的病证，尤适用于慢性病。治疗这类病证，若单用补法使邪气更加固结，单用攻法易伤正气，故须二者兼用，使得扶正不留邪，祛邪不伤正。但在临床应用上，须结合病情虚实的程度，给予相应配合，或祛邪为主，兼以扶正；或扶正为主，兼以祛邪，如气虚之人又夹杂风寒感冒，应以发散风寒祛邪为主，兼以补气治之。

（三）调整阴阳

疾病发生的根本原因，即人体正气不足，又遭到邪气侵袭时，邪正斗争导致体内阴阳相对平衡遭到破坏，出现阴阳的偏衰。无论疾病的病理变化多么复杂，总体上都属于"阴阳失调"。所以，调整阴阳，补偏救弊，就是纠正阴阳之间的偏颇，"损其有余"或"补其不足"，以使阴阳平衡。

1. 损其有余　又称损其偏盛，是损其阴或阳，另一方有余的治则，适用于阴或阳一方偏盛所致的病证。阴或阳的偏盛，多因实邪引起，应"实则泻之"。因此，损其有余的原则，实际属于泻实、祛邪的原则。如针对"阴盛则寒"的实寒证，应"治寒以热"，采用温散阴寒的治疗方法；反之，针对"阳盛则热"的实热证，则应"治热以寒"，采用清泄阳热的治疗方法。

2. 补其不足　又称补其偏衰。是补益阴或阳的虚损不足的治则，适用于阴或阳一方偏衰所致的病证。阴虚、阳虚、阴阳两虚均属于正气不足，宜"虚则补之"。因此，补其不足的原则实际属于补虚、扶正的原则。常用的方法如下。

（1）阴阳互制

①针对"阴虚则热"的虚热证，即阴虚无以制阳而致阳亢，须用"壮水之主，以制阳光"的方法，滋阴以制阳，亦称"阳病治阴"。

②针对"阳虚则寒"的虚寒证，即阳虚无以制阴而致阴盛，须用"益火之源，以消阴翳"的方法，扶阳以制阴，亦称"阴病治阳"。

（2）阴阳互济：根据阴阳互根互用、相互资生的原理，治疗阴阳偏衰的病证时，还应注意"阴中求阳、阳中求阴"。其中阴中求阳，指治疗阳偏衰时，在多数扶阳剂中适当佐以滋阴药，使阳得阴助而生化无穷；阳中求阴，指治疗阴偏衰时，在多数滋阴剂中适当佐以扶阳药，使阴得阳升而泉源不竭。

（3）阴阳并补：适用于阴阳互损导致的阴阳两虚证，在治疗时应当分清主次。阳损及阴者，应以温阳为主，佐以滋阴；阴损及阳者，以滋阴为主，佐以补阳。在治疗时，应补阴补阳同时并用。

（四）三因制宜

三因制宜，是因时、因地、因人制宜的统称，考虑时令、地域及病人体质等不同因素进行治疗是中医治疗学的重要原则之一。中医学认为，人与自然界是一个整体，互相存在密切的关系，不可孤立地看病证，必须结合时、地、人的特性和差异对疾病的影响，制订出最适宜的治疗方法。

1. 因时制宜的原则和临床应用

（1）原则：根据时令、气候及节律的特点，制订适宜的治疗原则。

（2）临床应用：时令气候和时间节律的变化，影响人体生理活动、病理变化，治疗时必须考虑时令气候节律的特点。夏季炎热，机体当此阳盛之时，腠理疏松开泄，即使受风寒致病，也不宜过用辛温发散之品，以免伤津耗气或助热生变。寒冬时节，人体阴盛而阳气内敛，腠理致密，同是感受风寒，则辛温发表之剂用之无碍；但此时若病属热证，则当慎用相关寒凉性中药药品，以防止阳气损伤。《素问·六元正纪大论》言："用寒远寒，用凉远凉，用温远温，用热远热，食宜同法"，便结合了因时制宜的原则。

2. 因地制宜的原则和临床应用

（1）原则：根据不同地域环境的特点，制订适宜的治疗原则。

（2）临床应用：在不同地域长期生活的人就具有不同的体质差异，因地制宜就是考虑这些差异而实施治疗。西北之人，气深而厚，凡受风寒，难于透出，宜用疏通重剂，如麻黄、桂枝；东南之人，气浮而薄，凡遇风寒，易于疏泄，宜用疏通轻剂，如荆芥、防风。

3. 因人制宜的原则和临床应用

（1）原则：根据病人的年龄、性别、体质等不同特点，制订适宜的治疗原则。

（2）临床应用：年龄的大小、性别不同、体质差异等因素，常常影响病人疾病的发生、发展变化及疾病的转归。

年龄不同，其病理变化的特点也各不相同，特别是小儿和老年人尤当注意。小儿生机旺盛，但气血未充，脏腑娇嫩，易于失调，发病后变化较快。故治小儿忌峻剂，处方用药时剂量宜小且疗程宜短，并及时调整治疗方案。老年人生理功能减退，气虚血少，患病多虚证或正虚邪实，治疗时虚证宜补，而邪实须攻者亦应慎重，以免伤正气。

性别不同，治疗用药应有所区别。妇女应考虑经、带、胎、产等情况，如经期慎用活血或收涩之品，以免影响正常行经；妊娠期禁用或慎用峻下、破血、滑利、走窜伤胎或有毒之品；产后应考虑气血亏虚及恶露情况，同时考虑补益、化瘀等情况。男子有精室疾病及性功能障碍等特有疾病，治疗时当予以考虑。

个体体质受先天禀赋和后天调养的影响，有强弱、阴阳、寒热之别，治疗用药须视体质而定。一般而言，体质强壮者，用药量宜重；体质屡弱者，用药量宜轻。阳盛或阴虚之体，当慎用温燥之品；虚寒或阴盛之体，当慎用寒凉之剂。

【同步练习】

A 型题（最佳选择题）

1. 表热证用辛凉解表方药，里热证用清热泻火方药治疗，体现的治法是

A. 寒者热之　　　B. 热者寒之　　　C. 用热远热　　　D. 寒因寒用

E. 热因热用

本题考点：正治系指逆其病证的性质而治；采用方药性质与病证性质相反。具体应用有："寒者热之"，是运用温热药物治疗寒性病出现的寒象；"热者寒之"，是运用寒凉药物治疗热性病出现的热像；"虚则补之"，是运用补益药物治疗虚证出现的虚象；"实则泻之"，是运用祛邪药物治疗实证出现的实象。

2. 治阳虚证，使用补阳药时常佐用少量补阴药的方法称为

A. 阴阳置制　　　B. 阳病治阴　　　C. 阴病治阳　　　D. 阳中求阴

E. 阴中求阳

本题考点：阴中求阳，即是治疗阳偏衰时，在大队扶阳剂中适当佐用滋阴药，使阳得阴助而生化无穷；阳中求阴，指治疗阴偏衰时，在大队滋阴剂中适当佐用扶阳药，使阴得阳升而泉源不竭。

3. 缓则治其本治则适用于

A. 腹水膨胀　　　B. 肠热便秘　　　C. 虚人感冒　　　D. 肺痨咳嗽

E. 湿热泄泻

本题考点： 当标病不急，病势比较缓和或病程较长时，必须针对病因病机，从疾病的根本进行治疗。肺痨咳嗽，大多认为肺肾阴虚、气阴两虚为其本，咳嗽痰血为其标，故不仅仅是运用止咳化痰药物，更宜滋补肺肾之阴，或气阴双调，一旦恢复肺肾之虚，咳嗽痰血自止。

4. 属于反治的是

A. 热者寒之　　　　　B. 寒者热之　　　　　C. 塞因塞用　　　　　D. 虚则补之

E. 实则泻之

本题考点： 正治是逆其证候性质而治的一种常用治疗法则，又称逆治。主要有热者寒之、寒者热之、虚则补之、实则泻之。反治是顺从疾病假象而治的一种治疗法则，又称从治。主要有热因热用、寒因寒用、塞因塞用、通因通用。

参考答案： 1. B　2. E　3. D　4. C

二、中医内科病症的辨证论治

【复习指导】本节历年必考，分值比较高，重点掌握每个病症的症状和方剂的应用，其他了解。

（一）感冒

1. 概述　感冒是因感受外界风邪，导致邪气犯卫的常见疾病，一般表现为鼻塞流涕、咳嗽、喷嚏、恶寒发热、全身不适、头痛、脉浮等。

普通感冒（伤风）、流行性感冒（时行感冒）及其他上呼吸道感染，有中医感冒的临床表现可参考此内容辨证论治。感冒是因六淫、时行之邪，侵袭肺卫，以致卫表不和，肺失宣肃而为病。

2. 辨证论治

（1）风热感冒

症状：身热盛，恶风，面红，汗出不畅，头身疼痛，咽喉肿痛，咳嗽，鼻塞涕浊黄，痰黄黏，口干；苔薄白微黄，舌尖红，脉浮数。

治法：辛凉解表。

方剂应用：银翘散加减。

中成药选用：银翘解毒（片）、感冒退热颗粒。

（2）风寒感冒

症状：轻微发热，恶寒重，无汗头痛，肢体酸痛，鼻塞，涕清稀，咽痒咳嗽，痰薄白，喜热饮或不渴；苔薄白，脉浮或浮紧。

治法：辛温解表，宣通肺气。

方剂应用：荆防达表汤或荆防败毒散加减。

中成药选用：感冒清热颗粒、正柴胡饮颗粒、荆防颗粒、九味羌活丸。

（3）时行感冒

症状：大多突然发病，恶寒发热、全身酸痛、神疲力乏，具有病情重，发病急，广泛的传染性、流行性等特点，全身症状较为显著。

治法：清热解毒（热毒较盛）。

方剂应用：清瘟解毒丸加减。

中成药选用：清开灵颗粒（口服液）、羚羊感冒片、抗病毒口服液、连花清瘟胶囊。

（4）体虚感冒

症状：（气虚感冒）恶寒发热，无汗，头身疼痛，咳痰无力，咳嗽，神疲乏力，气短，舌淡苔白，脉浮无力。（阴虚感冒）恶寒发热，无汗，头身疼痛，咳痰无力，咳嗽，神疲乏力，气短，舌淡苔白，脉浮无力。

治法：（气虚感冒）益气解表。（阴虚感冒）滋阴解表，疏风宣肺。

方剂应用：（气虚感冒）参苏饮加减。（阴虚感冒）葳蕤汤加减。

中成药选用：参苏丸、玉屏风颗粒。

3. 用药注意　不宜煎煮过久。趁热温服，在服用此类药物期间，避风盖被以发汗，切忌不能发大汗，可服用热水或热粥以助药力，但出汗后，应当避风，以防感冒复发。饮食宜清淡，注意禁食生冷、油腻之品，除体虚感冒的病人可以选用补虚益气解表的中成药以外，为避免残留病邪，一般忌用补敛药物。

4. 健康指导　本病在流行季节须积极防治，少去人口密集的公共场所，防止交叉感染。应当慎起居，适寒温，在春冬两季采取必要的防寒保暖措施，在盛夏时节切不可露宿贪凉。并辅助锻炼，增强自身体质以抵御外邪侵体。常易患感冒者，可坚持每天按摩迎香穴，并服用调理防治方药。

（二）咳嗽

1. 概述　咳嗽是肺部疾病的主症之一，一般是对肺失宣降、肺气上逆作声、咯吐痰液而言。分为有声无痰和有痰无声两种，前者为咳，后者为嗽，多为痰声并见，故称咳嗽。

可参考咳嗽辨证论治的西医学疾病，如急慢性支气管炎、部分支气管扩张症、慢性咽炎等以咳嗽为主要表现时，可参考此内容辨证论治。

2. 辨证论治

（1）风寒犯肺

症状：咳嗽声重，痰稀白，恶寒发热，无汗，口不渴，常常伴有鼻塞、流清涕，肢体酸痛，或见头痛；舌苔薄白，脉浮或脉紧。

治法：疏散风寒，宣肺止咳。

方剂应用：三拗汤合止嗽散加减、杏苏散加减。

中成药选用：通宣理肺丸、半夏露糖浆、杏苏止咳糖浆。

（2）风热犯肺

症状：咳嗽频繁气粗，声音嘶哑，咯痰黏稠色黄，咽痛，或兼发热，微恶风，口微渴；舌边尖红，苔薄黄，脉浮数。

治法：疏风清热，宣肺止咳。

方剂应用：桑菊饮加减。

中成药选用：蛇胆川贝枇杷膏、牛黄蛇胆川贝散、急支糖浆。

（3）燥邪伤肺

症状：干咳无痰，喉痒并见鼻咽干燥，或痰少而黏不易咳出，或痰中带血；舌红少津，脉细数。

治法：疏风清肺，润燥止咳。

方剂应用：桑杏汤加减。

中成药选用：二母宁嗽丸、蜜炼川贝枇杷露、养阴清肺丸。

（4）痰热壅肺

症状：咳嗽，气息粗促，痰多黄稠咳吐不爽，面赤，烦热口干；舌红，苔黄腻，脉滑数。

治法：清热化痰肃肺。

方剂应用：清金化痰汤加减。

中成药选用：清气化痰丸、复方鲜竹沥液、蛇胆川贝液。

（5）肺肾阴虚

症状：痰少干咳，或痰中带血，口干咽燥，午后咳甚，有时伴有恶心烦热，颧红盗汗，耳鸣；舌红，苔少，脉细数。

治法：滋阴化痰，润肺止咳。

方剂应用：百合固金汤加减。

中成药选用：清气化痰丸、复方鲜竹沥液、蛇胆川贝液。

3. 用药注意　咳嗽病人在用药期间饮食不宜甘肥、辛辣及过咸，戒烟、酒，老年人、儿童、孕妇及哺乳期妇女，宜在医师指导下用药。

4. 健康指导　咳嗽预防，重点在于提高机体御寒抗病能力，可适当参加体育锻炼，以增强体质。应注意气候变化，防寒保暖，饮食不宜甘肥、辛辣及过咸，戒烟戒酒。易感冒者，配合预防感冒保健操，面部迎香穴按摩，夜间足三里艾熏，若有感冒应及时诊治。外感咳嗽（如发热等）全身症状明显者，应适当休息。慢性咳嗽，尤其应当注意起居饮食的调护，可据病情适当选食梨、莱菔子、山药、百合、荸荠、枇杷等。注意劳逸结合。

（三）喘证

1. 概述　喘即气喘，喘息。其主要临床表现具有呼吸困难，甚至张口抬肩，不能平卧，鼻翼翕动等特征。

西医学疾病肺炎、肺气肿、喘息性支气管炎、肺源性心脏病、心源性哮喘、肺结核、矽肺及癔症均可参照本部分内容辨证论治。

2. 辨证论治

（1）风寒闭肺

症状：喘咳气逆，呼吸急促，胸闷，痰多稀薄且有泡沫，色白，兼有头痛，无汗，恶寒发热；苔薄白而滑，脉浮紧。

治法：宣肺散寒。

方剂应用：麻黄汤加减。

中成药选用：通宣理肺丸、小青龙合剂、桂龙咳喘宁胶囊。

（2）痰热郁肺

症状：气涌喘咳，胸胀痛，痰多黄稠，或夹血，伴有胸闷心烦，身热有汗，口干咽燥，喜冷饮，面红尿赤，便秘；苔薄黄腻，脉滑数。

治法：清热化痰，宣肺止咳。

方剂应用：桑白皮汤加减。

中成药选用：清气化痰丸、蛇胆川贝枇杷膏、清肺抑火丸。

（3）肾不纳气

症状：喘促日久，动则喘甚，呼多吸少，不得续气，神疲消瘦，汗出肢冷，面唇青紫，或可见足背浮肿，苔白舌淡，脉沉且弱；或见喘咳，面赤烦躁，口干咽燥，出汗如油，足冷；舌红津少，脉细。

治法：补肾纳气。

方剂应用：金匮肾气丸加减。

中成药选用：蛤蚧定喘丸、固本止咳片。

3. 用药注意　喘证的证候之间，注意分清实喘、虚喘，还要注意寒热变化。服药忌烟酒及辛辣、生冷、油腻、鱼腥食物。

4. 健康指导　预防喘证，注意防寒保暖，控制饮食，少吃油腻、辛辣刺激的食物，以免助湿生痰动火；已病要注意早期治疗，力求根治，尤其须防寒保暖，防止受邪而诱发本病；忌烟酒，适房事，调情志，饮食清淡而富有营养；加强体育锻炼，增强体质，提高机体的抗病能力，但活动量应根据个人体质强弱而定，不宜过度疲劳。

（四）胸痹

1. 概述　胸痹表现为胸闷，胸痛，甚至胸痛彻背、喘息而不能躺卧等。轻者呼吸欠佳，胸闷有窒息感，重者胸痛，心痛彻背，背痛彻心。

西医学疾病冠状动脉粥样硬化性心脏病、心绞痛、二尖瓣脱垂综合征、慢性阻塞性肺气肿、心包炎等均可参考本部分内容辨证论治。

2. 辨证论治

（1）心肾阳虚

症状：心悸而痛，胸闷，动则更甚，形寒肢冷，肢体浮肿，腰酸，神疲乏力，气短汗出，面色苍白，唇甲淡暗；舌质淡胖，或淡暗青紫，脉沉微。

治法：温补阳气，振奋心阳。

方剂应用：参附汤合右归饮加减。

中成药选用：芪苈强心胶囊、金匮肾气丸、右归丸。

（2）气阴两虚

症状：胸闷隐痛、时作时休，心悸气短，动则益甚，倦怠懒言，面色㿠白；舌红少苔，脉弱而细数。

治法：益气养阴，活血通脉。

方剂应用：生脉散合人参荣养汤加减。

中成药选用：益心舒胶囊、生脉胶囊。

（3）气虚血瘀

症状：胸痛隐隐，遇劳则发，神疲乏力，气短懒言，心悸自汗；舌胖有齿痕，色淡暗，苔薄白，脉弱而涩，或结、代。

治法：益气活血。

方剂应用：补阳还五汤加减。

中成药选用：通心络胶囊、舒心口服液、芪参益气滴丸、参芍片。

（4）气滞血瘀

症状：胸痛胸闷，胸胁胀满，心悸；唇舌紫暗，脉涩。

治法：行气活血，通脉止痛。

方剂应用：血府逐瘀汤加减。

中成药选用：血府逐瘀口服液、复方丹参滴丸、速效救心丸、心可舒片。

（5）寒凝心脉

症状：突然心绞痛，胸痛彻背，喘不能卧，大多因气候骤变寒冷而发病或加重，心悸，面白，胸闷气短，形寒肢冷，手足不温；苔薄白，脉沉紧或沉细。

治法：温阳散寒，宣通心阳。

方剂应用：乌头赤石脂丸加减。

中成药选用：冠心苏合丸、麝香保心丸。

（6）痰瘀痹阻

症状：胸闷痛如窒，痛有定处，形体肥胖，肢体沉重，纳呆痰多；舌色暗，苔浊腻，脉滑，或有结、代。

治法：豁痰化瘀。

方剂应用：瓜蒌薤白半夏汤合丹参饮加减。

中成药选用：丹蒌片。

3. 用药注意　第一，此病症所用药物乃破血攻伐之品，止痛功效甚好，但易伤及正气，故须谨慎使用，且不可久服。第二，一旦应用药物止痛后，须采取扶正养营，方能巩固疗效。第三，若在使用药物进行治疗期间，胸痛症状频率增加，或痛感愈强烈，应及时到医院就诊，以免耽误治疗。

4. 健康指导　第一，调整心态，避免情绪波动。第二，保持良好的生活习惯，注意生活起居，坚持低油低盐低糖、多纤维饮食习惯。第三，劳逸结合，坚持锻炼，但要避免晨练，并加强监护。

（五）不寐

1. 概述　不寐是常常不能获得正常睡眠的一种病症，主要以睡眠时间深度不足为临床表现，轻度患者表现为入睡困难，时寐时醒，寐而不酣，寐梦纷扰，重度患者表现为彻夜不寐。

西医学神经症、贫血、心脑血管疾病、动脉粥样硬化等症均可参照本部分内容进行辨证论治。

2. 辨证论治

（1）心火炽盛

症状：不寐，心烦，口干，舌燥，口舌生疮，小便短赤；舌尖红，苔薄白，脉数有力或细数。

治法：清心泻火。

方剂应用：导赤散加减。

中成药选用：朱砂安神丸；如兼心肝火旺者，可选泻肝安神丸。

（2）肝气郁结

症状：不寐，情志变化则加重，平时情志抑郁，胁肋胀痛，嗳气时作，或胸闷喜太息；舌苔薄白，脉弦。

治法：疏肝解郁。

方剂应用：柴胡疏肝散加减。

中成药选用：解郁安神颗粒、逍遥丸。

（3）阴血亏虚

症状：不寐，健忘，心悸怔忡，虚烦不安，五心烦热，甚则盗汗、梦遗等；舌淡少苔，脉细或细数。

治法：滋阴养血。

方剂应用：天王补心丹加减。

中成药选用：天王补心丹、养血安神丸。

（4）心脾两虚

症状：入睡困难，梦多易醒，健忘，神疲食少，心悸，四肢倦怠，便溏腹胀，面色少华；苔薄，舌淡，脉细无力。

治法：健脾养心。

方剂应用：归脾汤加减。

中成药选用：归脾丸、柏子养心丸。

3. 用药注意　重镇安神剂多由金石、贝壳类药物组成，容易伤胃，不宜久服。脾胃虚弱，宜配伍健脾和胃之品。某些安神药含朱砂，久服能引起慢性中毒，应注意，中病即止。

4. 健康指导　进行心态调整，控制情绪，避免过度兴奋，不能有焦虑、惊恐、抑郁等不良情绪；保持良好的作息规律，不宜太晚入睡；积极参与户外体育锻炼以保证气血运行通畅，方能有助于睡眠的改善。另外，在饮食上应以清淡为主，忌烟、茶、咖啡等刺激性物质；在睡眠环境上应做到安静无噪音，光纤宜柔和。若病情加重，夜不能寐或产生幻觉时，应及时到医院接受治疗。

（六）胃痛

1. 概述　胃痛又称胃脘痛，是以上腹胃脘部近心窝处疼痛为主症的病症。

西医学疾病急慢性胃炎、功能性消化不良、十二指肠溃疡、胃黏膜脱垂、胃溃疡等均可参照本部分内容进行辨证论治。

2. 辨证论治

（1）寒凝气滞

症状：胃痛暴作，喜温恶寒，得温痛减，口干不渴或吐清水，舌淡，苔薄白，脉弦紧。

治法：温中散寒，和胃止痛。

方剂应用：香苏散合良附丸加减。

中成药选用：良附丸、附子理中丸、温胃舒颗粒、香砂养胃丸。

（2）饮食停滞

症状：胃痛胀满，嗳腐恶食，或吐不消化食物，其味腐臭，吐后痛减，或大便不爽，便后稍舒；舌苔厚腻，脉滑。

治法：消食导滞，和胃止痛。

方剂应用：保和丸加减。

中成药选用：保和丸、枳实导滞丸、六味安消散、沉香化滞丸、开胃山楂丸。

（3）肝胃郁热

症状：胃脘灼痛，痛势急迫，烦躁易怒，泛酸嘈杂，口干口苦；舌红苔黄，脉弦或数。

治法：疏肝泄热，和胃止痛。

方剂应用：丹栀逍遥散合左金丸加减。

中成药选用：加味左金丸、元胡止痛片、三九胃泰颗粒、胃逆康胶囊。

（4）脾胃虚寒

症状：胃痛隐隐，喜温喜按，空腹痛甚，得食痛减，泛吐清水，纳差，神疲乏力，甚则手足不温，大便溏薄；舌淡苔白，脉虚弱或迟缓。

治法：温中健脾，和胃止痛。

方剂应用：黄芪建中汤加减。

中成药选用：香砂养胃丸、良附丸、小建中颗粒。

（5）肝胃不和

症状：胃脘胀痛，痛连胁肋，气则痛甚，嗳气则痛舒，食欲不振，或嘈杂吞酸；苔薄而白，舌红，脉弦。

治法：疏肝解郁，理气止痛。

方剂应用：柴胡疏肝散加减。

中成药选用：气滞胃痛颗粒、柴胡舒肝丸、舒肝和胃口服液、沉香舒气丸、胃苏颗粒。

3. 用药注意　理气和胃止痛用药注意"忌刚用柔"，因久用辛香理气之剂易耗阴伤气。

4. 健康指导　保持规律作息及健康饮食习惯，切忌暴饮暴食；若胃痛持续不止，应以清淡为主，少食多餐，在一定时间内，进食流质或半流质食物，忌食粗糙多纤维的食物，避免进食浓茶、咖啡及辛辣等刺激性食物；另外保持情绪舒畅，避免过度紧张、恼怒。

（七）泄泻

1. 概述　是以排便次数增多，粪质稀溏或完谷不化，甚至泻出如水样便为主症的病症。

凡属消化器官发生功能或器质性病变导致的腹泻，如急、慢性肠炎，肠易激综合征，吸收不良综合征，肠道肿瘤，肠结核等，或其他脏器病变影响消化吸收功能，临床表现以泄泻为主症者，均可参照本部分内容进行辨证论治。

2. 辨证论治

（1）食伤肠胃

症状：腹痛，可伴有肠鸣，泻下粪便较臭，泻后痛减，泻下常伴有未消化食物，脘腹胀满，嗳腐吞酸，不思饮食。舌苔厚浊或腻，脉滑。

治法：消食导滞，和中止泄。

方剂应用：保和丸加减。

中成药选用：保和丸、加味保和丸、开胃健脾丸。

（2）脾胃虚弱

症状：大便溏泻，常反复发作，食少纳呆，食后脘闷不适，对油腻之物耐受差，稍进油腻之物，则便次明显增多，面色萎黄，体倦乏力；舌质淡，苔厚白，脉细弱。

治法：健脾益气，化湿止泻。

方剂应用：参苓白术散加减。

中成药选用：参苓白术散、健脾丸、香砂六君丸。

（3）湿热内蕴

症状：泄泻腹痛，泻下急迫，粪色黄褐，气味臭秽，泄后肛门灼热，小便短赤淋漓，烦热口渴。舌红，苔黄腻，脉滑数。

治法：清热利湿，分利止泻。

方剂应用：葛根芩连汤加减。

中成药选用：复方黄连素片、香连丸。

（4）脾肾阳虚

症状：黎明之前，脐腹作痛，肠鸣即泻，泻后则安，也叫五更泄，腹部喜温喜按，形寒肢冷，腰膝酸软；舌淡苔白，脉沉细。

治法：温肾健脾，固涩止泻。

方剂应用：四神丸加减。

中成药选用：四神丸、涩肠止泻散、固本益肠丸、固肠止泻丸。

3. 用药注意　暴泻切忌骤用补涩药，清热不可过用苦寒药。久泻不可利小便，寒热夹杂、虚实兼见须明辨。

4. 健康指导　生活规律，起居有常，调畅情志，保持乐观心志，慎防风寒湿邪侵袭。饮食以清淡、富营养、易消化食物为主，可食用一些对消化吸收有帮助的食物，如山楂、山药、莲子、扁豆、芡实等。忌食生冷不洁及难消化食物。急性泄泻病人要给予流质或半流质饮食，注意补液，防止电解质丢失。忌肥甘厚味、肥腥油腻食物；某些对牛奶、面筋等不耐受者禁食牛奶或面筋。若泄泻而耗伤胃气，可给予淡盐汤、饭汤、米粥以养胃气。若虚寒腹泻，可予淡姜汤饮用，以振奋脾阳、调和胃气。

（八）便秘

1. 概述　指排便周期延长，或周期不长但粪质干结，排出艰难，或粪质不硬，虽有便意，但便而不畅的病症。

西医学的功能性便秘，肠易激综合征、各种原因导致肠蠕动减弱引起的便秘，药物性便秘，内分泌及代谢性疾病的便秘，以及肌力减退所致的排便困难等，可参照本部分内容，并结合辨病处理。

2. 辨证论治

（1）热结肠胃

症状：大便干结，口干口臭，小便短赤，面红心烦，腹胀腹痛，口苦；舌红苔黄腻或燥裂，脉滑数。

治法：泄热导滞，润肠通便。

方剂应用：麻子仁丸加减。

中成药选用：清宁丸、一清胶囊、新清宁胶囊。

（2）气滞郁结

症状：大便秘结，欲便不得，或便而不爽，嗳气频作，胸胁痞满，排便与情绪相关，舌苔薄腻，脉弦。

治法：顺气行滞。

方剂应用：六磨汤加减。

中成药选用：槟榔四消丸、当归龙荟丸或通便灵胶囊。

（3）津亏肠燥

症状：大便秘结，面色无华，头晕目眩，心悸，健忘，唇色淡；舌淡苔白，脉细涩。

治法：养血润燥。

方剂应用：润肠丸加减。

中成药选用：麻子润肠丸、麻仁丸、麻仁润脾丸、通乐颗粒。

（4）阳虚寒凝

症状：大便艰涩，排便困难，小便清长，畏寒喜暖，面色㿠白，唇淡口和，或兼腹冷腹痛；舌淡苔白，脉沉迟。

治法：温通开秘。

方剂应用：半硫丸或附桂八味丸加减。

中成药选用：苁蓉通便口服液、桂附地黄丸与麻仁润脾丸合用。

3. 用药注意　便秘治疗须分清寒热虚实，不可只用通便药物。泻下剂大都易伤胃气，使用时得效即止，慎勿过剂。对年老体弱、孕妇产后或正值经期、病后伤津或亡血者，均应慎用或禁用，必要时宜配伍补益扶正之品，以其攻邪不忘扶正。可采用食饵疗法，如黑芝麻、果仁、松子仁等分，研细，稍加白蜜冲服，对阴血不足之便秘，颇有功效。外治法可采用灌肠法，如中药保留灌肠等。

4. 健康指导　注意饮食的调理，合理膳食，以清淡为主，多食粗纤维的食物及香蕉、西瓜等水果，勿过食辛辣厚味或饮酒无度。每早按时登厕，养成定时大便的习惯。保持心情舒畅，加强身体锻炼，特别是腹肌的锻炼，有利于胃肠功能的改善。

（九）中风

1. 概述　是以猝然昏仆，不省人事，半身不遂，口眼㖞斜，口或张或闭，语言不利等为主症的病症。病轻者可无昏仆而仅见半身不遂及口眼㖞斜等症状。

西医学中的急性脑血管疾病，如脑缺血、脑梗死、原发性脑出血和蛛网膜下腔出血等，均可参照本部分内容进行辨证论治。

2. 辨证论治

（1）半身不遂

①气虚血瘀

症状：半身不遂，肢软无力，患侧手足浮肿；舌色淡紫或有瘀斑，苔薄白，脉细涩无力。

治法：益气活血，化瘀通络。

方剂应用：补阳还五汤加减。

中成药选用：通心络胶囊、参芪片合三七胶囊。

②肝阳上亢

症状：半身不遂，患侧僵硬拘挛，兼见头痛头晕，面赤耳鸣；舌红，苔薄黄，脉弦或弦涩。

治法：平肝潜阳，活血通络。

方剂应用：天麻钩藤饮。

中成药选用：脑血栓片、全天麻胶囊合血府逐瘀口服液。

（2）语言不利

①风痰阻络

症状：肢体麻木，舌强语謇，口眼㖞斜，或伴胸闷多痰；舌暗紫，苔腻，脉弦滑。

治法：祛风涤痰，行瘀通络。

方剂应用：解语丹加减。

中成药选用：解语丹加血塞通片。

②肝阳上亢

症状：言语謇涩，头痛头胀，或眩晕耳鸣，急躁易怒；舌红苔黄，脉弦。

治法：平肝潜阳。

方剂应用：镇肝熄风汤加减。

中成药选用：脑立清丸、天麻钩藤颗粒合解语丹。

③肾精亏损

症状：音喑失语，心悸气短，耳鸣，腰膝酸软；舌红或淡，苔薄少，脉细无力。

治法：滋肾利窍。

方剂应用：地黄饮子加减。

中成药选用：地黄饮子、左（右）归丸合黄氏响声丸。

3. 用药注意　活血祛瘀、活血通络的中成药孕妇禁用；脑立清丸孕妇及体弱虚寒者忌服。

4. 健康指导　日常生活中应留意识别口眼不齐、眩晕、走路不稳等中风先兆，当出现有中风先兆时应及时处理，以预防中风发生。饮食宜食清淡易消化之物，忌肥甘厚味，忌动风、辛辣刺激之品，并禁烟酒，要保持心情舒畅，做到起居有常、饮食有节、避免疲劳，以防止卒中和复中。

发生中风之后，应加强护理。遇中脏腑昏迷时，须密切观察病情变化，防向闭脱转化。加强口腔护理，及时清除痰涎，喂服或鼻饲中药时应少量多次频服。恢复期要加强偏瘫肢体的被动活动，加强康复训练，进行各种功能锻炼，并配合针灸、推拿、理疗、按摩等。偏瘫严重者，要防止患肢受压而发生变形，避免褥疮发生。语言不利者，宜加强语言训练。

（十）头痛

1. 概述　是指由外感六淫、内伤杂病等多种原因引起的，以头痛为主要表现的一类病症，临床可单独出现，也可见于多种疾病过程中。

内科常见的头痛，如血管性头痛、外感头痛、三叉神经痛、外伤后头痛、部分颅内疾病、神经官能症及某些感染性疾病、五官科疾病引起的头痛等，均可参照本部分内容辨证施治。

2. 辨证论治

（1）风寒头痛

症状：头痛伴恶风畏寒，遇风尤剧，头痛前有受风寒外感病史，口不渴。苔薄白，脉浮紧。

治法：祛风、散寒、止痛。

方剂应用：川芎茶调散加减。

中成药选用：川芎茶调颗粒。

（2）风热头痛

症状：头痛以胀痛为主，甚则头胀如裂，发热或恶风，口渴欲饮，目赤，小便黄。舌尖红，苔黄，脉浮数。

治法：疏风清热和络。

方剂应用：桑菊饮或芎芷石膏汤加减。

中成药选用：芎菊上清丸、清眩丸。

（3）肝阳上亢

症状：头胀痛，两侧为重，心烦易怒，夜寐不宁，或兼胁痛，面红口苦；舌红苔黄，脉弦有力。

治法：平肝潜阳息风。

方剂应用：羚角钩藤汤或者天麻钩藤饮加减。

中成药选用：天麻钩藤颗粒、全天麻胶囊、羚羊角（代）粉、牛黄降压片，脑立清丸。

（4）瘀血阻络

症状：头痛持续时间较长，痛处固定不移，痛如锥刺，或有头部外伤史。舌暗紫，或有瘀斑，苔薄白，脉细或细涩。

治法：活血化瘀，通窍止痛。

方剂应用：通窍活血汤加减。

中成药选用：通天口服液、正天丸。

3. 用药注意　用药切忌头痛医头，并应针对头痛部位配引经药。治疗应采取标本兼治的原则，慢性头痛选用虫类药，因其多有小毒，故应合理掌握用量，不可过用。用药注意老年人、幼儿、孕妇是否有用药禁忌。

4. 健康指导　头痛病人宜注意休息，保持环境安静，光线不宜过强，戒烟酒，也可选择合适的头部按摩。预防外邪侵袭，注意四时气候变化，作息规律，加强锻炼，增强体质。内伤所致者，避免精神刺激，注意休息。肝阳上亢者，勿吃肥腻、辛辣、海鲜，避免生热动风。肝火头痛者，可用冷毛巾敷头部。精血亏虚者，应加强饮食调理，多食血肉有情之品。

（十一）眩晕

1. 概述　眩是指眼花或眼前发黑，晕是指头晕甚或感觉自身或外界景物旋转。两者同时并见统称为"眩晕"。轻者闭目即止；重者如坐车船，旋转不定，不能站立，或伴有恶心、呕吐、汗出，甚则昏倒等症状。

临床上梅尼埃病、高血压、低血压、脑动脉硬化、椎-基底动脉供血不足、贫血、神经衰弱等临床表现以眩晕为主症者，均可参考本部分内容辨证论治。

2. 辨证论治

（1）肝火上扰

症状：眩晕耳鸣，头胀且痛、遇烦劳郁怒而加重，急躁易怒，口苦目赤，失眠多梦，颜面潮红；舌红，苔黄，脉弦数。

治法：清肝泻火。

方剂应用：龙胆泻肝汤加减。

中成药选用：黄连上清丸、当归龙荟丸。

（2）气血亏虚

症状：眩晕常劳累即发，动则加剧，面色㿠白，唇甲不荣，心悸少寐，神疲懒言，食少纳呆；舌淡苔薄白，脉细弱。

治法：益气养血，调养心脾。

方剂应用：八珍汤或归脾汤加减。

中成药选用：归脾丸、八珍颗粒、当归补血口服液、十全大补丸。

（3）痰浊上蒙

症状：眩晕而见头重如裹，胸闷恶心，食少多寐；苔白腻，脉濡滑。

治法：涤痰宣窍。

方剂应用：涤痰汤加减。

中成药选用：二陈丸、眩晕宁片。

（4）肝肾阴虚

症状：眩晕而精神萎靡，健忘，耳鸣，腰膝酸软，或五心烦热，少寐多梦；舌红苔少，脉弦细数。

治法：滋肾养肝。

方剂应用：杞菊地黄丸加减。

中成药选用：杞菊地黄丸、六味地黄丸、左归丸。

3. 用药注意　当警惕有发生中风的可能，眩晕为中风先兆，必须严密监测血压、神智、肌力、感觉等方面的变化，以防病情突变。还应嘱咐病人忌恼怒急躁，忌肥甘醇酒，按时服药，控制血压，定期就诊，监测病情变化。部分病人可配合手法治疗。

4. 健康指导　导致眩晕发生的各种致病因素应避免和消除。适当锻炼、保持情绪稳定、劳逸结合、避免过度劳累；饮食有节，尽量戒烟戒酒。发病后要及时治疗，注意休息，严重者可卧床休息；注意饮食清淡，保持情绪稳定，避免突然、剧烈的体位改变和头颈部运动，以防眩晕症状的加重，或发生昏仆。有眩晕史的病人，当避免剧烈的体力活动，避免高空作业。

（十二）消渴

1. 概述　以多饮、多食、多尿、乏力、消瘦（即三多一少），或尿有甜味为主要临床表现的一种疾病。

西医学的糖尿病，其他如尿崩症等，如具有多尿、烦渴的临床特点，与消渴病有某些相似之处者，亦可参考本部分内容辨证论治。

2. 辨证论治

（1）阴虚燥热

症状：烦渴引饮，消谷善饥，小便频数而多，尿浑而黄，形体消瘦；舌红苔薄黄，脉滑数。

治法：养阴润燥。

方剂应用：玉女煎加减。

中成药选用：金芪降糖片、清胃黄连片、玉泉丸、消渴丸。

（2）脾胃气虚

症状：食少纳呆，口渴欲饮，精神不振，肢倦乏力，神疲懒言；舌淡，苔薄白而干，脉细弱无力。

治法：健脾益气。

方剂应用：参苓白术散加减。

中成药选用：七味白术散、参苓白术散合六味地黄丸、参芪降糖片、渴乐宁胶囊。

（3）肾阴亏虚

症状：尿频量多、浊如膏脂，腰酸膝软，头晕耳鸣，多梦遗精，乏力肤燥；舌红少苔，脉细数。

治法：滋养肾阴。

方剂应用：杞菊地黄丸加减。

中成药选用：杞菊地黄丸、石斛明目丸、左归丸。

（4）阴阳两虚

症状：小便频数，甚则饮一溲一，手足心热，咽干舌燥，面容憔悴，耳轮干枯，腰膝酸软，畏寒肢冷；舌淡苔白乏津，脉沉细无力。

治法：温阳滋肾。

方剂应用：金匮肾气丸加减。

中成药选用：金匮肾气丸、右归丸。

3. 用药注意　本病所用药多补益，如患感冒就停服；如果和西药同服，注意检查血糖，防止低血糖。注意糖尿病的并发症，及时治疗，以免病情加重，严重可致残。

4. 健康指导　制订科学合理的用餐计划，忌食糖类，定时定量进餐。同时避免低血糖的发生，戒烟、酒、浓茶及咖啡等。保持情志平和，制订并实施有规律的生活起居制度。定期健康检查，及早发现并防治并发症。

（十三）淋证

1. 概述　淋证是指以小便频数短涩，淋漓刺痛等为主症的病症。

西医学所指的急、慢性尿路感染，泌尿道结核，尿路结石，急、慢性前列腺炎，乳糜尿，以及尿道综合征等病，凡是具有淋证特征者，均可参照本部分内容辨证论治。

2. 辨证论治

（1）石淋

症状：尿中夹砂石，排尿涩痛，可见尿中带血，或排尿时突然中断，尿道窘迫疼痛，少腹拘急，往往突发，一侧腰腹绞痛难忍，甚则牵及外阴；舌红，苔薄黄，脉弦或弦数。

治法：清热利湿，排石通淋。

方剂应用：石韦散加减。

中成药选用：排石颗粒、石淋通片、复方金钱草颗粒。

（2）劳淋

症状：小便淋沥不已，时作时止，病程缠绵，通常遇劳过劳即发，腰膝酸软，体倦乏力；舌质淡，脉细弱。

治法：补脾益肾。

方剂应用：无比山药丸加减。

中成药选用：金匮肾气丸、济生肾气丸、五子衍宗丸。

（3）热淋

症状：小便频数短涩，灼热刺痛，溺色黄赤，少腹拘急胀痛，口苦，呕恶，或腰痛拒按，或大便秘结；舌红苔黄腻，脉滑数。

治法：清热利湿通淋。

方剂应用：八正散加减。

中成药选用：萆薢分清丸、热淋清颗粒、三金片。

3. 用药注意　正确分辨淋证的兼夹、转化，采用急则治标、缓则治本的治疗原则，正确认识淋证"忌汗""忌补"之说。注意多饮水，提高利尿通淋的效果，用药期间注意肝肾功能的检测。

4. 健康指导　注意外阴清洁，不憋尿，多饮水，每2～3小时排尿一次，养成良好的饮食起居习惯，饮食宜清淡，忌肥腻辛辣酒醇之品。避免纵欲过劳，保持心情舒畅，以提高机体抗病能力。

（十四）癃闭

1. 概述　癃闭是以小便量少、排尿困难，甚则小便闭塞不通为主症的一种病症。常把小便不畅，点滴而短少，病势较缓者称为癃；小便闭塞，点滴不通，病势较急者称为闭。二者只是在程度上有差别，临床多合称为癃闭。

西医学中各种原因引起的尿潴留及无尿症，如尿道结石、尿道肿瘤、尿道损伤、尿道狭窄、前列腺增生症、脊髓炎、外伤等病所出现的尿潴留，以及肾功能不全引起的少尿、无尿症。对上述疾病，可参照本部分内容辨证论治，同时还应注意结合辨病求因治疗。

2. 辨证论治

（1）膀胱湿热

症状：小便点滴不通，或量少而短赤、小便灼热，小腹胀满，口苦口黏，或口渴不欲饮，或大便不畅；舌质红，苔黄腻，脉数。

治法：清热利湿，通利小便。

方剂应用：八正散加减。

中成药选用：三金片、热淋清颗粒、复方金钱草颗粒。

（2）湿热瘀阻

症状：小便点滴而下，或尿如细线，甚则阻塞不通，烦躁口苦。舌质紫暗或有瘀点，苔黄腻，脉涩。

治法：行瘀散结，通利水道。

方剂应用：代抵当丸加减。

中成药选用：癃闭舒、萆薢分清丸。

（3）肾阳衰惫

症状：小便不通，或点滴不爽，排尿无力，头晕耳鸣，神气怯弱，腰酸无力，形寒肢冷；舌质淡，苔薄白，脉沉细或弱。

治法：温补肾阳，化气行水。

方剂应用：济生肾气丸。

中成药选用：桂附地黄丸、济生肾气丸、五子衍宗丸。

3. 用药注意　采用急则治标、缓则治本的治疗原则。服药后症状没有改善，应尽快到医院就诊。谨防个别中药的肾毒性，如马兜铃、益母草等。对癃闭伴高血钾的病人，应慎用含钾高的中药，如牛膝、杏仁、桃仁等。

4. 健康指导　锻炼身体，增强抵抗力，生活有规律，避免久坐少动。保持心情舒畅，消除外邪入侵和湿热内生的有关因素，如过食肥甘、辛辣、醇酒，或忍尿，纵欲过度等。

（十五）阳痿

1. 概述　阳痿是指成年男子性交时，由于阴茎痿软不举，或举而不坚，或坚而不久，无法进行正常性生活的病症。但对因为临时发热、过度劳累、情绪反常、外伤等因素造成的一时性阴茎勃起障碍，不能视为病态。

根据本病的临床特点，西医学中各种功能及器质性疾病造成的阳痿，可参照本部分内容辨证。

2. 辨证论治

（1）心脾两虚

症状：阳痿不举，或举而不坚，心悸，失眠多梦，神疲乏力，心绪不宁、面色萎黄，食少纳呆，腹胀便溏；舌淡，苔薄白，脉细弱。

治法：补益心脾。

方剂应用：归脾汤加减。

中成药选用：归脾丸、安神健脑液。

（2）肾阳不足

症状：阳事不举，或举而不坚，精薄清冷，神疲倦怠，畏寒肢冷，面色㿠白，头晕耳鸣，腰膝酸软，夜尿清长；舌淡胖，苔薄白，脉沉细。

治法：温肾壮阳。

方剂应用：右归丸或赞育丸加减。

中成药选用：桂附地黄丸、济生肾气丸。

（3）肝郁不舒

症状：阳痿不举，或举而不坚，心情抑郁，嗳气频作，胸胁胀痛，脘闷不适，食少便溏；舌苔薄白，脉弦。

治法：疏肝解郁。

方剂应用：逍遥散加减。

中成药选用：逍遥丸、加味逍遥丸、解郁安神颗粒、柴胡舒肝丸。

（4）惊恐伤肾

症状：阳痿不举，心悸易惊，胆怯多疑，夜多噩梦，常有被惊吓史；舌质淡，苔薄白，脉弦细。

治法：益肾宁神。

方剂应用：启阳娱心丹或大补元煎加减。

中成药选用：六味地黄丸、龙牡固精丸。

3. 用药注意　阳痿不都是虚证，用补益药时，注意辨清虚实真假，辨清虚证的实质和具体病位，不应滥用温补之品，应水中补火，或补中有清，淡盐水送服补肾药。重视肝郁在阳痿发病中的重要性，服药的时候注意调畅情志。

4. 健康指导　节制性欲，调畅情志，怡悦心情，防止精神紧张。不应过食醇酒肥甘，避免湿热内生，壅塞经络，造成阳痿。积极治疗易造成阳痿的原发病。

（十六）郁证

1. 概述　郁证是由于情志不舒畅、气机郁滞所致引起的一类病症。

临床表现主要为情绪不宁、情志抑郁、喜哭易怒、失眠、胸胁胀痛，或咽中有异物梗塞等各种症状。

西医学是以神经衰弱、癔症、抑郁症及焦虑症、更年期综合征等为临床表现。

2. 辨证论治

（1）肝气郁结

症状：精神抑郁，情绪不宁，烦躁易怒，胸胁胀痛，痛无定处，胸闷嗳气，喜太息，腹胀纳呆，大便或秘或泻，女子月事不行；苔薄腻，脉弦。

治法：疏肝解郁，理气畅中。

方剂应用：逍遥散或者柴胡疏肝散加减。

中成药选用：逍遥丸（丹栀逍遥丸）、越鞠丸、柴胡舒肝丸。

（2）痰气郁结

症状：咽中如有物梗，吞之不下，呕之不出。胸肋不适，胸膈疼痛，苔白而腻，脉弦滑。

治法：行气开郁，化痰散结。

方剂应用：半夏厚朴汤加减。

中成药选用：疏肝平胃丸、二陈丸合胃苏颗粒。

（3）心脾两虚

症状：头晕健忘，失眠多梦，心悸怔忡，神疲乏力，食少纳呆，便溏出血，或皮下紫斑；舌淡，脉细弱。

治法：健脾养心，补益气血。

方剂应用：归脾汤加减。

中成药选用：归脾丸、人参归脾丸。

3. 用药注意　应注意严格掌握好用量，在服药期间不能与其他药物一起使用，行气通利药，孕妇须忌用或者慎用，老年人、体弱病人须慎用。郁证主要由精神因素引起，精神治疗对于本证具有重要意义。

4. 健康指导　加强饮食调养，晚餐不宜过饱，宜进食清淡、易消化、富含有营养价值的食物，忌食辛辣及油腻等刺激性食物，保持心情舒畅。

（十七）虚劳

1. 概述　虚劳又称虚损，是以脏腑功能衰退，气血阴阳亏损、日久不复为主要病机，以五脏虚证为主要临床表现的多种慢性虚弱证候的总称。

西医学中多个系统的多种慢性消耗性和功能衰退性疾病，出现类似虚劳的临床表现时，均可参照本部分内容辨证论治。

2. 辨证论治

（1）气虚

症状：神疲乏力，少气懒言，声音低微，头晕神疲，肢体无力，自汗，不思饮食，活动后诸症加重；舌质淡，苔薄白，脉细软弱。

治法：益气补虚。

方剂应用：四君子汤加减。

中成药选用：玉屏风颗粒、补中益气丸、参芪片。

（2）血虚

症状：面色淡黄或淡白无华，头晕眼花，肌肤粗糙，手足发麻，口唇、爪甲色淡，妇女月经量少；舌质淡红苔少，脉细。

治法：补血养肝。

方剂应用：四物汤加减。

中成药选用：当归补血口服液、八珍颗粒、十全大补丸。

（3）阳虚

症状：畏寒怕冷，四肢不温，汗出，神疲乏力，精神不振，面色苍白，大便溏薄，小便清长；舌淡而胖，或有齿痕，脉沉而无力。

治法：补阳温中。

方剂应用：附子理中汤加减。

中成药选用：济生肾气丸、四神丸。

（4）阴虚

症状：形体消瘦，口燥咽干，潮热颧红，五心烦热，盗汗，小便短黄，大便干结，舌质红、舌面少津，苔少或无苔，脉细数。

治法：养阴生津。

方剂应用：沙参麦冬汤加减。

中成药选用：六味地黄丸、大补阴丸、河车大造丸。

（5）阴阳两虚

症状：不耐寒热，头晕，神疲乏力，口渴，自汗盗汗，舌质淡、舌面少津，苔白，脉沉细或沉细数。

治法：阴阳双补。

方剂应用：桂附地黄丸加减。

中成药选用：桂附地黄丸、薯蓣丸。

3. 用药注意　虚劳是多种慢性衰弱性证候之一，要辨清虚证的实质和具体病位，分别采用益气、养血、滋阴、温阳的治法，并结合五脏病位的不同而选药，加强针对性。用药时，注意气血同源，阴阳互根，五脏相关。对于虚实夹杂兼外感的，应补中有泻，补泻兼施。注意脾胃功能，补益药易滋腻碍脾，应加入醒脾药，使补而不滞。补益药宜慢火久煎，服药时间以空腹或饭前最佳，但急症不受此限。

4. 健康指导　应注意避风寒，熬夜及受寒，注意不要劳累过度，以及不要进行房事，生活饮食作息要有规律，保持心情舒畅，根据自身体力情况，适当锻炼身体，增强体质。忌辛辣、生冷、油腻之品。

（十八）痹证

1. 概述　痹证是指人体经络因受风、寒、湿、热等引起的肢体关节及肌肉酸痛、麻木、重着而痛，屈伸不利，以及关节肿大灼热变形等为主症的一种临床表现。

西医学是以风湿性关节炎、类风湿关节炎、骨性关节炎、痛风等为临床表现。

2. 辨证论治

（1）行痹

症状：肢体关节酸痛，痛无定处，疼痛游走，屈伸不利，偶见恶风发热，舌苔白而薄，脉浮。

治法：祛风通络，散寒除湿。

方剂应用：防风汤加减。

中成药选用：九味羌活丸、风湿骨痛片。

（2）痛痹

症状：肢体关节疼痛，或冷痛，或刺痛，遇寒则痛，得热则减，关节麻木拘挛，屈伸不利。

治法：散寒通络，祛风除湿。

方剂应用：乌头汤加减。

中成药选用：小活络丸、寒湿痹冲剂。

（3）尪痹

症状：痹证日久不愈，肌肉、关节刺痛、活动不利，关节肿大僵硬、畸形，甚则肌肉萎缩，筋脉拘急，肘膝不伸，或以尻代踵，以背代头，伴腰膝酸软，骨蒸潮热，自汗、盗汗；舌红或淡，脉细数。

治法：化痰祛瘀，滋养肝肾。

方剂应用：桃红饮合独活寄生汤加减。

中成药选用：独活寄生丸、尪痹颗粒或尪痹片、益肾蠲痹丸。

（4）着痹

症状：肢体关节疼痛或剧痛，筋脉拘急，重着而痛，肿大，手足笨重，关节活动不便，肌肉麻木；舌红，苔多白而腻，脉濡滑。

治法：除湿通络，祛风散寒。

方剂应用：薏苡仁汤加减。

中成药选用：湿热痹颗粒。

3. 用药注意　有毒中药，如附子、乌头、马钱子、雷公藤等，需要注意，内服谨慎，不宜多服、久服，需要特殊煎煮按规定煎煮，出现中毒反应，立即停服并送医院按药物中毒急救处理。注意止痛药的应用，祛风药物多辛香温燥，用药中病即止，阴血不足者当慎用；清热消肿止痛药多苦寒，脾胃虚寒者慎用；活血化瘀止痛药易耗血动血，有出血倾向者慎用，孕妇禁用；补虚止痛药，对于脾虚便溏者，配伍健脾助运药；搜风止痛药辛温且作用峻猛，有一定毒性，不宜久服，应中病即止。

4. 健康指导　在饮食方面，需食用含有营养价值多、容易消化的食物；在居住方面应防寒、防潮、防湿，保持房屋干净、清洁、暖和；多加强自身锻炼，增强体质，有利于提高机体对病邪的防御能力。行走不便者，应防止跌仆，以免发生骨折。长期卧床者，还要经常变换体位，防止褥疮发生。

（十九）中暑

1. 概述　中暑指在夏天酷暑炎热之季，因暴日劳作，暑热内袭或炎暑挟湿伤人，骤然高热、出汗、神昏、嗜睡，甚则躁扰抽搐的病证。

西医学的中暑和高温损害（热痉挛、热衰竭）等，可参考此内容辨证论治。

2. 辨证论治

（1）阳暑

症状：壮热，汗多，心烦，面赤，胸闷，口渴喜饮，头昏目眩，或兼见恶寒；舌红少津，脉洪大。

治法：清热生津。

方剂应用：白虎汤加减。

中成药选用：清暑益气丸、清暑解毒颗粒。

（2）阴暑

症状：发热恶寒，头重身痛，无汗，胸闷，神疲倦怠，或胸脘痞满；苔薄黄，脉弦细。

治法：解表散寒，祛暑化湿。

方剂应用：香薷饮加减。

中成药选用：藿香正气软胶囊、十滴水。

3. 用药注意　服药后症状没有缓解，中暑吐泻严重或者出现四肢厥冷、脉微欲绝者应立即送医院就诊。特殊人群用药在医生指导下，严格按照用法用量服用，中病即止，不宜长时间服用。

4. 健康指导　中暑以防为主，尽量避免受到阳光的直接暴晒。工作和生活环境要遮阳通风降温，尽可能把工作地点转移到阴凉的地方。增加饮水，及时补充出汗带走的水分。饮适量的凉茶，多吃水果；多饮冬瓜汤、苦瓜汤之类的降暑食物。

【同步练习】

一、A 型题（最佳选择题）

1. 风寒感冒的最佳方剂是

A. 玉屏风散　　　　B. 杏苏散　　　　C. 银翘片　　　　D. 荆防败毒散

E. 清瘟解毒丸

本题考点：风寒感冒宜清热宣肺解表，宜用银翘散、感冒清热颗粒。

2. 病人胃痛暴作，恶寒喜暖，得温痛减，口吐清水；苔薄白，脉弦紧。证属

A. 寒凝气滞　　　　B. 食滞胃痛　　　　C. 肝气犯胃　　　　D. 肝胃郁热

E. 脾胃虚寒

本题考点：病人胃痛暴作，恶寒喜暖，得温痛减，口吐清水；苔薄白，脉弦紧。证属寒凝气滞。

二、B 型题（配伍选择题）

（3—4 题共用备选答案）

A. 风寒头痛　　　　B. 风热头痛　　　　C. 肝阳上亢　　　　D. 瘀血阻络

E. 气血亏虚

3. 头痛时作，痛连项背，恶风畏寒，遇风尤剧，口不渴；苔薄白，脉浮紧。证属

4. 头痛而眩，心烦易怒，夜寐不宁，或兼胁痛，面红口苦；苔薄黄，脉弦有力。证属

本题考点：头痛时作，恶风畏寒、脉浮数是风寒头痛的辨证要点。头痛、心烦易怒、脉弦而有力是肝阳上亢的辨证要点。

（5—7 题共用备选答案）

A. 八正散　　　　B. 石韦散　　　　C. 无比山药丸　　　　D. 小蓟饮子

E. 沉香散

5. 石淋宜选用的内服方是

6. 劳淋宜选用的内服方是

7. 热淋选用的内服方是

本题考点：石淋选用石韦散，劳淋选用无比山药丸，热淋选用八正散。

三、C 型题（综合分析选择题）

（8—10 题共用题干）

某男，55 岁，有糖尿病史，口渴引饮，能食与便溏并见，精神不振，四肢乏力；舌质淡，苔薄白，脉细弱。

8. 根据临床表现，该病人的中医辨证是

A. 胃火炽盛　　　　B. 肾阴亏虚　　　　C. 阴阳两盛　　　　D. 脾胃气虚

E. 肝火上扰

9. 根据辨证结果，应采用的治法是

A. 清胃泻火　　　　B. 滋养肾阴　　　　C. 健脾益气　　　　D. 清肝泻火

E. 阴阳双补

10. 根据治法，应用的方剂是

A. 参苓白术丸加减　　　　　　　　B. 金匮肾气丸加减

C. 白虎汤加减　　　　　　　　　　D. 杞菊地黄丸加减

E. 龙胆泻肝丸加减

本题考点：口渴引饮，能食与便溏并见，精神不振，四肢乏力，舌淡苔薄，脉细弱是脾胃气虚的消渴。治法健脾益气，选用参苓白术丸加减。

　　参考答案：1. C　2. A　3. A　4. C　5. B　6. C　7. A　8. D　9. C　10. A

三、中医外科病症的辨证论治

【复习指导】本部分内容较多，了解不同外科病症的概念、特点及西医学相关疾病；掌握其对应的症状、治法、方剂应用和中成药选用，此为历年常考知识点，但题目分值相对较少。

（一）疖疮

1. 概述 疖疮一般可见于肌肤浅表部位且范围相对较小，是一种急性化脓性疾病。因其病因、证候的不同，又被分为有头疖、无头疖、蝼蛄疖及疖病。此病肿势局限，直径范围多数小于3 cm，凸起根浅，色红且伴随灼热感和疼痛感，具有易脓、易溃、易敛等特性。一般多发生于夏季，身体任何部位均可发生，尤以头面、背部、腋下为主。

疖、头皮穿凿性脓肿、急性淋巴管炎等西医学疾病可参考本病辨证论治。

2. 辨证论治

（1）**热毒蕴结**

症状：常发于项后发际、背部、臀部。病情较轻者，疖肿有1～2个，病情较重者，疖肿数量较多，或可散发至全身，或簇集于一处，或此愈彼起；伴随有发热、口干、尿黄、便秘等症状；苔黄，脉数。

治法：清热解毒。

方剂应用：五味消毒饮合黄连解毒汤加减。

中成药选用：连翘败毒丸、伤疖膏、金花消痤丸。

（2）**湿毒瘀结**

症状：多发于夏秋季节，全身任何部位可见。局部皮肤出现红肿结块，灼热疼痛，且随着肿势逐步地增大，形成脓栓或破溃，疼痛更加剧烈。伴随有发热、口干、便秘、尿黄等症状；舌苔黄腻，脉滑数。

治法：清热利湿，解毒透脓。

方剂应用：仙方活命饮合透脓散加减。

中成药选用：牛黄醒消丸、当归苦参丸。

3. 用药注意 本病治疗的基本原则为清热解毒，暑疖另须清暑化湿。疖病大多具有虚实夹杂的特性，须同时选用扶正固本和清热解毒的药物，另须健脾和胃或清热养阴，并且应当坚持治疗，以减少病情的复发；针对同时伴随有消渴病的慢性病病人，必须积极配合治疗相关的其他疾病。

4. 健康指导

（1）注意卫生，勤洗澡，勤换衣物和被褥，积极参与体育锻炼，增强体质。

（2）忌烟酒、辛辣助火之物，鱼腥等发物及肥甘厚腻之品，饮食宜清淡。

（3）疖疮表面一般宜用清水清洗，不宜挤压，若皮肤表面破溃，须及时到医院就诊。

（二）乳癖

1. 概述 乳癖指乳腺组织的既非炎症也非肿瘤的良性增生性疾病，具有单侧或双侧乳房疼痛并伴有肿块的特点。一般情况下，乳痛和肿块与月经的周期及情志的变化有着密切的联系。本病一般发生于25～45岁的中青年妇女，其发病率占乳房疾病的75%，是临床上最常见的乳房疾病。

西医学疾病乳腺增生可参考本病辨证论治。

2. 辨证论治

(1) 肝郁痰凝

症状：多见于青壮年妇女，乳房肿块，质韧不坚，胀痛或刺痛，随喜怒消长；伴有胸闷胁胀，善郁易怒，失眠多梦，心烦口苦；苔薄黄，脉弦滑。

治法：疏肝解郁，化痰散结。

方剂应用：逍遥蒌贝散加减。

中成药选用：乳核散结片、乳疾灵颗粒、乳癖消片（胶囊、颗粒）。

(2) 冲任失调

症状：多见于中年妇女，乳房肿块月经前加重，经后缓减；乳房疼痛较轻或无疼痛；伴有腰酸乏力，神疲倦怠，月经失调，量少色淡，或闭经；舌淡，苔白，脉沉细。

治法：调摄冲任。

方剂应用：二仙汤合四物汤加减。

中成药选用：乳增宁胶囊、乳癖消片合加味逍遥丸。

3. 用药注意　止痛与消块是治疗本病之要点。根据具体情况进行辨证论治。针对长期服用药物的病人，肿块并未消除，反而增大，且质地较硬，边缘不清，甚至有恶化的可能，应考虑进行手术切除。

4. 健康指导

(1) 保持心情愉悦及稳定的情绪。

(2) 对脂肪类食物的摄入进行适当的控制，不宜过多食用。

(3) 对月经失调等妇科疾患和其他内分泌疾病进行及时治疗。

(4) 对于高发病的人群，须足够重视并定期进行检查。

(三) 痤疮

1. 概述　痤疮一般可见于面部、颈部、胸背部的毛囊、皮脂腺的慢性炎症性的皮肤病，具有颜面和胸背发生针尖或米粒大小的丘疹的特点，有时可见黑头、脓疱、结节甚至囊肿等症状。青春期多发。

西医学疾病慢性毛囊炎、皮脂腺炎可参考本病辨证论治。

2. 辨证论治

(1) **肺经风热**

症状：症见颜面细小的红色丘疹，或黑头，或白头粉刺，多于额头出现，有时伴有瘙痒感，鼻翼两侧皮肤或发红，或脱屑，或油腻，同时伴有口干，大便秘结，尿黄；苔薄且黄，舌红，脉弦滑。

治法：宣肺清热。

方剂应用：枇杷清肺饮加减。

中成药选用：黄连上清丸。

(2) **胃肠湿热**

症状：症见颜面、胸面与背面出现较大的红色丘疹，甚至出现结节性脓疱，痒甚。伴随身体困乏，饮食不佳，口干尿赤、便秘、白带多；苔黄且腻，舌红，脉弦数或滑数。

治法：清热利湿解毒。

方剂应用：茵陈蒿汤加减。

中成药选用：防风通圣丸、清痤丸。

（3）痰湿瘀滞

症状：症见反复发作且病程较长的颜面或胸背面均有较多的结节和囊肿，或见遗留瘢痕、色素沉淀，或见如米粒般丘疹出现在皮下组织，一般呈暗红色或皮肤本色。伴随口臭口干、心烦尿黄、大便干结等症状；苔黄舌红，脉滑。

治法：祛湿化痰，祛瘀散结。

方剂应用：二陈汤合桃红四物汤加减。

中成药选用：当归苦参丸、连翘败毒丸。

3. 用药注意　本病症所选用中成药属孕妇禁用或慎用，儿童、年老体弱及有其他严重慢性病者应在医师指导下服用，且均不宜长期服用。此类药物性寒凉，在服药期间不宜同时服用滋补性或温热性中药，脾胃虚寒者慎用。

4. 健康指导

（1）忌烟酒、辛辣、油腻及腥发食物。

（2）多使用温水清洁面部，切记不能用冷水，以免堵塞毛孔，加重病情。

（3）禁止用手挤压，以免炎症扩散，愈后留痕。

（四）瘾疹

1. 概述　瘾疹指皮肤出现红色或者苍白色的风团，时隐时现的具有一定的瘙痒性及过敏性的皮肤病。其特点是皮肤上出现瘙痒性风团，发无定处，骤起骤退，退后不留痕迹。本病可以发生于任何年龄和季节。

西医学疾病荨麻疹可参考本病辨证论治。

2. 辨证论治

（1）胃肠湿热

症状：风团片大、色红、瘙痒剧烈；发疹的同时伴脘腹疼痛，恶心呕吐，神疲纳呆，大便秘结或泄泻；舌质红，苔黄腻，脉弦滑数。

治法：疏风解表，通腑泄热。

方剂应用：防风通圣散加减。

中成药选用：防风通圣丸。外用三黄洗剂或清油调敷。

（2）风热犯表

症状：风团鲜红，灼热剧痒，遇热加重，得冷则减；同时伴随有发热，恶寒，咽喉肿痛等症状；舌红，苔薄白或苔薄黄，脉浮数。

治法：疏风清热，止痒。

方剂应用：消风散加减。

中成药选用：消风止痒颗粒。

3. 用药注意　上述中成药，孕妇慎用，儿童、哺乳期妇女、年老体弱者应在医师指导下用药；若出现不良反应或其他不适症状，须及时停药到医院就诊。

4. 健康指导

（1）禁用或禁食某些对机体过敏的药物或食物，避免接触致敏物品，和各种外界刺激，禁止过度抓挠，以防加重病情。

（2）忌食鱼腥虾蟹、辛辣、葱、酒等。

（3）注意气温变化，自我调摄寒温，加强体育锻炼。

（五）痔疮

1. 概述 痔疮指直肠末端黏膜下的静脉丛和肛管皮下的静脉丛发生扩大曲张，导致柔软静脉团形成或肛管下端皮下血栓形成或增生的结缔组织。一般因发病部位的不同，具体分为内痔、外痔和混合痔。其中，内痔一般发生于肛门齿状线以上的部位，为直肠末端黏膜下的痔内静脉丛扩大曲张和充血而导致的柔软静脉团；外痔一般发生于齿状线以下的部位，或因痔外静脉丛的扩大曲张，或因痔外静脉丛的破裂，或因反复发炎导致纤维增生等发生的疾病；而混合痔一般是同一方位的内痔和外痔的静脉丛曲张、相通吻合，使得内痔和外痔形成一个完整体的疾病。

西医学疾病痔疮可参考本病辨证论治。

2. 辨证论治

（1）内痔

①肠风下血

症状：大便带血、滴血、喷射状出血，色鲜红，大便秘结或伴有肛门瘙痒；舌红，苔薄黄，脉数。

治法：清热凉血祛风。

方剂应用：凉血地黄汤合润肠汤加减。

中成药选用：槐角丸。

②湿热下注

症状：大便出血，色鲜红，量较多，肛内肿物向外脱落，且能自行回纳，肛门具有灼热感，重坠不适；苔黄腻，脉弦数。

治法：清热利湿止血。

方剂应用：脏连丸加减。

中成药选用：地榆槐角丸。外用化痔栓。

③气滞血瘀

症状：肛门内的肿物脱出，甚或嵌顿，肛管缩紧，坠胀并伴有疼痛感，甚至在内部形成血栓，肛缘水肿，触之疼痛感明显；舌红，苔白，脉弦细涩。

治法：清热利湿，行气活血。

方剂应用：止痛如神汤加减。

中成药选用：马应龙麝香痔疮膏（外用）。

④脾虚气陷

症状：肛门松弛，内痔向外脱出且不能自行回纳，须用手进行回纳。大便出血，色鲜或淡；伴随有头晕、气短、面色少华、神疲自汗、纳少、便溏等症状；舌淡，苔白，脉细弱。

治法：补中益气，升阳举陷。

方剂应用：补中益气汤合四物汤加减。

中成药选用：补中益气颗粒（丸、合剂）。

（2）外痔

①气滞血瘀

症状：肛缘肿物突起，呈暗紫色，疼痛剧烈难忍，肛门坠胀；伴随有口干、便秘等症状；舌紫，苔黄，脉弦涩。

治法：活血化瘀，行气通便。

方剂应用：桃仁承气汤合活血散瘀汤加减。

中成药选用：消痔软膏（外用）、槐角丸。

②**湿热下注**

症状：大便后，肛缘肿物隆起且不缩小，坠胀感明显，甚至伴随有灼热疼痛感；另有便秘、尿黄等症状；舌红，苔黄腻，脉滑数。

治法：清热利湿，活血散瘀。

方剂应用：萆薢化毒汤合活血散瘀汤加减。

中成药选用：马应龙麝香痔疮膏（外用）、痔疮胶囊。

（六）跌打损伤

1. 概述　跌打损伤，指由外伤所致肌肤、关节活动功能障碍，局部瘀血疼痛或出现紫斑的病症。其特点为局部疼痛、肿胀、活动功能障碍及局部皮肤青紫瘀斑等。

西医学疾病的各种锐器伤、运动损伤等均可参考本病辨证论治。

2. 辨证论治

（1）**气滞血瘀**

症状：病人伤后局部剧烈疼痛，并伴有肿胀、发热，压痛感明显，活动受限，不能正常进行俯仰、转侧等动作；舌质红暗或有瘀斑，苔黄腻，脉数或弦。

治法：行气止痛，活血祛瘀。

方剂应用：前期顺气活血汤加减，后期疏风养血汤或舒筋活血汤加减。

中成药选用：活血止痛散、舒筋活血丸。外用麝香壮骨膏、云南白药膏、红药气雾剂。

（2）**瘀血阻络**

症状：伤后疼痛，关节运动不利，伤处附近酸软乏力，并伴有发热，心悸，筋脉拘急；舌紫，苔白，脉涩或弦。

治法：活血止痛，舒筋活络。

方剂应用：舒筋活血汤合身痛逐瘀汤加减。

中成药选用：云南白药胶囊、七厘散、活血止痛胶囊。

（3）**风寒湿瘀**

症状：一般表现为肢体怕冷、腰部酸软、关节屈伸不利，随天气变化而疼痛不定，急性发作时疼痛加剧，多具不同程度的慢性外伤史；舌偏暗淡，苔白腻，脉细或涩。

治法：补益肝肾，温经通络。

方剂应用：独活寄生汤或补肾壮筋汤加减。

中成药选用：独活寄生丸、养血荣筋丸。外用狗皮膏、麝香壮骨膏。

3. 用药注意　在使用外用药物之前，必须清洁创伤面；本病症所用药物大部分具有活血化瘀之功效，故孕妇慎用；因某一部分中成药里面含有兴奋剂成分，故运动员慎用。可适当配合热敷和熏洗等方法，皮肤过敏者，应立即停用。

4. 健康指导

（1）伤后及时用药，不能拖延治疗，以防止瘀血阻滞筋脉。

（2）服药期间，忌食辛辣、鱼类、酸冷等食物。

（3）初期应减少活动，避免居住在潮湿地方，后期稍加活动，并结合补益药与活血药共用，方能达到最好疗效。

【同步练习】

一、A 型题（最佳选择题）

1. 某男，39 岁，肛内肿物脱出，肛管紧缩，坠胀疼痛，触痛明显；舌质暗红，苔薄白，脉细涩，中医辨证为内痔之气滞血瘀证，治宜选用的方剂是

A. 止痛如神汤　　　　B. 凉血地黄汤　　　　C. 补中益气汤　　　　D. 桃仁承气汤

E. 四妙勇安汤

本题考点：本题考查内痔气滞血瘀症状表现所对应的方剂应用。

2. 某男，28 岁，患痤疮，症见面部粟疹累累，色红，疼痛，时有脓包，口干渴，大便秘结，小便短赤；舌质红，苔薄黄，脉弦滑。治宜选用的方剂是

A. 二陈汤　　　　　　B. 枇杷清肺饮　　　　C. 茵陈蒿汤　　　　D. 防风通圣散

E. 桃红四物汤

本题考点：本题考查痤疮肺经风热症状表现所对应的方剂应用。

3. 某男，23 岁。颜面、胸背痤疮，多时散发于全身，有时聚集于一处，此愈彼起，十分痛苦，常伴有皮肤油腻，口渴，尿黄，便秘；舌红苔黄腻，脉滑数，治宜选用的中成药是

A. 清胁丸　　　　　　B. 银翘解毒片　　　　C. 连翘败毒片　　　　D. 湿毒清胶囊

E. 防风通圣丸

本题考点：本题考查痤疮胃肠湿热症状表现所对应的中成药选用。

4. 某男，19 岁，面部粟疹累累，疼痛，色红，部分有脓疱，口渴，大便秘结，小便短赤，舌质红，苔薄黄，脉弦滑。应选用的中成药是

A. 黄连上清丸　　　　B. 牛黄解毒丸　　　　C. 当归苦参丸　　　　D. 牛黄清心丸

E. 防风通圣丸

本题考点：本题考查痤疮肺经风热症状表现的中成药选用。

二、B 型题（配伍选择题）

（5—6 题共用备选答案）

A. 防风通圣散　　　　B. 清暑汤　　　　　C. 五味消毒饮　　　　D. 五神汤

E. 仙方活命饮

5. 热毒蕴结型疮疖宜选用的内服方是

6. 湿毒瘀结型疮疖宜选用的内服方是

本题考点：本题考查疮疖各症状分别对应的方剂的应用。

参考答案：1. A　2. B　3. E　4. A　5. C　6. E

四、中医妇科病症的辨证论治

（一）月经不调

【复习指导】本部分内容不多，历年常考。熟悉月经不调的概念及分类，掌握辨证论治中对应的症状、治法、方剂应用和中成药选用，了解月经不调的用药注意。

1. 概述　月经不调是指育龄期非妊娠妇女异常子宫出血，表现为月经周期、经期或经量异常的一类病症，包括月经先期、月经后期、月经先后无定期、月经过多、月经过少、

经期延长六个病症。月经先期是指月经周期提前 7 天以上，甚至 10 天左右一行者，连续 3 个周期以上者；月经后期是指周期延长，月经周期延后 7 天以上，甚至 3～5 个月一行者；月经先后无定期是指月经不按正常周期来，有时提前、有时推后 7 天以上者；月经过多是指每次行经血量较平常明显增多者；月经过少是指每次行经血量较平时明显减少，或行经时间缩短至 1～2 天，经量亦少者；经期延长是指行经持续时间超过 7 天以上，甚至淋漓 2 周方净者。

西医学育龄期非妊娠妇女异常子宫出血，包括功能失调性子宫出血（有排卵型或无排卵型）、子宫肌瘤、子宫腺肌病、人工流产术后子宫内膜损伤、放置宫内节育器后月经期、量异常等，在做出鉴别诊断的同时，如果没有手术指征可参照本病辨证论治。

2. 辨证论治

（1）**月经先期**

①肾气虚

症状：经期提前，经量或多或少，色淡暗，质清稀；腰膝酸软，头晕耳鸣，小便频数，面色晦暗或有暗斑；舌淡暗，苔薄白，脉沉细。

治法：补肾益气，固冲调经。

方剂应用：固阴煎。

中成药选用：金匮肾气丸。

②肝经郁热

症状：月经周期提前，量多或少，经色紫红，质稠有块；经前乳房、胸胁、少腹胀满疼痛，烦躁易怒，口苦咽干；舌红，苔薄黄，脉弦数。

治法：解郁疏肝，清热调经。

方剂应用：丹栀逍遥散加减。

中成药选用：加味逍遥丸（口服液）。

（2）**月经后期**

①肾虚血少

症状：经期延后，量少，色淡，质稀；头晕气短，腰膝酸软，性欲淡漠，小腹隐痛，喜嗳气，喜按，大便溏泻，小便清长；舌淡，苔白，脉沉迟无力。

治法：温肾助阳，养血调经。

方剂应用：当归地黄饮加减。

中成药选用：乌鸡白凤丸（胶囊）。

②气滞血瘀

症状：经行延后，量少，色暗红有块；小腹胀满，或胸胁乳房胀痛不适，精神抑郁，时欲太息；舌质正常或略暗，苔白，脉弦。

治法：行气开郁，和血调经。

方剂应用：乌药汤加减。

中成药选用：七制香附丸、活血调经丸。

（3）**月经先后无定期**

①肾虚

症状：经行或少或后，量少，色淡，质清稀；伴面色晦暗，头晕耳鸣，腰膝酸痛，小腹空坠，小便频数；舌淡，苔薄，脉沉细弱。

治法：补肾益精，固冲调经。

方剂应用：固阴煎加减。

中成药选用：女金丸、乌鸡白凤丸、参桂鹿茸丸。

②肝郁

症状：月经提前或延后，经量或多或少，色暗红有块；胸胁乳房胀满，嗳气食少；舌质正常或略暗，舌苔薄白或薄黄，脉弦。

治法：疏肝理脾，和血调经。

方剂应用：逍遥散加减。

中成药选用：妇科十味片、妇科养坤丸。

3. 用药注意　临床上常有寒热错杂、虚实兼夹者，治疗应分清轻重主次和标本缓急，或寒热并用，或攻补兼施。经期用药，须慎用大寒大热、辛温动血或过于收涩之药，经后慎用猛攻峻伐、辛散香燥之品。孕妇禁用。

4. 健康指导　注意经期保暖，应少食辛辣，忌寒冷刺激的食物；注意休息，减少疲劳，加强营养，增强体质，控制剧烈的情绪波动，保持心情愉快。

（二）痛经

【复习指导】本部分内容简单，熟悉痛经的概念及西医的疾病，掌握其辨证论治中对应的症状、治法、方剂应用和中成药选用，了解痛经的用药注意及健康指导。

1. 概述　痛经指经期及经期前后发生的腹痛，由气滞、血瘀、寒湿凝滞、气血虚弱等所致。

西医学盆腔炎性疾病后遗症、子宫内膜异位症、子宫腺肌病、子宫内膜息肉、黏膜下子宫肌瘤、宫腔粘连、宫颈狭窄、子宫畸形、宫内异物等引起的月经期疼痛，多发生于育龄期妇女。

2. 辨证论治

（1）**气滞血瘀**

症状：经前或经期小腹胀痛拒按，经血量少，行而不畅，血色紫暗有块，块下痛暂减；乳房胀痛，胸闷不舒；舌质紫暗或有瘀点，脉弦。

治法：理气行滞，化瘀止痛。

方剂应用：膈下逐瘀汤（加减）。

中成药选用：益母草膏、调经活血片。

（2）**阳虚内寒**

症状：经期或经后小腹冷痛，喜按，得热则舒；经量少，经色暗淡；腰腿酸软，小便清长；舌淡胖、苔白润。

治法：温经扶阳，暖宫止痛。

方剂应用：温经汤加减。

中成药选用：少腹逐瘀丸、痛经丸。

3. 用药注意　伴有月经过多，或有盆腔炎、子宫肌瘤继发性痛经者，应在医师指导下用药；月经期间不宜服用利尿药；对月经周期不规律者不宜在月经来潮前口服中成药；缓解痛经药连续服用不宜超过5天；感冒发热者不宜服用；月经过多者禁用。

4. 健康指导　注意经前经期勿食生冷，勿碰冷水；不宜过度劳累和剧烈运动，生活起居有规律，注意保暖，适当休息；饮食宜清淡、易消化；忌辛辣及油腻等。

（三）崩漏

【复习指导】本部分内容不多，熟悉崩漏的概念及西医学疾病，掌握其辨证论治中对应的症状、治法、方剂应用和中成药选用。历年常考，但题目分值不多。

1. 概述 崩漏是指阴道大出血。妇女不在经期，阴道突然大量出血称为"崩"。来势缓并淋漓不断称为"漏"。两者互为因果，合称"崩漏"。

西医学的排卵障碍性异常子宫出血、无排卵障碍性异常子宫出血可参考本病治疗和处理。

2. 辨证论治

（1）**气血两虚**

症状：经血非时而下，量多如崩，淋漓不断，色淡质稀；神疲体倦，气少懒言，面色㿠白；苔薄白，脉细弱。

治法：补气养血，止血调经。

方剂应用：八珍汤加减。

中成药选用：乌鸡白凤丸、益气养血口服液。

（2）**脾不统血**

症状：气虚下陷，亡阳垂危，精神疲倦，血崩血脱，气血虚弱，手足不温，舌淡，苔白薄，脉细弱。

治法：补气升阳，止血调经。

方剂应用：举元煎合安冲汤。

中成药选用：归脾丸、人参归脾丸。

（3）**肝肾不足**

症状：肾阳不足，腰膝酸冷，精神不振，阳痿遗精，命门火衰，祛寒畏冷，大便溏薄，尿频而清；舌淡，苔白，脉细。

治法：温肾固冲，止血调经。

方剂应用：右归丸加减。

中成药选用：安坤赞育丸。

（4）**瘀血阻络**

症状：经前腹痛，经行不畅而有血块，色紫暗，或月经过多、淋漓不净或产后恶露不净，舌紫，脉涩。

治法：活血化瘀，止血调经。

方剂应用：桃红四物汤加减。

中成药选用：益母草颗粒。

3. 用药注意 清热固定汤剂宜偏凉服用，注意观察服药后阴道出血情况；服用活血化瘀、通利血脉之剂时，宜在餐前热服。肾阳虚弱者，治以补肾固冲，止血调经；肾阴亏虚、虚火内炽者，治宜滋肾养阴、止血调经。孕妇禁用；不宜与抗感冒药同用。

4. 健康指导 注重经期卫生，预防感染；饮食要丰富；勿过度操劳，保持心情舒畅；忌辛辣、生冷、活血、油腻等食物。

（四）带下过多

【复习指导】本部分内容熟悉带下过多的概念；掌握其对应的症状、治法、方剂应用和中成药选用，了解带下过多的用药注意和健康指导。

1. 概述　带下过多是指经期、产后瘀血未尽，手术后感染病史，从而导致带下量过多，颜色质地气味都发生异常，而且伴有全身局部的症状。

西医学的阴道炎、宫颈炎、内分泌功能失调（尤其是雌激素水平偏高）等疾病引起的阴道分泌物异常增多，可参照本病治疗。

2. 辨证论治

（1）**肾虚带下**

症状：带下量多，色白清冷，质稀薄，淋漓不断；腰酸如折，畏寒肢冷，小腹冷感，小便频数清长，夜间尤甚，大便溏薄；舌质淡润，苔薄白，脉沉迟。

治法：温肾培元，固涩止带。

方剂应用：内补丸加减。

中成药选用：妇宝颗粒。

（2）**湿热下注**

症状：带下量多，色黄或呈脓性，质黏稠，有臭气，外阴瘙痒；胸闷纳呆，口苦而腻，小腹疼痛，小便短赤；舌红，苔黄腻或厚，脉濡数。

治法：清利湿热止带。

方剂应用：止带方加减。

中成药选用：妇科千金片（胶囊）、白带丸。

（3）**脾虚湿盛**

症状：带下量多，色白或淡黄，质稀薄，无臭气，绵绵不断；神疲倦怠，面色㿠白或萎黄，四肢不温或浮肿，纳少便溏；舌淡苔白或腻，脉缓弱。

治法：健脾益气，升阳除湿。

方剂应用：完带汤。

中成药选用：千金止带丸。

3. 用药注意　带下过多以除湿为主，治脾宜升、宜燥、宜运；治肾宜补、宜涩、宜固；阴虚夹湿宜滋阴与清利兼施；湿热和热毒宜清、宜利；局部症状明显者宜配合外治法；孕妇慎用。

4. 健康指导　保持阴道清爽干净，勤换内裤，饮食要丰富，不宜食辛辣、油腻、生冷之品。

（五）绝经前后诸证

【复习指导】本部分内容熟悉绝经前后诸证的概念及西医学疾病；掌握其对应的症状、治法、方剂应用和中成药选用，了解其用药注意。

1. 概述　妇女在绝经前后，围绕月经紊乱或绝经，出现阵发性烘热汗出、五心烦热、烦躁易怒、情绪不稳、头晕耳鸣、心悸失眠、面浮肢肿、皮肤蚁行样感等症状，称为绝经前后诸证，亦称"经断前后诸证"。

西医学的"绝经综合征"，包括手术切除双侧卵巢、放射或药物损伤卵巢功能者，可参照本病治疗。

2. 辨证论治

（1）**阴虚火旺**

症状：绝经前后，月经紊乱，月经提前，量多或量少，或崩或漏，经色鲜红；头晕耳鸣，烘热汗出，五心烦热，腰膝、足跟疼痛，皮肤干燥瘙痒，口干，尿少便结；舌红少苔，脉细数。

治法：滋肾养阴，佐以潜阳。

方剂应用：左归丸合二至丸。

中成药选用：坤宝丸。

（2）**脾肾阳虚**

症状：绝经前后，经行量多，经色暗淡，或崩中漏下；面色晦暗，精神萎靡，腰膝酸痛，小便清长，大便稀溏；舌淡，苔薄白，脉沉细弱。

治法：温肾扶阳。

方剂应用：右归丸。

中成药选用：妇宁康片。

3. 用药注意　以肾为本，以平衡肾阴阳失调为主。绝经前后诸证治疗在于平调肾中阴阳，清热不宜过于苦寒，祛寒不宜过于温燥。

4. 健康指导　勿急躁，调整情绪；营养丰富，多食蔬菜与水果；饮食要清淡、易消化，不宜食辛辣、油腻、生冷等品。

【同步练习】

一、A 型题（最佳选择题）

1. 某女，36 岁。带下色白，量多稀薄，头晕目眩，耳鸣，腰膝酸软，小便频数，大便溏薄；舌质淡润，苔薄白，脉沉迟，其证候为

A. 痰湿　　　　　　B. 肝郁　　　　　　C. 脾虚　　　　　　D. 肾虚

E. 湿热

本题考点： 月经先后无定期（肾虚证）。经行或少或后，量少，色淡，质清稀；伴面色晦暗，头晕耳鸣，腰膝酸痛，小腹空坠，小便频数；舌淡，苔薄，脉沉细弱。

2. 患者，女，23 岁，未婚。近两年来每次月经提前 7～15 天，量少色淡质稀；腰膝酸软；舌淡暗，苔薄白，脉沉细，其诊断为

A. 月经先期肾气虚证　　　　　　　　B. 月经后期肾虚血少证

C. 月经过多血热证　　　　　　　　　D. 月经先后无定期肝郁证

E. 月经先期肝经郁热证

本题考点： 肾气虚证。经期提前，经量或多或少，色淡暗，质清稀，腰膝酸软，头晕耳鸣，小便频数，面色晦暗或有暗斑；舌淡暗，苔薄白，脉沉细。

二、B 型题（配伍选择题）

（3—4 题共用备选答案）

A. 左归丸　　　　　　　　　　　　　B. 温经汤

C. 完带汤　　　　　　　　　　　　　D. 固阴煎

E. 膈下逐瘀汤

3. 治疗痛经气滞血瘀证，宜选用的方剂是

本题考点： 治疗气滞血瘀的方剂是膈下逐瘀汤（《医林改错》）。

4. 治疗痛经阳虚内寒证，宜选用的方剂是

本题考点： 治疗阳虚内寒的方剂是温经汤（《金匮要略》）加附子、艾叶、小茴香。

(5—6题共用备选答案)

A. 逍遥散加减　　　　　　　　　　B. 内补丸加减

C. 固阴煎加减　　　　　　　　　　D. 调肝汤加减

E. 固冲汤加减

5. 某女，21岁。月经先期，量少，色淡质稀，腰膝酸软，头晕耳鸣，小便频数；舌质暗淡，苔薄白，脉沉细。应选用的方剂是

本题考点：月经先期（肾气虚证）的症状，周期提前，经量或多或少，色淡暗，质清稀；腰膝酸软，头晕耳鸣，面色晦暗或有暗斑；舌淡暗，苔薄白，脉沉细。肾气虚证应选用的方剂是固阴煎加减。

6. 某女，40岁。月经非时而下，量多如崩，色淡质稀，神疲体倦，面色萎黄；舌质淡，舌体胖，苔薄白，脉弱。应选用的方剂是

本题考点：崩漏（脾不统血证）的症状，经血非时而至，崩中暴下继而淋漓，血色淡而质薄；气短神疲，面色㿠白，或面浮肢肿，手足不温；舌质淡、苔薄白，脉弱或沉细。脾不统血证的方剂应用是固冲汤加减。

(7—8题共用备选答案)

A. 丹栀逍遥散　　　B. 圣愈汤　　　　C. 右归丸　　　　　D. 杞菊地黄丸

E. 固阴煎

7. 某女，35岁。月经提前，量少，色淡质稀，腰酸腿软，头晕耳鸣，小便频数。舌淡暗苔薄白，脉沉细。辨证为肾气虚证，治宜选用的方剂是

本题考点：月经先后无定期（肾虚证）的症状，经行或少或后，量少，色淡，质清稀；伴面色晦暗，头晕耳鸣，腰膝酸痛，小腹空坠，小便频数；舌淡，苔薄，脉沉细弱。肾虚证的方剂应用是固阴煎（《景岳全书》）。

8. 某女，18岁。月经提前，量多，经色紫红，质稠有块，经前乳房、少腹胀痛，烦躁易怒，口苦咽干。舌红苔黄，脉弦数。辨证为肝经郁热，治宜选用的方剂是

本题考点：月经先期（肝经郁热证）的症状是，月经周期缩短，经量或多或少，经色紫红，质稠有小块；经前乳房、胸胁少腹胀满疼痛，抑郁或烦躁，口苦咽干；舌红，苔薄黄，脉弦数。肝经郁热证的方剂应用是丹栀逍遥散（《内科摘要》）去煨姜、当归，加干地黄、炒香附。

三、X型题（多项选择题）

9. 月经不调主要包括

A. 月经先期　　　　　B. 月经后期　　　　　C. 月经过多　　　　　D. 月经过少

E. 月经先后不定期

本题考点：月经不调包括月经先期、月经后期、月经先后无定期、经期延长、月经过多、月经过少六个病症。

参考答案： 1. D　2. A　3. E　4. B　5. C　6. E　7. E　8. A　9. ABCDE

五、中医儿科病症的辨证论治

【复习指导】本部分内容简明，了解中医儿科相关病症的概念、特点及相关西医学病症；掌握其对应的症状、治法、方剂应用和中成药选用，历年常考，但题目分值较少。

（一）积滞

1. 概述　积滞一般指小儿内伤乳食，停聚于中焦，积聚且不易消化，气滞不畅所导致的一种常见的胃肠疾病。其主要表现为不思乳食，食而不化，脘腹胀满，嗳气酸腐，大便溏薄或秘结酸臭等。一般多见于婴幼儿。禀赋不足、脾胃虚弱、人工喂养及病后调理不当者更易罹患此证。

西医学疾病小儿消化不良可参考本病辨证论治。

2. 辨证论治

（1）乳食内积

症状：不思乳食，嗳腐酸败，呕吐食物或乳瓣；脘腹胀满且伴随疼痛，大便酸臭，烦躁啼哭，夜眠不安，手足心热；舌红，苔白厚或黄厚腻，脉象弦滑，指纹紫滞。

治法：消乳化食，和中导滞。

方剂应用：乳积者，选消乳丸加减；食积者，选保和丸加减。

中成药选用：小儿化食口服液、清热化滞颗粒、化积口服液、小儿消食片、保和颗粒（丸）。

（2）脾虚夹积

症状：面色萎黄，体形消瘦，神疲肢倦；不思乳食，食则饱满，腹胀喜按；大便稀溏酸腥，夹杂有乳瓣或不易消化的食物残渣等；舌淡，苔白腻，脉细滑，指纹淡滞。

治法：健脾助运，消食化滞。

方剂应用：健脾丸合异功散加减。

中成药选用：健胃消食片、小儿香橘丸、健脾丸、健脾消积颗粒。

3. 用药注意　本病治疗的基本原则为理气消食，化积行滞。若为实证的患儿，其主要治则为消食导滞，遇积滞化热者，佐以清热解积的相关药物；病症偏寒者，佐以温阳助运的相关药物。若为积滞较重或积热结聚的患儿，其主要治则为通腑导滞，攻下泻热，但此治则应做到中病即止，不能过度应用。若为虚实夹杂的患儿，宜做到消补兼施；对于积重而脾虚轻的患儿，宜做到消中兼补；若遇积轻而脾虚重的患儿，则宜做到补中兼消，以达到养正且食积自消的目的。若服药后，症状无改善，则应及时到医院就诊。本病的治疗，除内服药外，还有推拿及外治等疗法。

4. 健康指导

（1）调节饮食，合理喂养，乳食宜定时定量，切忌暴饮暴食，忌过量食用肥腻的食物、生冷的水果及妄用具有滋补作用的食物或药物。

（2）根据婴儿的生长发育，以及在各个阶段不同的需求，逐步给婴儿添加各种辅食，一般辅食添加的原则是由少到多、由稀到稠、由一种到多种，循序渐进地进行。

（3）伤食积滞的患儿应当暂时对饮食进行控制，给予一定的药物进行调理，待积滞消去后，逐步恢复其正常的饮食。

（4）时刻注意病情的变化，并进行适当的处理。针对呕吐的患儿，可暂停进食，佐以生姜汁数滴加少许糖水同时服用；针对腹胀的患儿，可进行腹部的揉搓及按摩；针对便秘的患儿，佐以蜂蜜 10 ~ 20 ml 冲服，病情严重者，佐以开塞露向外导出；针对脾胃虚弱的患儿，常常灸足三里穴进行相应治疗。

（二）厌食

1. 概述 厌食为小儿时期的常见病症之一，在临床上，其特征表现为长时间厌恶进食，并伴随食量减少。一般情况下，患儿除有食欲不振的表现以外，并无其他明显的不适症状，但针对长期不愈的患儿，可导致气血生化的来源缺乏，抵抗病邪的能力下降，并且更容易罹患其他病症，甚至可能影响其生长发育，从而转化为疳证。此病在各年龄段儿童都可能发生，一般以 1 ~ 6 岁的儿童最为多见，且城市儿童的发病率较高。

西医学疾病厌食症可参考本病辨证论治。

2. 辨证论治

（1）**脾失健运**

症状：食欲不振，厌恶进食，食而乏味，或伴随胸脘痞闷，嗳气泛恶，大便不调，偶尔多食后则脘腹胀满，形体与精神均属正常；舌淡红，苔薄白或苔薄腻，脉尚有力。

治法：调和脾胃，健脾开胃。

方剂应用：不换金正气散加减。

中成药选用：小儿香橘丸、健脾消食丸、启脾丸。

（2）**脾胃气虚**

症状：不喜进食，食而不易消化，大便溏薄并夹杂不能消化的食物；面色少华，体形偏瘦，四肢倦怠乏力；舌淡，苔薄白，脉缓无力。

治法：健脾益气，助运脾气。

方剂应用：异功散加减。

中成药选用：小儿喜食糖浆、小儿健脾丸。

（3）**胃阴不足**

症状：不喜进食，饮多食少，皮肤失润，大便干结，小便短而黄，甚至烦躁少寐，手足心热；舌红，苔少，脉细数。

治法：滋脾养胃，助运脾胃。

方剂应用：养胃增液汤加减。

中成药选用：儿宝颗粒、小儿健胃糖浆。

3. 用药注意 本病症治疗的基本原则为运脾开胃。针对脾运失健的患儿，其主要治则为运脾和胃；针对脾胃气虚者，其主要治则为健脾益气；若表现为脾胃阴虚，宜采用养胃育阴的方法。除此之外，还可搭配应用 理气宽中、消食开胃、化湿醒脾之品。值得注意的是，消导不宜太过峻烈，燥湿不宜太过偏寒，补益不宜过量呆滞，养阴不宜过分滋腻，以免损碍脾胃，影响吸收和消化。在运用药物进行治疗的同时，应当注意饮食的相关调养，对不良的饮食习惯进行纠正，方能取得最好的效果。

4. 健康指导

（1）掌握正确的方法进行科学喂养，做到饮食和起居都按时有度。根据不同年龄阶段的营养需求进行适当给予易于消化、品种丰富的食物。母乳喂养的婴儿应当在 4 个月后逐步进行辅食的添加。

（2）若有食欲不振症状时，应及时找出原因，针对病因采取针对性的治疗。而病后胃气刚刚恢复的患儿，应当逐步增加饮食，切忌暴饮暴食。

（3）注意精神调养，养成良好性格，教导孩子要循循善诱，不可训斥甚至打骂，让孩子逐步适应新环境。

（4）对不良的饮食习惯进行纠正，做到"乳贵有时，食贵有节"，按时进食，不宜过量；做到荤素搭配，少食肥腻、生冷及坚硬的不易于消化的食物。

（5）遵从"胃以喜为补"的饮食原则，用小儿喜欢的食物来诱导开胃，暂时不需要考虑其营养的丰富性，待食欲增强后，再按需按量给予。

【同步练习】

一、A 型题（最佳选择题）

1. 某患儿，6 岁。面色萎黄，体形消瘦，神疲肢倦，不喜饮食，腹部胀满喜按，大便稀溏，夹杂未消化的食物；舌淡，苔白腻，脉滑。治宜选用的方剂是

A. 消乳丸　　　　　B. 健脾丸　　　　　C. 四物汤　　　　　D. 香连丸

E. 归脾汤

本题考点： 本题考查积滞脾虚夹积症状表现的方剂应用。

2. 患儿，5 岁。近日不思饮食，嗳腐酸馊，脘腹胀满，疼痛拒按，大便酸臭，夜寐不安，手足心热，苔白厚腻，脉弦滑。治宜选用的方剂是

A. 消乳丸　　　　　B. 健脾丸　　　　　C. 枳术丸　　　　　D. 保和丸

E. 二陈汤

本题考点： 本题考查积滞乳食内积症状表现的方剂应用。

3. 患儿，6 个月，近日脘腹胀满，嗳腐酸馊，时呕吐，哭闹，大便酸臭，手足心热，舌苔白厚腻，指纹紫滞。应选用的方剂是

A. 健脾丸加减　　　B. 二陈汤加减　　　C. 消乳丸加减　　　D. 温胆汤加减

E. 理中汤加减

本题考点： 本题考查积滞、乳食内积症状表现的方剂应用。

二、X 型题（多项选择题）

4. 厌食脾运失健证应选的治法为

A. 调和脾胃　　　　B. 健脾益气　　　　C. 佐以助运　　　　D. 滋脾养胃

E. 运脾开胃

本题考点： 本题考查厌食不同症状的治法，脾运失健证的治法：调和脾胃，运脾开胃。

参考答案： 1. B　2. D　3. C　4. AE

六、中医耳鼻咽喉科病症的辨证论治

【复习指导】 本部分内容历年偶考，重点掌握鼻渊、口疮及咽喉肿痛常见病症的临床表现及相应的中成药选用。

（一）鼻渊（引自：人民卫生出版社，王士贞《中医耳鼻咽喉科学》）

1. 概述　鼻渊是指以鼻流浊涕、量多不止为主要特征的鼻病。

西医学急慢性鼻 - 鼻窦炎等病可参考本病辨证施治。

2. 辨证论治

（1）风热蕴肺

症状：涕量多、白黏稠，鼻塞，头痛，嗅觉减退；鼻黏膜红肿，中鼻道或嗅裂处可见黏性或脓性分泌物；可伴发热恶风，咳嗽痰多；舌红、苔薄黄，脉浮数。

治法：疏风清热，宣肺通窍。

方剂应用：银翘散加减。

中成药选用：千柏鼻炎片、鼻炎康片、辛夷鼻炎丸、鼻窦炎口服液。

（2）胆经郁热

症状：流脓涕、量多黄稠，或有臭味，鼻塞，头痛剧烈，嗅觉减退；鼻黏膜红肿，可见脓性分泌物；前额、鼻根等处有压痛；伴烦躁易怒，口苦咽干，眩晕耳鸣，便秘尿赤；舌红、苔黄，脉弦数。

治法：清泻肝胆，利湿通窍。

方剂应用：龙胆泻肝汤合苍耳子散加减。

中成药选用：龙胆泻肝丸、藿胆片。

3. 用药注意　本病急性者多由热盛所致，分别采用疏风清热、清泻胆热及清脾泻热等治法；慢性者以肺脾两脏虚损为主，治以补益脾肺为要，均应配以芳香通窍、行气活血之品。外治常用利湿消肿、排脓除涕、芳香通窍的药物滴鼻、吹鼻治疗。

4. 健康指导　锻炼身体，增强体质，预防感冒，注意正确的擤鼻方法并及时治疗伤风鼻塞及鼻部邻近器官的疾病，避免食用生冷高蛋白食品。

（二）口疮

1. 概述　口疮是指以口腔黏膜出现溃疡且灼热疼痛为主要特征的疾病。

西医学的复发性阿弗他溃疡等可参考本病进行辨证治疗。

2. 辨证论治

（1）心脾积热

症状：口腔黏膜溃疡，伴灼热疼痛，周边红肿，饮食说话时尤甚，口渴心烦，失眠，小便短黄；舌红苔黄或腻，脉数。

治法：清心泻脾，消肿止痛。

方剂应用：凉膈散加减。

中成药选用：栀子金花丸。

（2）脾肾阳虚

症状：溃疡色白或暗，疼痛较轻，四周淡红或不红，久难愈合，可伴有口干，腰膝冷痛，大便稀溏，乏力；舌质淡，苔白，脉沉迟。

治法：温补脾肾，引火归元。

方剂应用：桂附八味丸加减。

中成药选用：口炎清颗粒。

3. 用药注意　口疮分虚实，在此基础上再判断寒热并进一步落实到脏腑而进行辨证论治用药，再配合外治、针灸法以达到促进愈合、延缓复发的效果。

4. 健康指导　保持口腔卫生，加强体育锻炼，注意生活起居规律，避免过劳损伤正气；避免过食辛辣、肥甘厚腻等刺激之品，以免伤及脾胃。

（三）咽喉肿痛

1. 概述　咽喉肿痛以咽喉部红肿疼痛，吞咽不适为主要症状，常伴有发热、头痛、咳嗽等症状，严重时可发生吞咽困难。西医学的急慢性扁桃体炎、急慢性咽炎、单纯性喉炎、扁桃体周围脓肿、咽后脓肿、急性喉炎等可参考本病辨证论治。

2. 辨证论治

（1）风热外袭

症状：咽喉红肿疼痛，干燥灼热，吞咽不利，当吞咽或咳嗽时加剧，伴见恶寒发热、头痛；舌红、苔黄，脉浮数。

治法：清热疏风，消肿利咽。

方剂应用：银翘散加减。

中成药选用：银翘散、牛黄解毒片、草珊瑚含片、黄连上清丸等。

（2）火毒上攻

症状：咽喉红肿疼痛，吞咽困难，常痛连耳根和颌下，颌下有核，压痛明显，伴有高热头痛、咽干喜饮、咯痰黄稠、便结溲黄；舌红、苔黄，脉洪数。

治法：清热泻火，解毒消肿。

方剂应用：清咽利膈汤加减。

中成药选用：六神丸、一清胶囊、复方板蓝根颗粒。

（3）虚火上炎

症状：咽喉微肿，色暗红，疼痛较轻，喉间有异物感，伴有咽干喉燥，声音嘶哑，手足心热，午夜尤甚；舌红、少苔，脉细数。

治法：滋阴降火，清肺利咽。

方剂应用：养阴清肺汤加减或知柏地黄丸加减。

中成药选用：玄麦甘桔颗粒、金果含片。

3. 用药注意　对于本病的治疗，除用药外，放血、针刺治疗也有一定效果，对急性者（实证）疗效较迅速，但对慢性者（如虚热之咽喉肿痛），效果缓慢。如果是扁桃体周围脓肿，不能进食，则应给予补液。乳蛾久治肿大不消，反复发作，可考虑行摘除扁桃体手术。

4. 健康指导　少食辛辣、煎炸等刺激性食物，宜选择易消化清淡之食物，多服一些清凉润肺饮料，可用荸荠、白茅根、竹蔗煎水或用玄参、生地黄、麦冬煎水服；禁止吸烟、饮酒；注意口腔卫生，保持室内空气流通、冷暖适中，预防感冒。

【同步练习】

A 型题（最佳选择题）

1. 患者，28 岁。鼻塞流脓涕且量多，呈黄绿色，味臭，嗅觉差，头痛，目眩，耳鸣，口苦，心烦易怒，小便黄赤；舌红苔黄。治宜选用的中成药是

A. 鼻炎片　　　　B. 藿胆片　　　　C. 辛夷鼻炎丸　　　　D. 珠黄散

E. 鼻窦炎囗服液

本题考点：胆经郁热引起的鼻渊的临床症状及中成药的选择。胆经郁热临床症状：流脓涕、量多黄稠，或有臭味，鼻塞，头痛剧烈，嗅觉减退；鼻黏膜红肿，可见脓性分泌物。前额、鼻根等处有压痛；伴烦躁易怒，口苦咽干，眩晕耳鸣，便秘尿赤；舌红、苔黄，脉弦

数。藿胆片芳香化浊、清热通窍，可选用治疗本病。

2. 某女，32 岁。口舌生疮，烦躁焦虑，口干舌燥，小便短黄；舌尖红，苔薄黄，脉数。病位在

A. 心　　　　　　B. 肝　　　　　　C. 胃　　　　　　D. 肺

E. 肾

本题考点： 心脾积热引起的口疮小便短黄，舌红苔黄或腻，脉数。治法：清心泻脾，消肿止痛。

3. 某男，26 岁。患鼻渊，症见鼻塞，涕黄稠而量多，嗅觉差，伴头痛，发热，汗出，胸闷，咳嗽，痰多。证属风热蕴肺，治宜选用的中成药是

A. 鼻炎片　　　　B. 藿胆片　　　　C. 青果丸　　　　D. 铁笛丸

E. 清咽丸

本题考点： 风热蕴肺引起的鼻渊，应当疏风清热，宣肺通窍，治宜选用的中成药是鼻炎片。

参考答案： 1. B　2. A　3. A

第4章　民族医药基础知识

中华民族是由56个民族组成的，民族医药作为中华民族医药的一部分，在预防与治疗疾病方面同样做出了巨大贡献。本章主要介绍了藏族医药、蒙古族医药、维吾尔族医药的相关知识。

一、藏医药基础知识

【复习指导】本部分内容历年考试分值只占1分，且以最佳选择题出现，常考的内容为藏药的常用方剂。

（一）藏医基础知识

1. **五元学说**　五元即土、水、火、风、空五种元素，五元是世界上所有事物产生的本源，因此又被称为五源。

在五元学说中，五元具有不同的功能和属性。土元具有"沉、稳、坚、黏"的属性，功能为持载和固定，是万物产生和存在的基础。水元具有"重、寒、湿、润"的属性，功能为湿润和聚拢，能使万物滋润和聚拢成形。火元具有"热、轻、锐、腻"的属性，功能为温和和腐熟，能使万物产生热量和促使成熟。风元具有"轻、动、糙、燥"的属性，能使万物运动和保持干燥。空元具有"空、虚"的属性，能为万物的运动和生长提供空间。应用五元学说来归类世界万物的自然属性，取类比象地说明了世界万物与五元的关系。

藏医学用五元学说阐述了人体的生理现象、病理变化及疾病的诊断和治疗，阐述药物和药物的作用机制等，由此五元学说是藏医药学的理论指导思想。

2. **三因学说**　三因学说是以"隆、赤巴、培根"三种因素的功能属性、生克制约关系来解释人体的生理、病理及治疗疾病的原则。三因起源于五元，其中，"隆"属于风，归类于风元，相当于中医的"气"；"赤巴"属于火，归类于火元，相当于中医的"火"；"培根"属于土、水，归类于土元、水元，相当于中医的"津液"。在藏族医学中，三因学说在治疗疾病方面应用极为广泛，它不仅作为人体内各种生理、病理特征的表现，更为重要的是它还有助于对人的心理素质和性格类型的了解。

3. **阴阳学说**　阴阳学说是一门研究阴阳运动变化规律的学说，它阐述了世间万物的发生和发展、变化。它是中国古代的对立统一理论，是古人探求宇宙本原和解释宇宙变化的一种世界观和方法论。

阴阳是自然界普遍存在的两种对立而又统一、相互关联而又矛盾的事物和现象。它既可以代表相互关联而性质相反的两种事物和现象，同时，也可以说明同一事物内部相互对立的两个方面。阴阳学说是人类认识、分析事物的一种方法和工具。一般来说，凡是剧烈运动着的、亢进的、外向的、干燥的、上升的、无形的、温热的、明亮的都属于阳；而相对静止的、衰退的、内守的、湿润的、下降的、有形的、寒冷的、晦暗的都属于阴。藏医学中"阴阳"的概念是以寒热、天地、雌雄、上下、动静、浮沉等意思相对立的词来表述，寒、热已经成为阴和阳的代表。

4. **藏医的治疗方法**　藏医是以五元学说和三因学说为理论指导，是建立在整体观和辨证论治之上的，其治疗原则主要包括以预防为主的治疗原则，以饮食起居为主的治疗原则，以治主病为主治疗并发症为次的治疗原则，以治本为主治标为次的治疗原则。

藏医的治疗方法包括平息法、补益法、消散法、汗法、油疗法、泻下法、药浴法、擦涂法、手术法、催吐法、滴鼻法、缓导泻法、峻导泻法、利尿法、罨敷法、金针穿刺法、放血疗法、火灸法 18 种。

（二）藏药基础知识

藏药：在藏族医学理论指导下配制和应用的药物称为藏药。它主要来源于天然药物及其加工品。

藏药理论：是以五元学说和六味、八性、十七效理论为指导，而形成的独具特色的理论体系。

1. **药物与五元的关系**　土性药是药物生长的本源，土具有重、稳、钝、柔、润、干的特性，能使身体坚实，主要能医治"隆"病。

水性药是药物生长的湿能，水具有稀、凉、重、钝、润、柔、软的特性，能使身体滋润，主要能医治"赤巴"病。

火性药是药物生长的热源，火具有热、锐、干、糙、轻、腻、动的特性，能生火热，主要医治"培根"病。

风性药是药物生长的动力，风具有轻、动、寒、糙、燥的特性，能使身体坚实，能通行精气，主要能医治"培根"病和"赤巴"病。

空性药能为药物的生长提供空间，空性药具有"空、虚"的特性，具有空特性的药物能统帅其他 4 种性质的药物，具有遍行全身的功效，主要能治疗综合性的疾病。

2. **药物的六味、八性、十七效**　六味是指甘味、酸味、咸味、辛味、涩味和苦味，且各有其相对应的功效。甘味是由土元和水元所化生，功效为稀、凉、钝、软，能增长元气和体力，治疗"隆"病和"赤巴"病，具有甘味的药物有甘草、藏红花等。咸味由火元和水元所化生，功效为温、润、重，能使身体坚实有力，治疗"隆"病和"培根"病，具有咸味的药物有光明盐、藏盐等。酸味由火元和土元所化生，具有润、重、稳、温的功效，能生胃火，能增强人体的消化功能，治疗"培根"病，具有酸味的药物有石榴、余甘子等。苦味由水元和风元所化生，功效为轻、糙、凉、锐、浮，能解毒、止渴、开胃、驱虫，治疗"赤巴"病，具有苦味的药物有波棱瓜、榜嘎等。辛味由火元和风元所化生，功效为温、锐、腻、糙，能去腐生肌，加快伤口愈合，使皮肤滋润具有光泽，治疗"隆"病、"赤巴"病，具有辛味的药物有胡椒、蒜等。涩味由土元和风元所化生，具有凉、重、润、浮的功效，能治疗血病、"赤巴"病、皮肤粗糙等，具有涩味的药物有诃子、红景天等。在服药后，甘味和咸味会被消化变为甘味，酸味被消化后仍为酸味，苦、辛、涩味在被消化后成为苦味。

八性是指藏药具有的八种性能，即重、润、凉、热、轻、糙、钝、锐八种性能。重和腻可以医治"隆"病；凉、钝能医治"赤巴"病；轻、糙、热、锐可以医治"培根"病；重、润、凉、钝四者可以诱发或加重"培根"病。

十七效是指藏药的 17 种治疗功效，即柔、重、温、腻、稳、寒、钝、凉、软、稀、燥、干、热、轻、锐、糙、浮。寒—热；温—凉；干—稀；润—糙；轻—重；稳—动；钝—锐；柔、软—燥。药物的十七效是由甘、酸、咸、辛、涩、苦这六味所产生的，药味又是由土、水、火、风、空五元决定的。

3. **药物配伍的方法及原则**

（1）配伍方法：藏医在配方时是根据药物的六味、八性、十七效为依据来配伍的。①按六味配方。②按八性配方。③按十七效配方。④按三化味配方。按六味配方可分为：二味配伍法有 15 种，三味配伍法有 20 种，四味配伍法有 15 种，五味配伍法有 6 种，六味配伍法有 1 种，共计 57 种配伍方法。

（2）配伍原则

①君、臣、佐、使配伍原则。

②找温和配伍原则。

③加减原则。

④寒、热药性分别配伍原则。

4. 剂型和用药禁忌

（1）藏药的剂型：丸剂、散剂、膏剂、灰丹剂、汤剂、胶囊、药酒、糊剂、酥油剂等。

（2）用药禁忌：药物的配伍禁忌，如药性相反的药物不能同用；饮食禁忌，如食用酥油后不宜服用凉水；妊娠用药禁忌，如孕妇不能使用药性剧烈的药等。

5. 常用方剂

（1）七十味珍珠丸：由珍珠、檀香、降香、九眼石、西红花、牛黄、麝香等 70 味药物加工制成的丸剂。功能为安神镇惊、通经活络、调和气血、醒脑开窍。用于"黑白脉病""龙血"不调。

（2）二十五味松石丸：由牛黄、西红花、鸭嘴花、麝香、五灵脂膏、珍珠等 25 味药物加工而成。功能为清热解毒、疏肝利胆、化瘀。治疗各种急性慢性肝炎和胆囊炎。

（3）二十五味珊瑚丸：由珊瑚、珍珠、西红花、人工麝香、榜那等 25 味药物加工制成。功能为清热解毒。用于治疗"白脉病"。

（4）六味安消散：由藏木香、大黄、山柰、北寒水石（煅）、诃子、碱花 6 味药物配制而成。功能为和胃健脾、导滞消积、活血止痛。

（5）仁青芒觉：是由毛诃子、蒲桃、西红花、牛黄、麝香、朱砂、马钱子等药味加工制成的丸剂。功能为清热解毒、益肝养胃、明目醒神、愈疮、滋补强身。治疗各种中毒症。

（6）仁青常觉：是由珍珠、朱砂、檀香、降香、沉香、诃子、牛黄、人工麝香、西红花等药味加工制成的丸剂。功能为清热解毒、调和滋补。

（7）坐珠达西：由寒水石、佐太、石灰华、船形乌头、人工麝香、牛黄、朱砂等 35 味药物加工制成。功能为疏肝健胃、清热、愈溃疡、消肿。

（8）七味红花殊胜丸：由西红花、天竺黄、獐牙菜、麻黄、诃子（去核）、五脉绿绒蒿等 7 味药物加工制成。功能为清热消炎、保肝退黄。

（9）二十五味鬼臼丸：由鬼臼、巴夏嘎、藏茜草、桃儿七、熊胆、沙棘膏、藏紫草等 25 味药物制成。功能为祛风镇痛、调经止血、补气养血。

（10）洁白丸：由土木香、石灰华、石榴籽、翼首草、丁香、草果仁等 14 味药物加工制成。功能为健脾和胃、止痛止吐、分清泌浊。

（11）大月晶丸：由寒水石（制）、欧曲（制）、马钱子（制）、甘青兰、铁粉、渣驯膏等 35 五味药物加工制成。功能为清热解毒、和胃止酸、消食化痞。

（12）萨热十三味鹏鸟丸：由诃子、甘草膏、广木香、铁棒锤、藏菖蒲等 13 味药物加工而成。功能为消炎止痛、通经活络、醒脑开窍。

（13）三十五味沉香丸：由黑沉香、檀香、石榴籽、塞北紫堇、多刺绿绒蒿等 35 味药物加工制成。功能为清瘟泻热、祛风、宽胸益肺，利痹。

（14）十三味菥冥丸：由菥冥子、杜果核、诃子、波棱瓜子、高山刺柏、山矾叶等药物精制而成。功能为清热解毒、理气通淋、消炎止痛。用于淋病、梅毒、疣体、疱疹、前列腺炎、前列腺增生、膀胱炎等。

（15）二十九味能消散：由藏木香、渣驯膏、小米辣、寒水石（煅）、萝卜（炭）、鹫粪（炒）等 25 味药物制成。功能为祛寒化痞、消食、调肝益肾。

（16）十一味金色丸：由金诃子（去核）、渣驯膏、黑冰片、榜嘎、波棱瓜子、酸藤果等 11 味药物制成。功能为清热解毒、化瘀。用于胆囊炎等，对黑亚玛虫引起的头痛发热、黄疸性肝病疗效较好。

（17）十味黑冰片丸：由黑冰片、光明盐、石榴子、止泻木子、肉桂、熊胆粉等 10 味药物制成。功能为温胃消食、破积利胆。

（18）八味沉香散：由沉香、广枣、肉豆蔻、石灰华、木棉花等 8 味药物制成。功能为清心热、养心、安神、开窍。

（19）五味麝香丸：由麝香、诃子（去核）、黑草乌、木香、藏菖蒲 5 味药物加工制成。功能为消炎、止痛、祛风。

二、蒙医药基础知识

【复习指导】本节内容历年考试分值只占 1 分，且多以最佳选择题出现，常考的内容为蒙药的药味、用药禁忌、蒙药的常用方剂。

（一）蒙医基础知识

蒙医学的理论指导是阴阳五行学说和五元学说，是人与自然整体观的体现。

1. 三根　是指"赫依、希日、巴达干"，它们是人体赖以生存的三种能量和基本物质。"赫依"是生命活动的支配者，在正常的生理活动中，具有维持生命活动和推动血液运行、增强体质、接种传代的作用。"希日"是机体阳或热能的基物，能为正常生理活动提供热能，具有产生热量和调节体温、促进营养七素精华成熟的功能。"巴达干"是机体阴或寒性的基物，在正常生理过程中，起调节体温、延年益寿、坚固骨节的作用。

2. 七素　是食物精华、血液、肉、脂肪、骨、髓、精液的统称，是构成人体和维持生命活动的七种基本物质。七素与三根之间关系密切，二者互依互养；七素是三根的物质基础，是身体发育成长的保障。

3. 三秽　是指"稠、稀、汗"这三种人体的排泄物，七素的吸收与三秽的排泄是一个有机整体，是进行新陈代谢的一种过程，二者共同维持人体正常的生理功能。

（二）蒙药基础知识

蒙药是指在蒙古族医学理论指导下配制和应用的药物。它主要来源于天然药物及其加工品。

1. 药味　蒙药具有的不同的味道，即甘、酸、咸、苦、辛、涩六种味道。六味是由五元（土、水、火、气、空）在实际运用中所形成的，如甘味是由土、水二元所形成的，酸味是由火、土二元所形成的，咸味是由水、火二元所形成的，苦味是由水、气二元所形成的，辛味是由火、气二元所形成的，涩味是由土、气二元所形成的。

2. 药力　药物所具有的寒性或者热性为药力。其细分还包括寒、极寒、凉、微凉、中、微温、温、极温、热等级。

3. 药能　共有 17 个，即"十七效"，也称为药效能，是药物去克制三根之 20 种特性的效能名称。

药物功能：是指药物作用于人体所产生的治疗效果。

4. 蒙医药组方

（1）蒙药配伍的组方依据应遵循的原则：①依据药味配组的原则；②依据药物功能配组的原则；③依据药物化味配组的原则。

（2）蒙药组方的准则包含如下：①方剂的组成。蒙医方剂多为相对固定的成方。②各药味组成数量。蒙医各药方的组成与病情相关。③药量比例。蒙医方剂中的药量比例一般是恒定的。

5. 蒙药的传统剂型　包括汤剂、散剂、丸剂、膏剂、灰剂、油剂、搅合剂、金石剂、酒剂、草药剂等十余种剂型，其中后四种已不常用。

汤剂：适用于急症、轻病及发病初期的引熟性治疗。

散剂：适用于发病中期的主攻病邪。

丸剂：适用于病程后期的除根和慢性顽症的治疗。

膏剂：适用于热性顽症的治疗。

灰剂：适用于寒证经久不愈者。

油剂：适用于年迈体弱者的滋补和久病体虚、肾虚的治疗。

6. 蒙药的用药方法　蒙药有口服、外敷、外涂、洗、泡、漱、熏、吸、喷、灌肠、腔内滴等用药方法。口服是蒙药服药方法中最常用的方法。蒙医传统用药的"服药十则"为：治疗寒证的药物及驱虫药，宜早晨空腹服用；补养药或下清"赫依"药，宜饭前服；上行"赫依"药，宜食间服用；司命"赫依"药，宜食药交替服用；平喘药、祛痰药、催吐药，不定时服用；止逆药宜与食物混服；止嗳药、开胃药，宜夹食服用；治"八达干"病、毒麻药、催眠药，宜睡前服用。

7. 用药剂量　药物的治疗效果与用药的剂量密切相关，因此我们应根据药物的剂型、性质的不同，疾病轻重及患者自身的身体条件来决定药物的剂量。

（1）药物性质、配伍及剂型与用量的关系：有毒及药性峻烈的药物，用量宜小，并应从小剂量开始服用，逐渐增加药量，以免中毒或耗伤精华，如病势已退，应立即停止服药，病势不愈者可酌情增加药物的用量。新鲜的药材，用量宜大些，干品用量宜小。寒凉药易损伤胃火，不宜长期服用或大量使用。此外，汤剂的用量应比酒、散剂大，单味药用量应比复方药用量大。

（2）疾病与用量的关系：病情较轻的，服用的药量不宜过大，病情较重的用药量可以适当增加。病情轻药量过大，药力太过，会损伤精华；病情重药量少，药力不足，往往会贻误病情。药物的用量，应根据病情的变化而变化。

（3）体质与用量的关系：体质的强、弱不同，对药物的耐受程度也会有一定的差异，因此用药量应因人而异。老年人与儿童的药量应少于壮年，妇女的用量应少于男子。

（4）蒙药成药的常用剂量

①成人用药剂量：常用汤剂每次 3～5 g，散剂 1.5～3 g，丸剂 1.5～3 g（除含毒麻药外）。用量可根据年龄、体质、病情及药物的性质等各方面的因素酌情使用。

②儿童用药剂量：不满 1 周岁的婴儿，服药剂量为成人剂量的 1/8；1～5 岁儿童，服药剂量为成人剂量的 1/4；6～15 岁儿童，服药剂量为成人剂量的 1/2。

8. 药用禁忌

（1）妊娠用药禁忌：根据药物对孕妇和胎儿影响程度的不同，可以将药物分为孕妇慎用药和孕妇禁用药。孕妇禁用的药物多属于药性比较强烈或峻烈的药物，如巴豆、牵牛、大戟、斑蝥、商陆、麝香、草乌、相思子、雄黄等；孕妇慎用的药物包括通经化瘀、行气破滞及辛热、滑利等性质的药物，如红花、大黄、三七等。

（2）服药禁忌：服药禁忌是指在服药期间，对某些食物的禁忌，即忌口。如患寒性病者忌生冷的食物；热性病者忌过咸、辛、酸及油腻、峻烈、热性的食物；患"赫依"性病者忌苦、涩、轻、凉性食物；经常头昏眼花者忌胡椒、辣椒、大蒜、白酒等；咳嗽病者忌冷食和过咸的食物；腹痛、腹泻者忌生冷、瓜果等食物；失眠患者忌用砖茶；心脏病患者忌用羊奶；青光眼患者忌用泡囊草、天仙子等。这些食物会直接影响药物的治疗效果，故使用时应多加注意。

三、维吾尔医药基础知识

【复习指导】本节内容比较繁杂，但近几年考试均未涉及本节内容，故只需要了解本章内容即可。

（一）维吾尔医学基础知识

1. 四大物质学说　火、气、水、土是自然界中普遍存在的四大物质，它与世界上万物的生长盛衰密切相关。四大物质还与人体中最重要的四个属性湿、热、寒、燥有密切的关联。

2. 四津学说　四津在维吾尔医学中是指血液质、黏液质、胆汁质、黑胆质四种体液，即血津、痰津、胆津、黑胆津。维吾尔族医生根据四津在体内的变化来识别疾病在人体内部的变化，并采取防病、治病措施的理论，称之为四津学说。

3. 气质学说　气质是由四大物质、最小分子之间相互对立性的影响而产生的属性，称为气质。气质又分干气质、热气质、湿气质、寒气质、干热气质、温热气质、湿寒气质、干寒气质。

（二）维吾尔药学基础知识

维吾尔药是指在维吾尔医学理论指导下，通过药性及功能分类而进行配制和应用的药物。

1. 药性药味　药性是指药物作用于人体后发生的不同反应和由疗效而决定的药物的属性。药物的药性分为干、热、湿、寒四种。"干"具有生干、燥湿的功能；"热"具有生热、驱寒的功能；"湿"具有生湿、润燥的功能；"寒"具有生寒、清热的功能。这四种性质又可以相互组合，而形成了混合药性。

药性级别代表药物属性的强弱程度，是维吾尔药学中独具特色的理论之一。药性理论根据药性强弱不同将药物分为四个级别，即 1、2、3、4 级，1 级药性最弱，如无花果；4 级药性最强，多数具有毒性，如巴豆。

药味是药物本身具有的一种能使舌面得到某种味觉的特性。包括烈味、辛味、咸味、酸味、苦味、涩味、油味、甜味、淡味。

2. 方剂的组成

（1）为了降低某种药物的烈性或毒副作用，需要加入某些矫正药，而组成的方剂。某种药物对某器官的疾病具有显著的疗效，同时又会对另一器官造成不良影响，甚至有害，为了消除或矫正这种不良影响或损害的药物，称为矫正药。它是维吾尔药学中又一类独具特色的用药方法。

（2）为了增强某种药物的药性而组成的方剂。

（3）起主要作用的药物在起作用或达到目的之前，因某种原因药力减弱或消失时，为了保持它的作用效果，需要加入某些药物，而组成的方剂。

（4）起主要作用的药物有不良的味道，引起恶心或呕吐时，为了纠正药物的不良气味，而加入某些药物，组成的方剂。

（5）所用药物有动物药和植物药、矿物药和动物药时，为了使用方便而组成的方剂。

（6）根据治病需要，药物性质及其制作、运输和保存的要求，而组成的方剂。

3. 方剂的命名

（1）根据主药的名称命名。

（2）根据所起的作用命名。

（3）根据发明人的名字命名。

（4）根据所治疗的疾病名称命名。

（5）根据方剂口味命名。

（6）根据方剂药性命名。

（7）根据方剂的大小命名。

4. 方剂的用量　在维吾尔医学方剂中，采用一定计算方式来计算和制订的方剂的用量。

5. 维吾尔药物的剂型　维吾尔药四大剂型包括膏状制剂、硬状制剂、散状制剂、液状制剂。

【同步练习】

一、A 型题（最佳选择题）

1. 藏医学理论中的五元学说包括

A. 酸、苦、甘、辛、咸　　　　　　　B. 干、热、轻、润、燥

C. 土、水、火、风、空　　　　　　　D. 精华、血、肉、骨、髓

E. 泪、汗、涎、涕、唾

本题考点：本题考查藏医基础知识中的五元学说。

2. 能清热解毒、疏肝利胆、化痰的藏药方剂是

A. 八味沉香散　　　　　　　　　　　B. 二十五味松石丸

C. 二十五味鬼臼丸　　　　　　　　　D. 十一味金色丸

E. 六味安消散

本题考点：本题考查藏药常用方剂的功效。二十五味松石丸具有清热解毒、疏肝利胆、化痰的功效。

3. 藏医依照药味配方，其配伍法共计有

A. 17 种　　　　　B. 28 种　　　　　C. 37 种　　　　　D. 46 种

E. 57 种

本题考点：藏医中按味配方的配伍方法包括了：二味配伍法，有 15 种；三味配伍法，有 20 种；四味配伍法，有 15 种；五味配伍法，有 6 种；六味配伍法，有 1 种，共 57 种方法。

4. 以下不属于蒙药传统剂型的是

A. 糊剂　　　　　B. 散剂　　　　　C. 油剂　　　　　D. 灰剂

E. 汤剂

本题考点：本题考查蒙药的传统剂型，包括：散剂、油剂、灰剂、汤剂等剂型。

5. 蒙医中的"三秽"指的是

A. 涕、唾、津三种分泌物

B. 血、脂、白精三种物质

C. 稠、稀、汗三种排泄物

D. 汗、尿、大便三种排泄物

E. 赫依、希日、巴达干三物质

本题考点：三秽是指"稠、稀、汗"这三种人体的排泄物。

6. 藏药七味红花殊胜丸的功能是

A. 清热消炎，保肝退黄

B. 清热解毒，疏肝利胆

C. 清热解毒，益肝养胃

D. 清热解毒，调和滋补

E. 清热消炎，通经活络

本题考点：七味红花殊胜丸的功效是清热消炎，保肝退黄。

二、B 型题（配伍选择题）

（7—8 题共用备选答案）

A. 三十五味沉香丸

B. 十一味金色丸

C. 大月晶丸

D. 十三味菥蓂丸

E. 六味安消散

7. 可用于治疗前列腺炎的方剂是

8. 可用于治疗胆囊炎的方剂是

本题考点：本题考查的是藏药方剂的主治病症。三十五味沉香丸治疗瘟热证，十一味金色丸治疗胆囊炎，大月晶丸治疗胃酸过多，十三味菥蓂丸治疗前列腺炎，六味安消散治疗脾胃不和证。

三、X 型题（多项选择题）

9. 水性药的特性包括

A. 稀、凉

B. 重、钝

C. 润、柔

D. 腻、动

E. 软

本题考点：本题主要考查藏药十七效理论。稀、凉、软为水性药的属性。

10. 维吾尔药制剂剂型包括

A. 膏状制剂

B. 硬状制剂

C. 散状制剂

D. 液状制剂

E. 水状制剂

本题考点：本题考查维吾尔药制剂剂型的基本内容。维吾尔药制剂剂型包括四大类，即膏状制剂、硬状制剂、散状制剂、液状制剂。

参考答案：1. C　2. B　3. E　4. A　5. C　6. A　7. D　8. B　9. AE　10. ABCD

第5章 常用医学检查指标及其临床意义

一、血常规检查

【复习指导】本部分内容较多，历年常考，主要掌握红细胞计数、白细胞计数、白细胞分类计数、血小板计数，以及血红蛋白计数的正常值参考范围及临床应用。

血液是在中枢神经的调节下，由循环系统流经全身各器官的红色不透明黏稠液体。血液在血管内流动形成血流，功能是输送营养、氧气、抗体、激素和排泄废物，以及调节水分、体温、渗透压、酸碱度等。通常成人血液占体重的8%～9%，总量为5000～6000 ml，血液的pH为7.35～7.45，比重为1.050～1.060。血液主要分为血浆（无形成分）和血细胞（有形成分）两大部分。血浆为去细胞后的液体部分，占血液总量的55%～60%。其中除含有91%～92%的水分外，还含有葡萄糖、蛋白质、无机盐、酶、激素等；而血细胞在正常情况下主要包括红细胞、白细胞、粒细胞、淋巴细胞、血小板等。通常血液检查的内容包括红细胞、白细胞、血红蛋白及血小板等参数的检查。

（一）白细胞计数（WBC）

白细胞是一类无色的有核细胞，正常血液中常见的有中性粒细胞、嗜酸性粒细胞、嗜碱性粒细胞、淋巴细胞和单核细胞。

1. 正常值参考范围

成人末梢血：$(4.0 \sim 10.0) \times 10^9/L$

成人静脉血：$(3.5 \sim 10.0) \times 10^9/L$

新生儿：$(15.0 \sim 20.0) \times 10^9/L$

6个月至2岁儿童：$(5.0 \sim 12.0) \times 10^9/L$

2. 临床意义

（1）白细胞增多

①生理性：常见于月经前、妊娠、分娩、哺乳期妇女及剧烈运动、兴奋激动、饮酒、餐后等。另外新生儿及婴儿也明显高于成人。

②病理性

a. 主要见于细菌感染（尤其是金黄色葡萄球菌、肺炎链球菌等化脓菌感染）。

b. 中毒，包括代谢性中毒，如尿毒症、糖尿病酮症酸中毒；急性化学药物中毒，如汞中毒、铅中毒、催眠药等中毒。

c. 急性大出血。

d. 慢性白血病及恶性肿瘤等。

（2）白细胞减少

①疾病：主要见于流行性感冒、麻疹、粒细胞缺乏症、再生障碍性贫血、白血病等疾病。

②特殊感染：如革兰阴性菌感染（伤寒、副伤寒）、病毒感染（风疹、肝炎）、结核分枝杆菌感染及寄生虫感染（疟疾）。

③用药影响：应用磺胺类药物、解热镇痛药、部分抗生素、抗甲状腺制剂、抗肿瘤药物等。

④其他：放射线、化学品（苯及其衍生物）等的影响。影响白细胞计数的因素较多，其总数高于或低于正常值均为异常现象，必要时应结合白细胞分类计数和白细胞形态等指标综合判断。

（二）白细胞分类计数（DC）

正常血液中的白细胞按细胞质内有无颗粒分为有粒和无粒两大类，有粒类白细胞根据颗粒的嗜好性分为中性粒细胞、嗜酸性粒细胞、嗜碱性粒细胞三种；无粒类白细胞分为单核细胞和淋巴细胞。每类细胞具有不同的形态和功能性质。

1. 正常值参考范围

中性粒细胞：$(2.0 \sim 7.0) \times 10^9/L$（$50\% \sim 70\%$）

嗜酸性粒细胞：$(0.02 \sim 0.5) \times 10^9/L$（$0.5\% \sim 5\%$）

嗜碱性粒细胞：$(0 \sim 0.1) \times 10^9/L$（$0 \sim 1\%$）

淋巴细胞：$(0.8 \sim 4.0) \times 10^9/L$（$20\% \sim 40\%$）

单核细胞：$(0.12 \sim 0.8) \times 10^9/L$（$3\% \sim 8\%$）

2. 中性粒细胞 中性粒细胞为血液中的主要吞噬细胞，能吞噬和杀灭病毒、疟原虫、隐球菌、结核分枝杆菌等，在急性感染中起重要作用，在白细胞中占的比例较高，其临床意义如下。

（1）中性粒细胞增多：成人 $WBC > 10 \times 10^9/L$、新生儿 $WBC > 20 \times 10^9/L$、2 岁以内 $WBC > 20 \times 10^9/L$。

①急性、化脓性感染：局部感染（如脓肿、疖肿、扁桃体炎、阑尾炎、中耳炎等）；全身感染（如肺炎、丹毒、败血症、猩红热、白喉、急性风湿热）。轻度感染白细胞和中性粒细胞百分率可增多；中度感染中性粒细胞可 $> 10.0 \times 10^9/L$，重度感染中性粒细胞可 $> 20.0 \times 10^9/L$，并伴有明显的核左移。

②中毒：代谢性酸中毒（如尿毒症、糖尿病酮症酸中毒）、早期汞中毒、铅中毒；或化学药物中毒（催眠药中毒）及有机磷中毒；或生物毒（昆虫毒、蛇毒）等。

③严重组织损伤或急性溶血：急性出血、手术后、心肌梗死和血管栓塞等。

④恶性肿瘤及白血病：急慢性白血病、骨髓增生性疾病、消化道肿瘤等。

（2）中性粒细胞减少：$WBC < 4 \times 10^9/L$。

①疾病：革兰阴性菌感染（如伤寒、副伤寒）、疟疾、布氏杆菌病、某些病毒感染（如乙肝、麻疹、流感）、血液病、过敏性休克、再生障碍性贫血、高度恶病质、粒细胞减少或缺乏症、脾功能亢进、自身免疫性疾病等。

②中毒：重金属或有机物中毒、放射线损伤。

③药物影响：抗肿瘤药、苯二氮䓬类镇静药、部分非甾体抗炎药、磺酰脲类胰岛素促泌剂、抗癫痫药、抗真菌药、抗病毒药、抗精神病药等有可能引起中性粒细胞减少。

3. 嗜酸性粒细胞 嗜酸性粒细胞具有变形运动和吞噬两大功能，可吞噬抗原抗体复合物和细菌。嗜酸性粒细胞还可释放组胺酶，抑制嗜酸性粒细胞及肥大细胞中活性物质的合成与释放，或者抑制上述物质活性。其临床意义如下。

（1）嗜酸性粒细胞增多

①过敏性疾病：支气管哮喘、荨麻疹、药物性皮疹、血管神经性水肿、食物过敏、过敏性肺炎及热带嗜酸性粒细胞增多症、血清病等。

②皮肤病与寄生虫病：包括牛皮癣、湿疹、天疱疮、疱疹样皮炎、真菌性皮肤病及肺吸

虫病、钩虫病、包囊虫病、血吸虫病、丝虫病、绦虫病等。

③血液病与恶性肿瘤：慢性或嗜酸性粒细胞白血病、恶性淋巴瘤及多发性骨髓瘤等。

④药物影响：罗沙替丁、咪达普利、部分抗生素（如头孢拉定、头孢氨苄、头孢呋辛钠、头孢哌酮）等。

（2）嗜酸性粒细胞减少

①疾病或创伤：常见于伤寒或副伤寒或大手术后、严重烧伤等。

②药物影响：长期应用肾上腺皮质激素或促皮质素、坎地沙坦酯、甲基多巴等。

4. 嗜碱性粒细胞　嗜碱性粒细胞无吞噬功能，颗粒中有许多生物活性物质，其中主要活性物质为肝素、组胺、慢反应物质、血小板激活因子等，在免疫反应中与 IgG 具有较强的结合力，形成的复合物再次接触相应的过敏原时，发生抗原抗体反应，细胞发生脱颗粒现象。继而增加毛细血管通透性和引起毛细血管扩张、平滑肌收缩、腺体分泌增加等变态反应。其临床意义如下。

（1）嗜碱性粒细胞增多

①疾病：慢性粒细胞白血病可>10%；或淋巴网细胞瘤、红细胞增多症、罕见嗜酸性粒细胞白血病、骨髓纤维化或转移癌。

②创伤及中毒：脾切除术后，铅中毒、铋中毒，以及注射疫苗后也可见增多。

（2）嗜碱性粒细胞减少

①疾病：速发性过敏反应（如荨麻疹、过敏性休克等）。

②药物影响：常见于促皮质素、肾上腺皮质激素应用过量及应激反应。

5. 淋巴细胞　淋巴细胞参与免疫过程，且具有重要作用，B 淋巴细胞在抗原刺激下转化为浆细胞，分泌特异性抗体。其临床意义如下。

（1）淋巴细胞增多

①传染病：百日咳、传染性单核细胞增多症、传染性淋巴细胞增多症、水痘、麻疹、风疹、流行性腮腺炎、传染性肝炎、结核及部分传染病的恢复期等。

②血液病：急、慢性淋巴细胞白血病，白血病性淋巴肉瘤等均可引起淋巴细胞计数绝对性增多；而再生障碍性贫血、粒细胞缺乏症可引起淋巴细胞百分率相对性增多。

③其他：肾移植术后发生排斥反应时。

（2）淋巴细胞减少：常见于传染病的急性期、放射线损伤、细胞免疫缺陷病及长期应用肾上腺皮质激素后或接触放射线等。此外，中性粒细胞增多症也会使淋巴细胞相对减少。

6. 单核细胞　单核细胞具有强大的吞噬功能和活跃的变形运动能力，其进入组织后转化为巨噬细胞，不仅能吞噬一般细菌、组织碎片、衰老的红细胞、细胞内细菌（结核分枝杆菌），还可通过吞噬抗原，传递免疫信息，活化 T 细胞和 B 细胞，在特异性免疫中起重要的作用。其临床意义如下。

单核细胞增多

①传染病或寄生虫病：结核、伤寒、急性传染病的恢复期、疟疾、黑热病等。

②血液病：单核细胞性白血病及粒细胞缺乏症的恢复期。

③其他疾病：亚急性细菌性心内膜炎。

（三）红细胞计数（RBC）

红细胞是血液中数量最多的一种血细胞，不仅能作为呼吸载体，在携带和释放氧气至全身各个组织的同时运输二氧化碳，还能协同调节维持酸碱平衡和免疫黏附作用。其中免疫黏附作用可增强吞噬性白细胞对微生物的吞噬作用，消除抗原抗体复合物的作用，防止复合物在易感区域形成可能有害的沉淀物。

1. 正常值参考范围

男性：$(4.0 \sim 5.5) \times 10^{12}/L$

女性：$(3.5 \sim 5.0) \times 10^{12}/L$

新生儿：$(6.0 \sim 7.0) \times 10^{12}/L$

儿童：$(3.9 \sim 5.3) \times 10^{12}/L$

2. 临床意义

（1）红细胞增多

①相对性增多：连续性呕吐、反复腹泻、休克、多汗、大面积烧伤，均由于大量失水，血浆量减少，血液浓缩使血液中的各种成分浓度相应增大，仅为一种暂时增加的现象。

②绝对性增多

生理性增多：机体缺氧和高原生活、胎儿、新生儿、剧烈运动或体力劳动、骨髓释放红细胞速度加快等。

病理代偿性和继发性增多：慢性肺源性心脏病、肺气肿、高山病和肿瘤（肾癌、肾上腺肿瘤）患者常引起红细胞增多。

真性红细胞增多：原因不明的慢性骨髓功能亢进使红细胞计数可达 $(7.0 \sim 12.0) \times 10^{12}/L$。

（2）红细胞减少

①造血物质缺乏：由营养不良或吸收不良引起，如慢性胃肠道疾病、酗酒、偏食等因素引起的铁、叶酸等造血物质不足，或蛋白质、铜、维生素 C 不足均可致贫血。

②骨髓造血功能低下：原发性或由药物、放射等多种理化因素所致的再生障碍性贫血、白血病、癌症骨转移等，可抑制正常造血功能。

（四）血红蛋白（Hb）

血红蛋白俗称"血色素"，是红细胞的主要组成成分，主要功能是向器官、组织运输氧气和运出二氧化碳。其增减的临床意义基本上与红细胞增减的意义相同，但血红蛋白能更好地反映贫血的程度。血红蛋白是由珠蛋白和亚血红素组成的结合蛋白质，血红蛋白不仅能与氧结合形成氧合血红蛋白，还可与某些物质作用形成多种血红蛋白衍生物，临床上可用来诊断某些变性血红蛋白症和血液系统疾病。如缺铁性贫血引起血红蛋白量减少程度较之红细胞减少程度明显；巨幼细胞贫血会引起红细胞计数减少程度较之血红蛋白量减少程度明显。

1. 正常值参考范围

男性：$120 \sim 160 \ g/L$

女性：$110 \sim 150 \ g/L$

新生儿：$180 \sim 190 \ g/L$

2. 临床意义　血红蛋白量减少是诊断贫血的重要指标，因不能确定贫血的类型，还须结合其他检测指标综合分析。

（1）血红蛋白量增多

①疾病：慢性肺源性心脏病、紫绀型先天性心脏病、真性红细胞增多症、高原病和大细

胞高色素性贫血等。

②创伤：严重烧伤及大量失水。

③药物影响：对氨水杨酸钠、伯氨喹、维生素 K、硝酸甘油等药物的应用。

（2）血红蛋白量减少

①出血：其减少的程度与红细胞相同，常见于大出血及急、慢性肾炎所致的出血，再生障碍性贫血、类风湿关节炎也可使其减少。

②疾病：其减少的程度比红细胞严重，常见于缺铁性贫血，主要由慢性和反复性出血引起（如胃溃疡、胃肠肿瘤、经量过多、痔疮出血等）；红细胞减少的程度比血红蛋白量严重，常见于大细胞高色素性贫血（如缺乏维生素 B、叶酸的营养不良性贫血及慢性肝病所致的贫血等）。

（五）血小板计数（PLT）

血小板是由骨髓中成熟巨核细胞的胞浆裂解脱落而来，其寿命为 7～14 天。血小板的主要作用包括：①营养和支持毛细血管内皮的作用；②通过黏附、聚集与释放反应，继而在伤口处形成白色血栓而止血；③产生多种血小板因子，参与凝血，进而形成血栓止血；④释放血小板收缩蛋白使纤维蛋白网发生退缩，促使血液进一步凝固。血小板在一日内的不同时间可相差 6%～10%。

1. 正常值参考范围　（100～300）×10^{12}/L

2. 临床意义

（1）血小板减少

①血小板生成减少：部分贫血（如再生障碍性贫血、恶性贫血、巨幼细胞贫血等）、各种急性白血病及骨髓造血功能障碍、骨髓转移瘤、骨髓纤维化、多发性骨髓瘤、巨大血管瘤、全身性红斑狼疮等。

②血小板破坏过多：特发性血小板减少性紫癜、肝硬化、脾功能亢进、体外循环障碍等。

③血小板分布异常：脾大、各种原因引起的血浆渗透压降低。

④其他疾病：弥散性血管内凝血（DIC）、阵发性睡眠血红蛋白尿症、部分感染（如伤寒、黑热病、麻疹、出血热多尿期前、传染性单核细胞增多症、粟粒性结核和败血症等）、出血性疾病（如血友病、坏血病、阻塞性黄疸、过敏性紫癜等）。

⑤药物影响：药物中毒或过敏（如甲砜霉素有骨髓抑制作用，可引起血小板减少）；抗血小板药噻氯匹定、阿司匹林也可引起血小板减少；部分抗肿瘤药、抗生素、磺胺类药物、细胞毒性药均可引起血小板减少。

（2）血小板增多

①疾病：多见于原发性血小板增多症、慢性粒细胞白血病及类白血病、真性红细胞增多症、多发性骨髓瘤及骨髓增生病、霍奇金病、恶性肿瘤早期、溃疡性结肠炎等。

②创伤：急性失血性贫血，其中脾摘除术后、骨折、出血后也可见一过性血小板增多。

（六）红细胞沉降率（ESR）

红细胞沉降率即血沉，指红细胞在规定条件下在单位时间内的沉降距离。其密度大于血浆密度，在重力的作用下产生自然向下的沉力。一般情况下，除一些生理性因素外，凡体内有感染或组织坏死的情况，沉降率增加，提示有病变的存在。

1. 正常值参考范围（Westergren 法）

男性：0～15 mm/h

女性：0～20 mm/h

2. 临床意义

（1）红细胞沉降率增快

①生理性增快：见于女性月经期、妊娠 3 个月至分娩后 3 周内。

②病理性增快

a. 炎症：如变态反应性结缔组织炎症、急性细菌性感染所致的炎症及结核病。

b. 组织损伤及坏死、心肌梗死时：发病后 1 周可见血沉增快，并持续 2～3 周，而心绞痛一般不影响血沉。

c. 较大的手术或创伤可致血沉加速，一般 2～3 周可恢复正常。

d. 恶性肿瘤：增长迅速的恶性肿瘤血沉增快，而良性肿瘤不影响血沉。

e. 高球蛋白血症：如多发性髓瘤、慢性肾炎、肝硬化、系统性红斑狼疮、巨球蛋白血症、亚急性细菌性心内膜炎、贫血、高胆固醇血症。

（2）红细胞沉降率病理性减慢：多见于红细胞数量明显增多及纤维蛋白原含量明显降低时，如相对性红细胞增多症、真性红细胞增多症及弥散性血管内凝血（DIC）晚期。

二、尿常规检查

【复习指导】本部分内容较多，历年偶考，要熟练掌握尿液酸碱度、尿比重、尿蛋白、尿葡萄糖、尿胆红素、尿隐血、尿中白细胞、尿沉渣管型、尿沉渣结晶、尿酮体、尿淀粉酶常用医学检查的基础数据，并了解其临床的主要生理意义。

尿液是人体泌尿系统排泄的代谢废物，正常人每日排出尿液 1000～3000 ml，其中儿童每小时 3～4 ml/kg。尿液中 97% 为水分，剩下的 3% 为固体物质，主要包括有机物（尿素、尿酸、肌酐等蛋白质代谢产物）和无机物（氯化钠、磷酸盐、硫酸盐、铵盐等）两大类。

正常人的尿量变化幅度较大，尿量的多少主要取决于肾小球滤过率和肾小管的重吸收，与饮水量和排汗量也密切相关。正常尿液常为澄清透明的黄色或淡黄色，新鲜尿液呈弱酸性。其检查的目的如下。

1. 泌尿系统疾病的诊断　如泌尿系统感染、结石、结核、肿瘤、血管及淋巴管病变、肾移植等，由于上述病变物可直接进入尿液，因此，可作为泌尿系统疾病诊治的首选。

2. 血液及代谢系统疾病的诊断　如糖尿病、胰腺炎、肝炎、溶血性疾病等，患者尿液中的代谢物也有所改变。

3. 职业病及重金属中毒　如急性汞、四氯化碳中毒及慢性铅、镉、铋、钨中毒，均可引起肾功能损害，使尿液发生变化。

4. 药物安全性监测，某些具有肾毒性的药物　如庆大霉素、卡那霉素、多黏菌素 B、磺胺类药物等会损害肾功能，尿液检查可指导安全用药，降低药品不良反应的发生。

（一）正常的尿液

正常的尿液为中性或弱酸性，疾病、用药和饮食会影响尿液 pH。尿液酸碱度反映出肾脏维持血浆和细胞外液正常氢离子浓度的能力，人体代谢活动所产生的非挥发性酸（如硫酸、磷酸、盐酸及少量丙酮酸、乳酸、枸橼酸和酮体等）主要以钠盐形式由肾小管排出；而碳酸氢盐则被重吸收。肾小管分泌氢离子与肾小球滤过的钠离子交换，从而影响尿液酸碱度。

1. 参考范围（干化学试带法）

晨尿：pH 5.5～6.5

随机尿：pH 4.5～8.0

2. 临床意义

（1）尿酸碱度增高

①疾病：代谢性或呼吸性碱中毒（如感染性膀胱炎、长期呕吐）、结石症（草酸盐和磷酸盐类）、肾小管性酸中毒。

②药物影响：碱性药物（如碳酸氢钠、乳酸钠、氨丁三醇等）的应用。

（2）尿酸碱度降低

①疾病：代谢性或呼吸性酸中毒（如糖尿病酮症酸中毒、严重腹泻及饥饿状态）、痛风、尿酸盐和胱氨酸结石症、结核、肾炎、失钾性的代谢性碱中毒。

②药物影响：酸性药物（如维生素 C、氯化铵等）的应用。

（二）尿比重（SG）

尿比重是指在 4℃时同体积尿液与纯水的重量之比。一般情况下，人体为维持体液平衡和电解质平衡，通过肾脏排出多余水分和多种固体物质进行调节。尿比重的数值大小主要取决于尿液中溶解物质（尿素、氯化钠等）的浓度，尿素主要反映食物中蛋白质的含量；而氯化钠反映盐的含量。

1. 参考范围（干化学试带法）

成人晨尿：1.015～1.025

成人随机尿：1.003～1.030（一般为 1.010～1.025）

新生儿：1.002～1.004

2. 临床意义

（1）尿比重增高：常见于急性肾小球肾炎、心力衰竭、糖尿病、蛋白尿、发热、休克、腹水或脱水、周围循环衰竭、泌尿系统梗阻、妊娠中毒症等。

（2）尿比重降低：常见于慢性肾炎或肾盂肾炎、慢性肾功能不全、肾小球损害性疾病、急性肾衰竭和尿毒症多尿期、结缔和组织病、尿崩症、蛋白质营养不良、恶性高血压、低钙血症，以及各种肾小管功能异常等。

（三）尿蛋白（PRO）

正常人 24 小时内尿液中的尿蛋白含量极低，用一般的定性方法常检测不出。只有当人体肾脏的肾小球通透能力亢进（肾炎）或血浆中低分子蛋白质过多时，大量蛋白质进入尿液中，超过肾小管的重吸收能力，继而出现蛋白尿。另外，当近曲小管上皮细胞受损时，重吸收能力也会降低或丧失，从而产生蛋白。

1. 参考范围（干化学试带法）

定性：阴性或弱阳性

定量：<100 mg/L 或<150 mg/24 h

2. 临床意义

（1）生理性蛋白尿：由剧烈运动、高温和低温刺激、紧张所导致，另外妊娠期妇女也会有轻微蛋白尿。

（2）病理性蛋白尿

①肾小球性蛋白尿：常见于急性和慢性肾小球肾炎、肾盂肾炎、肾病综合征、肾肿瘤、糖尿病肾小球硬化症、狼疮性肾炎、过敏性紫癜性肾炎、肾动脉硬化、肾静脉栓塞、心功能不全等。通常尿蛋白＜3 g/24 h，偶尔也＜20 g/24 h（肾病综合征）。

②肾小管性蛋白尿：常以低分子蛋白质为主（B 微球蛋白），多见于肾盂肾炎活动期、间质性肾炎、肾小管性酸或重金属（汞、铅、镉等）中毒。

③混合性蛋白尿：肾小球、肾小管同时受损。常见于慢性肾炎和肾盂肾炎、肾病综合征、糖尿病肾病、狼疮性肾炎等。

④溢出性蛋白尿：肾脏正常，而血液中有大量异常蛋白质。常见于多发性骨髓瘤、原发性巨球蛋白血症出现的本 – 周蛋白尿、骨骼肌损伤严重及大面积心肌梗死时的肌红蛋白尿。

⑤药物肾毒性蛋白尿：使用某类抗生素（如氨基糖苷类、多肽类）、抗肿瘤药（如氨甲蝶呤）、抗真菌药（如灰黄霉素）、抗精神病药（如氯丙嗪）等。另外泌尿系统感染（膀胱炎、尿道炎）所出现的蛋白尿为假性蛋白尿。

（四）尿葡萄糖（GLU）

尿液中糖类以葡萄糖为主，在正常情况下含量极低，用一般的检测方法呈阴性反应。尿液中的葡萄糖含量取决于血糖水平、肾小球滤过率（葡萄糖）、近端肾小管重吸收率（葡萄糖）和尿流量。通常，人的尿糖值为 0.1～0.3 g/24 h 或 50～150 mg/L。而当血糖阈值超过肾阈值或者肾阈降低时，肾小球滤过葡萄糖量超过肾小管重吸收的最大能力时，就会出现糖尿。

1. 参考范围（干化学试带法）

定性：阴性

2. 临床意义

尿葡萄糖阳性

①疾病：常见于内分泌疾病（如糖尿病可出现高血糖和糖尿）、垂体和肾上腺疾病（如肢端肥大症，肾上腺皮质功能亢进，功能性 α、β 细胞胰腺肿瘤，甲状腺功能亢进）；心肌梗死、肥胖、各种肝脏疾病、糖原贮积症、胰腺炎、各类肿瘤、膀胱囊性纤维化等也出现尿糖。

②饮食性糖尿：健康人短时间内食用过量糖类，另外妊娠末期或哺乳期妇女可有一过性生理性糖尿。

③暂时性和持续性糖尿：暂时性糖尿常见于剧烈运动后、头部外伤、脑出血、癫痫发作期、各种中毒、大量使用肾上腺皮质激素等；而持续性糖尿多见于原发性糖尿病、内分泌疾病（如甲状腺功能亢进）、嗜铬细胞瘤等。

④烧伤、感染、骨折、使用药物（肾上腺皮质激素、口服避孕药、蛋白同化激素等）也可引起尿糖阳性。

（五）尿胆红素（BIL）

胆红素是血红蛋白降解后的产物，正常情况下尿液中无胆红素，尿胆红素的检测是显示肝细胞损伤和鉴别黄疸的重要指标，临床中在诊断和预后上有重要意义。

1. 参考范围（干化学试带法）

定性：阴性

2. 临床意义

尿胆红素阳性

①肝细胞性黄疸：病毒性和酒精性肝炎、肝硬化、药物性肝损伤。

②阻塞性黄疸：胆道疾病（如化脓性胆管炎、胆囊结石、胆道肿瘤、手术创伤所致的胆管狭窄等）、胰腺肿瘤、原发性肝癌等。

尿液中检测出胆红素，通常是提示肝胆阻塞，观察尿色和震荡后尿泡沫均可呈现深黄色；急性病毒性肝炎或药物性诱导的胆汁淤积，尿胆红素阳性常出现在黄疸之前。尿胆红素检出有助于肝炎的诊断，在临床上，尿胆红素检测仅作为黄疸实验室鉴别的一个项目，实际应用时，还须结合血清胆红素、尿胆原、粪胆原等检测结果一起分析。

（六）尿隐血（BLD）

尿液中如混合血液>0.1%时，肉眼可观察到血尿，血液<0.1%时，只能通过隐血反应发现。尿液隐血是反映尿液中的血红蛋白和肌红蛋白的检出情况，正常人尿液中不能测出。

1. 参考范围

尿血红蛋白试管法：阴性

尿肌红蛋白试管法：阴性

2. 临床意义

（1）尿血红蛋白阳性：红细胞遭大量破坏，产生多余的游离血红蛋白，经过肾脏由尿液排出。

①创伤：心脏瓣膜术后、肌肉和血管组织严重损伤、严重烧伤等。

②引起血尿的疾病：如肾炎和肾结石、肿瘤、疟疾、尿道损伤（如经尿道前列腺切除术）等。

③微血管性溶血性贫血：溶血性尿毒症和肾皮质坏死。

④药物影响：使用某些抗生素（如万古霉素、卡那霉素）、阿司匹林、磺胺药、伯氨类、硝基呋喃类、秋水仙碱、吡罗昔康等。

（2）尿肌红蛋白阳性

①创伤：如挤压综合征、电击伤、大面积烧伤、手术创伤及痉挛。

②原发性肌肉疾病：肌肉萎缩、皮肌炎及多发性肌炎、肌营养不良。

③局部缺血性肌红蛋白尿：心肌梗死、动脉阻塞。

④代谢性疾病：糖尿病酸中毒、肌糖原累积病。

⑤中毒：酒精中毒、药物（两性霉素、海洛因、巴比妥类）中毒。

（七）尿中白细胞（LEU）

通常成人的尿液中含有少量白细胞，超过上限时则为异常，白细胞尿中大多含有炎症感染时出现的中性粒细胞，但以发生退行性改变，又称脓细胞。尿沉渣白细胞即检测离心尿沉淀物中白细胞的数量，结果以白细胞数/高倍视野（WBC/HP）表示。

1. 正常值参考范围

（1）镜检法

正常人混匀一滴尿 WBC：0～3/HP

离心尿 WBC：0～5/HP

（2）混匀尿全自动尿有形成分分析仪法

男性 WBC：0～12/μl

女性 WBC：$0 \sim 26/\mu l$

2. 临床意义 尿中白细胞增多常见于泌尿系统感染（如慢性肾盂肾炎、膀胱炎、前列腺炎）。而女性白带混入尿液时，也可发现较多的白细胞。另外由药物所导致的过敏反应，尿中会测出多量嗜酸性粒细胞。

（八）尿沉渣管型

尿沉渣管型是指尿液中的蛋白质在肾小管内聚集而成，该物质的检出是肾实质性病变的证据。常见的管型种类包括：透明管型、细胞管型（白细胞、红细胞、上皮细胞）、蜡样管型、脂肪管型、颗粒管型和肾衰竭管型六大类。

1. 正常值参考范围

镜检法：0 或偶见（$0 \sim 1/HP$ 透明管型）

2. 临床意义

（1）透明管型：肾病综合征、慢性肾炎、恶性高血压、心力衰竭时可见增加。

（2）细胞管型：常表示肾病变在急性期。

（3）蜡样管型：慢性肾小球肾炎的晚期、慢性肾衰竭及肾淀粉样变性。

（4）脂肪管型：肾病综合征、慢性肾炎急性发作，中毒性肾病等，偶见于长骨骨折。

（5）肾衰竭管型：急性肾衰竭患者多尿的早期，可大量出现。在慢性肾衰竭时出现此管型，提示预后不良。

（6）颗粒管型：粗颗粒管型见于慢性肾炎、肾盂肾炎或某些（药物中毒等）原因引起的肾小管损伤；细颗粒管型见于慢性肾炎或急性肾小球肾炎后期。

另外，尿沉渣管型异常还可见于使用多黏菌素、磺胺嘧啶、磺胺甲噁唑、顺铂等药物所致。

（九）尿沉渣结晶（X－TAL）

尿沉渣结晶是指尿沉渣中的无机沉渣物，大多来自食物和盐类代谢的产物。一般情况下，成人尿沉渣中常见的有磷酸盐、尿酸盐、草酸盐，检测的临床意义不大。而这些无机盐的结晶具有重要的临床意义。

1. 参考范围 正常的尿液中有少量磷酸盐、草酸盐和尿酸盐等结晶。

2. 临床意义 尿沉渣结晶异常见于以下几种情况。

（1）磷酸盐结晶：多见于碱性尿液的感染中。

（2）尿酸盐结晶：多见于痛风。大量的尿酸和尿酸盐结晶即提示核蛋白增加，特别是白血病和淋巴瘤的化疗过程中，如果发现有 X 线可透过并伴有血清尿酸水平增高，则为有力的证据。

（3）大量的草酸盐结晶：即提示严重的慢性肾病，或者甲氧氟烷、乙二醇中毒。草酸尿增加则提示有小肠疾病或小肠切除术后食物中草酸盐吸收增加。

（4）胱氨酸结晶：常见于胱氨酸尿的患者，某些遗传病、肝豆状核变性也可伴随有胱氨酸结石。

（5）络氨酸和亮氨酸结晶：重度肝病患者的尿液中常见。

（6）胆红素结晶：常见于黄疸、某些肝病（如急性肝萎缩、肝癌、肝硬化）、磷中毒等患者的尿液中。

（7）脂肪醇结晶：多见于膀胱病变（如膀胱尿潴留、慢性膀胱炎）、前列腺增生、慢性肾盂肾炎、下肢麻痹等患者的尿液中。

（8）服用磺胺类、氨苄西林、巯嘌呤、扑痫酮等药物时，可出现结晶尿。

（十）尿酮体（KET）

酮体是指乙酰乙酸、β羟丁酸、丙酮等，是人体脂肪酸氧化过程的中间产物，酮体的产生部位在肝脏，随血液循环流动到其他组织中氧化生成二氧化碳和水，但是，正常人体内极少含有酮体。只有当糖供应不足和组织中葡萄糖氧化分解降低时，脂肪氧化才会加强。此时酮体产生的速度快于组织利用的速度，则血液中酮体累积出现酮血症。

1. 参考范围

定性：阴性

2. 临床意义

（1）非糖尿病酮尿：婴幼儿、儿童急性发热，并伴随呕吐、腹泻、中毒，常出现酮尿；新生儿如伴随严重酮症酸中毒应怀疑为遗传性代谢性疾病；酮尿在寒冷、剧烈运动后、紧张状态、妊娠期、长期摄入低糖性食物或禁食、呕吐、甲亢恶病质期、麻醉后、糖原贮积症、活动性肢端肥大症及过度分泌生长激素、肾上腺皮质激素、胰岛素后也常见。另外，伤寒、麻疹、猩红热、肺炎等疾病及有机磷中毒也可见尿酮体阳性。

（2）糖尿病酮尿：糖尿病未控制或未治疗，持续出现酮尿提示机体有酮症酸中毒，尿液比血液更早出现大量酮体。重型糖尿病酮症的尿液，酮体可＞6 g/24 h。

（十一）尿淀粉酶（UAMY）

尿淀粉酶即一类催化淀粉分子中葡萄糖苷水解的酶，水解产生糊精、麦芽糖或葡萄糖，又称 α‑淀粉酶，其中，由胰腺分泌的称为胰淀粉酶；由唾液腺分泌的称为唾液淀粉酶。

1. 参考范围

碘‑淀粉比色法：100～1200 U

2. 临床意义

（1）尿淀粉酶增高

①急性胰腺炎发作期：血清淀粉酶活性上升常早于尿淀粉酶，且维持时间较长。

②疾病：胰头癌、流行性腮腺炎、胃穿孔都可见尿淀粉酶上升。

（2）尿淀粉酶降低：多见于重症肝病、严重烧伤、糖尿病等。

三、粪便检查

【复习指导】本部分内容较简单，历年少考，主要掌握异常粪便的临床意义及粪便细胞显微镜检查指标。

正常成人每日有 500～1000 ml 食糜残渣进入结肠，其 3/4 为水分，剩余的 1/4 为固体成分，水分和电解质大部分在结肠上半段被重吸收。

（一）粪外观

正常人粪便的颜色为黄褐色。其色泽主要受粪胆素影响，当摄入混合性食物时，呈现出黄褐色；另外婴儿的粪便为黄色，均为柱状软便，主要缘于婴儿的胆色素代谢功能尚不成熟。粪便有臭味，有少量黏液但肉眼不可见。

1. 影响粪便色泽的主要因素

（1）饮食：当大量摄入某类食物时，粪便颜色会相应改变。食肉者粪便常为黑褐色，食绿叶菜者粪便多为暗绿色，食用巧克力、咖啡者粪便为酱色，食用红色蔬菜水果（如西红柿、西瓜）者粪便为红色，食用黑芝麻者粪便常为无光泽的黑色。

（2）药物影响：口服药用炭、铋或铁制剂者粪便可呈无光泽的灰黑色；服用大黄、番泻叶等中草药者大便呈现黄色；服用解热镇痛药（保泰松或羟基保泰松）、水杨酸钠可使大便成为红色至黑色；服用某些抗生素（利福平）可使大便变成橘红至红色；服用抗凝血药（如华法林、双香豆素、双香豆素乙酯、醋硝香豆素）可使大便变成红色；而服用硫酸钡的粪便呈白片土状或灰白色；服用氢氧化铝制剂的粪便为灰白色或白色斑点。

2. 临床意义

（1）稀糊状或水样粪便：多是因为肠蠕动亢进、水分吸收不充分所致，常见于各种腹泻（肠道感染性或非感染性）或急性胃肠炎；若出现大量的黄绿色稀便并含有膜状物应怀疑伪膜性肠炎；另外，艾滋病患者肠道孢子虫感染也可出现大量稀水便。

（2）米泔水样便：肠道受到刺激，继而分泌大量水分，多见于霍乱、副霍乱。

（3）黏液便：由肠道受刺激，黏液分泌过多所致，常见于肠炎，如小肠炎症、大肠炎症。前者黏液混于粪便中，后者黏液附着于粪便表面。

（4）冻状便：多见于过敏性肠炎、慢性细菌性痢疾等。

（5）脓血便：常为下段肠道疾病的表现，多见于痢疾，如细菌性痢疾、阿米巴痢疾（以血为主，呈暗红果酱色）、溃疡性结肠炎、直肠或结肠癌等。

（6）乳凝块便：多见于儿童对脂肪或酪蛋白消化不良的表现。

（7）鲜血便：主要见于下消化道出血，如痔疮、肛裂、息肉等。

（8）柏油便：粪便为有光泽的黑色，为上消化道出血（＞50 ml）后，红细胞被消化液消化所致，若粪便隐血强阳性，可考虑为上消化道出血等。

（9）白陶土便：胆汁的减少或缺乏，继而使粪胆素减少或缺乏，出现白陶土便，常见于各类阻塞性黄疸等。

（10）细条便：为直肠狭窄的表现，首先考虑直肠癌等。

（二）粪隐血（OB）

一般情况下，粪便中无可见红细胞，结果通常为阴性。当消化道少量出血时，红细胞被消化而分解，肉眼及显微镜下均不能出现，故称为"隐血"，必须用化学方式检测，称为隐血试验（OBT）。粪隐血试验对老年人则有助于早期发现消化道恶性肿瘤。

1. 参考范围

定性：阴性

2. 临床意义 在病理情况下，粪隐血可见于以下情况。

（1）消化道溃疡：胃和十二指肠溃疡患者的隐血阳性率可达40%～70%，常呈间歇性阳性，特点是出血量大、非持续性。

（2）消化道肿瘤：胃癌、结肠癌患者的隐血阳性率可高达87%～95%，特点是出血量小、持续性。

（3）其他疾病：肠道疾病，如肠结核、克罗恩病、溃疡性结肠炎；全身性疾病，如紫癜、急性白血病、伤寒、回归热、钩虫病等。

（4）而对于老年人则有助于早期发现消化道恶性肿瘤。

（三）粪胆原

大部分粪胆原在结肠被氧化为尿胆素而被排出体外，正常粪便检测呈阳性反应。但在临床中还应结合粪胆素、尿胆原、尿胆红素及血胆红素等进行分析，有效鉴别、诊断黄疸的性质。

1. 参考范围

定性：阳性

2. 临床意义

（1）粪胆原增加：溶血性黄疸时粪胆原明显增加；阵发性睡眠性血红蛋白尿症也可使其增加。

（2）粪胆原减少：在阻塞性黄疸时粪胆原明显减少；另外在肝细胞性黄疸时可增加或减少。

（四）粪便细胞显微镜检查

显微镜检主要对粪便中有形细胞、真菌、寄生虫原虫及虫卵进行观察，从而诊断消化道及器官的功能或病理状态。

1. 参考范围

红细胞：无

白细胞：无或偶见

上皮细胞：偶见

细菌：正常菌群

真菌：少量

寄生虫卵：无致病性虫卵

2. 临床意义

（1）白细胞增多：多见于肠道炎症（常伴有脓细胞），如菌痢（以中性粒细胞增多为主）、溃疡性结肠炎或出血性肠炎、阿米巴痢疾、肠道反应性疾病（还伴嗜酸性粒细胞和浆细胞增多）。

（2）红细胞阳性：常见于下消化道出血、痢疾、溃疡性结肠炎、结肠癌等。其中菌痢常伴有红细胞散在，形态较完整，少于白细胞；而阿米巴痢疾时红细胞则成堆且破损，多于白细胞。

（3）吞噬细胞增多：常见于急性肠炎和痢疾（可与脓细胞同时出现）。在急性出血性肠炎时可伴有多核巨细胞。

（4）上皮细胞增多：常见于结肠炎、伪膜性肠炎，是肠壁炎症的特征。

（5）真菌：大量或长期应用广谱抗生素所引起的真菌二重感染，如白色念珠菌引起的菌群失调，普通酵母菌大量繁殖可导致轻度腹泻。

（6）寄生虫和寄生虫卵：无致病性虫卵肠道寄生虫病时，从粪便中能见到相应的病原体。

四、肝功能检查

【复习指导】本部分内容较多，历年偶考，熟练掌握血清丙氨酸氨基转移酶、血清 γ - 谷氨酰转移酶、血清天门冬氨酸氨基转移酶、血清碱性磷酸酶、血清总蛋白、白蛋白和球蛋白常用医学检查的指标，并了解其临床的主要生理意义。

肝是人体内最大的实质性腺体，生理功能十分关键并复杂。首先，其是人体内各种物质代谢和加工的中枢，把门静脉从肠道吸收来的营养物质进行加工，变成人体内的营养成分供应全身，并将多余的物质加以贮存，如糖、蛋白质、脂肪；再将动脉血带来的代谢产物进行加工利用，或将不能利用的加以处理，再由肾或胆道排泄，故维持和调节人体内环境的稳定、水电解质平衡和血容量的稳定。其次，肝还有生物转化和解毒的功能，所有进入人体的药物或毒物等，都会在肝发生氧化、还原、水解、结合等化学反应，不同程度地被代谢，最后以原型药或代谢物的形式排出体外。

因为肝细胞不断地从血液中吸取原料，所以难以避免遭受有毒物质或病毒、毒素和寄生虫的感染或损害，轻者丧失一定的功能，重者造成肝细胞坏死，最后发展为肝硬化、肝癌及肝功能衰竭，甚至发生肝性脑病。肝功能检查指标在临床上具有十分重要的意义。

（一）丙氨酸氨基转移酶

丙氨酸氨基转移酶（ALT）是一组催化氨基酸与 α - 酮酸间氨基转移反应的酶类，旧称谷丙转氨酶（GPT），主要存在于肝、肾、心肌、骨骼肌、胰腺、脾、肺、红细胞等组织细胞中，同时也存在于正常体液（如血浆、胆汁、脑脊液、唾液）中。当富含 ALT 的组织细胞受损时，ALT 从细胞释放增加，进入血液后导致 ALT 活力上升，其增高的程度与肝细胞被破坏的程度成正比。

1. 参考范围（速率法）

成人：5～40 U/L

2. 临床意义　ALT 的测定可反映肝细胞损伤程度。ALT 升高常见于以下疾病。

（1）肝胆疾病：见于传染性肝炎、中毒性肝炎、肝癌、肝硬化活动期、肝脓疡、脂肪肝、梗阻性黄疸、胆汁淤积或淤滞、胆管炎、胆囊炎等。其中慢性肝炎、脂肪肝、肝硬化、肝癌可见 ALT 轻度上升或正常。ALT 的测定可以反映肝细胞的损害程度。

（2）其他疾病：见急性心肌梗死、心肌炎、心力衰竭所致肝脏淤血，以及骨骼肌病、传染性单核细胞增多症、胰腺炎、外伤、严重烧伤、休克等。

（3）用药：在服用有肝毒性的药物或接触某些化学物质，如氯丙嗪、异烟肼、奎宁、水杨酸、氨苄西林、利福平、四氯化碳、乙醇、汞、铅、有机磷等亦可使 ALT 活力上升。可致 ALT 活力上升的其他药物主要包括以下几种。

①抗生素：包含四环素、利福平、林可霉素、克林霉素、羧苄西林、苯唑西林、氯唑西林、多黏菌素、头孢呋辛、头孢美唑、头孢曲松、头孢哌酮、头孢他啶、拉氧头孢、头孢地嗪、伊米配能（西司他丁）等，均偶可引起血清 AST 或 ALT 升高。尤其红霉素类的酯化物可致肝毒性，常在用药后 10～12 日出现肝大、黄疸、AST 或 ALT 升高等胆汁淤积表现。其中依托红霉素对肝脏的损害比红霉素大，主要表现为 AST 或 ALT 升高。

②抗真菌药：包含氟康唑、伊曲康唑等，可致血清 AST 一过性升高。灰黄霉素大剂量时有肝毒性，可见 AST 或 ALT 升高，个别人出现胆汁淤积性黄疸。酮康唑偶可发生肝毒性，表现为乏力、黄疸、深色尿、粪色白、疲乏、AST 及 ALT 一过性升高，另有引起急性肝萎缩而致死的报道。

③抗病毒药：有阿昔洛韦、泛昔洛韦，可致 ALT 及 AST 升高。

④调血脂药：应用羟甲戊二酰辅酶 A 还原酶抑制剂（他汀类血脂调节药）连续 1 年以上者有 2%～5% 可观察到无症状的 AST 及 ALT 异常。

（二）血清天冬氨酸氨基转移酶

天冬氨酸氨基转移酶（AST）同样是体内的重要的氨基转移酶之一，催化 L - 天冬酸与 α - 酮戊二酸间氨基转移反应，旧称谷草转氨酶（GOT）。AST 主要存在于心肌、肝、肾、骨骼肌、胰腺、脾、肺、红细胞等组织细胞中；同时也存在于正常人血浆、胆汁、脑脊液及唾液中。当富含 AST 的组织细胞受损时，细胞通透性增加，AST 从细胞释放增加，进入血液后导致 AST 活力上升。

1. 参考范围（速率法）

成人：<40 U/L

2. 临床意义　AST 的测定可反映肝细胞损伤程度。AST 升高常见于以下疾病。

（1）急性心肌梗死（AMI）：心梗时 AST 活力最高，在发病后 6～8 小时 AST 开始上升，18～24 小时后达高峰。但单纯心绞痛时，AST 正常。

（2）肝疾病：见于传染性肝炎、中毒性肝炎、肝癌、肝硬化活动期、肝脓肿、脂肪肝、梗阻性黄疸、肝内胆汁淤积或淤滞、胆管炎、胆囊炎等。在急性或轻型肝炎时，血清 AST 升高，但升高幅度不如 ALT，AST/ALT 比值<1，如在急性病程中该比值明显升高。在慢性肝炎尤其是肝硬化时，AST 上升的幅度高于 ALT，故 AST/ALT 比值测定有助于肝病的鉴别诊断。

（3）其他疾病：见于进行性肌营养不良、皮肌炎、肺栓塞、肾炎、胸膜炎、急性胰腺炎、钩端螺旋体病、肌肉挫伤、坏疽溶血性疾病等。

（4）用药：在服用具有肝毒性的药物时，具体与 ALT 类同。

（三）血清 γ - 谷氨酰转移酶

血清 γ - 谷氨酰转移酶（γ - GT）又称 γ - 谷氨酰转肽酶，是将肽或其他化合物的 γ - 谷氨酰基转移至某些 γ - 谷氨酰受体上的酶。γ - GT 主要存在于血清及除肌肉外的所有组织中，如肾、胰、肝、大肠、心肌组织中，其中以肾最高，但血清中的 γ - GT 主要来自肝胆系统。

1. 参考范围（连续检测法）　<50 U/L。

2. 临床意义　γ - GT 升高见于如下情况。

（1）肝胆疾病：肝内或肝后胆管梗阻者血清 γ - GT 上升最高，可达正常水平的 5～30 倍，γ - GT 对阻塞性黄疸性胆管炎、胆囊炎的敏感性高于碱性磷酸酶，原发性或继发性肝炎患者的 γ - GT 水平也高，且较其他肝酶类上升显著；传染性肝炎、脂肪肝、药物中毒者的 γ - GT 中度升高，一般为正常参考值的 2～5 倍；酒精性肝硬化、大多数嗜酒者 γ - GT 值可升高。慢性肝炎、肝硬化 γ - GT 持续升高，提示病情不稳定或有恶化趋势；而逐渐下降，则提示肝内病变向非活动区域移行。原发性肝癌、壶腹癌时，血清 γ - GT 活性显著升高，特别在诊断恶性肿瘤者有无肝转移和肝癌术后有无复发时，阳性率可达 90%。

（2）胰腺疾病：如急、慢性胰腺炎等，胰腺肿瘤可达参考上限的 5～15 倍。囊纤维化（胰纤维性囊肿）伴有肝并发症时 γ - GT 值可升高。

（3）其他疾病：有脂肪肝、心肌梗死、前列腺肿瘤等。

（4）用药：抗惊厥药苯妥英钠、镇静药苯巴比妥或乙醇常致 γ - GT 升高。

（四）血清碱性磷酸酶

血清碱性磷酸酶（ALP）为一组单酯酶，在人体组织和体液中广泛存在，其中以骨、肝、乳腺、小肠、肾脏的浓度较高。碱性磷酸酶可催化磷酸酯的水解反应，并有转移磷酸基的作用。当上述器官病变时，此酶的活性增强。

1. 参考范围（连续检测法）

成人：40～110 U/L

儿童：<250 U/L

2. 临床意义 碱性磷酸酶增高见于以下情况。

（1）肝胆疾病：见阻塞性黄疸、胆道梗阻、结石、胰腺头癌、急性或慢性黄疸型肝炎、肝癌、肝外胆管阻塞等。

（2）骨骼疾病：见骨损伤、骨疾病、变形性骨炎症（Paget 病）等，使骨细胞内有高度的 ALP 释放进入血液；纤维骨炎、骨折恢复期、佝偻病、骨软化症、成骨不全等，因为 ALP 生成亢进，而 ALP 活性升高。

（3）用药：羟甲戊二酰辅酶 A 还原酶抑制药（他汀类血脂调节药）的不良反应，可导致 ALP 升高。

（五）血清总蛋白、白蛋白和球蛋白

血清总蛋白、γ-球蛋白、β-球蛋白均由肝细胞合成，总蛋白为白蛋白（A）和球蛋白（G）之和。血浆蛋白具有维持正常的血浆胶体渗透压、机体免疫、凝血和抗凝血及营养等生理功能。当肝受损时，血浆蛋白减少，在炎症性肝细胞破坏和抗原性改变时，可刺激免疫系统导致 γ-球蛋白比例增高，此时总蛋白量变化较小，但白蛋白和球蛋白比值（A/G）会变小，甚至发生倒置。为了反映肝功能的实际情况，在做血清总蛋白测定的同时，尚须要测定 A/G 比值。

1. 参考范围

（1）总蛋白（TP）（双缩脲法）

新生儿：46～70 g/L

成人：60～80 g/L

（2）白蛋白：溴甲酚氯法

新生儿：28～44 g/L

成人：35～55 g/L

（3）球蛋白：20～30 g/L

（4）A/G 比值：1.5:1～2.5:1

2. 临床意义

（1）血清总蛋白

①血清总蛋白增高

a. 各种原因脱水所致的血液浓缩：如呕吐、腹泻、休克、高热、肾上腺皮质功能减退等。

b. 血清蛋白合成增加：如多发性骨髓瘤、巨球蛋白血症等。

②血清总蛋白降低

a. 各种原因引起的血清蛋白质丢失和摄入不足：常见营养不良、消化及吸收不良。

b. 血清水分增加：血液被稀释，可导致总蛋白浓度相对减少，如水、钠潴留或静脉应用过多的低渗溶液。

c. 疾病：多种慢性消耗性疾病，如结核、肿瘤、急性大出血、严重烧伤、甲状腺功能亢进、慢性肾病变、肾病综合征、腹水、胸腔积液、肝功能障碍、蛋白质合成障碍。

血清总蛋白的参数常与白蛋白、球蛋白及血清蛋白电泳等指标综合分析。

（2）血清白蛋白：白蛋白在肝合成，属于非急性时相蛋白，在维持血浆胶体渗透压、体内运输、营养方面均起着非常关键的作用。

①血清白蛋白增高：常见于严重失水而致的血浆浓缩。

②血清白蛋白降低

a. 营养不良：摄入不足、消化吸收不良。

b. 消耗增加：多种慢性疾病，如结核、恶性肿瘤、甲状腺功能亢进；或蛋白丢失过多，如急性大出血、严重烧伤、慢性肾病变。

c. 合成障碍：主要是肝功能障碍，若持续低于 30 g/L，会提示有慢性肝炎或肝硬化。

（3）血清球蛋白：球蛋白是多种蛋白质的混合物，增高主要以 γ-球蛋白增高为主。

①血清球蛋白增高

a. 炎症或慢性感染性疾病：如结核、疟疾、黑热病、麻风病、血吸虫病、肝炎、亚急性心内膜炎。

b. 自身免疫性疾病：风湿热、红斑狼疮、类风湿关节炎、肝硬化。

c. 某些恶性肿瘤：骨髓瘤和淋巴瘤、原发性巨球蛋白血症。

②血清球蛋白降低

a. 生理性减少：出生后至 3 岁。

b. 免疫功能抑制：如应用肾上腺皮质激素和免疫抑制药。

c. 低 γ-球蛋白血症。

（4）A/G 比值

①A/G 比值降低

a. 当 A/G＜1 时，提示有慢性肝炎、肝硬化、肝实质性损害、肾病综合征等。

b. 急性肝炎早期，白蛋白量可不变或稍低，γ-球蛋白量轻度增多，故血清总蛋白量可以不变。若此时白蛋白量仍高于球蛋白，那么 A/G 比值仍可正常。

②A/G 比值的动态变化：可以观察病情的发展与预后，如病情恶化时，白蛋白逐渐减少，A/G 比值下降；A/G 比值持续倒置，报告提示预后较差。肝硬化和慢性肝炎时，血清白蛋白量减少，总蛋白量则视球蛋白量的改变而改变。若球蛋白量正常，则总蛋白量减少，A/G 比值正常或减少；若球蛋白量增多，则总蛋白量可正常或增加，A/G 比值减少或低于 1。

（六）血清总胆红素、非结合胆红素、结合胆红素

胆红素是指循环血液中衰老红细胞在肝、脾及骨髓的单核巨噬系统中分解和破坏的产物。当红细胞破坏过多，肝细胞胆红素转运蛋白缺陷、葡萄糖醛酸结合缺陷、排泄障碍及胆道阻塞，均会引起胆红素代谢障碍，临床上通过检测血清总胆红素、非结合胆红素和结合胆红素，来判断有无溶血及肝、胆系统在胆红素代谢中的功能状态。

血清总胆红素（STB）由非结合胆红素（UCB）和结合胆红素（CB）组成。UCB 在水中的溶解度低，不能通过肾小管由尿液排出；而 CB 在水中溶解度高，能通过肾小管由尿液排出，故尿中的胆红素是 CB。溶血性黄疸时，红细胞破坏过多，血中 UCB 增加；阻塞性黄疸时，肝中 CB 反流进血中，血中 CB 增加；肝细胞黄疸时，肝代谢 UCB 能力下降及肝细胞损害，肝血液循环异常，CB 反流入血，使血中 CB 和 UCB 均增加。

1. 正常值参考范围

STB：成人，3.4～17.1 μmol/L

新生儿，0～1 天，34～103 μmol/L

1～2 天，103～171 μmol/L

3～5 天，68～137 μmol/L

CB：0～6.8 μmol/L

UCB：1.7～10.2 μmol/L

CB/UCB：0.2～0.4

2. 临床意义

（1）反映黄疸程度：STB 17.1～34.2 μmol/L 为隐性黄疸；34.2～171 μmol/L 为轻度黄疸；171～342 μmol/L 为中度黄疸；＞342 μmol/L 为重度黄疸。

（2）推断黄疸病因：STB ＜85.5 μmol/L 考虑溶血性黄疸；17.1～171 μmol/L 考虑肝细胞性黄疸；171～342 μmol/L 考虑不完全性梗阻性黄疸；＞342 μmol/L 考虑完全性梗阻性黄疸。

（3）鉴别黄疸类型

①STB 与 UCB 增高：溶血性黄疸。

②STB 与 CB 增高：阻塞性黄疸。

③STB、UCB 和 CB 均增高：肝细胞性黄疸。

（4）CB/STB 比值变化：CB/STB ＜0.2，为溶血性黄疸；CB/STB 0.2～0.5，为肝细胞性黄疸；CB/STB ＞0.5，为阻塞性黄疸。

五、肾功能检查

【复习指导】本部分内容较简单，历年偶考，主要掌握尿素氮增高及血肌酐增高的临床意义。

肾是人体最重要的器官之一，其功能为分泌及排泄尿液、废物、毒物及药物；调节和维持体液容量和成分（水分和渗透压、电解质、酸碱度）；维持机体内环境（血压、内分泌）的平衡。肾由皮质和髓质两部分构成，皮质主要由肾小球、近曲和远曲小管、集合管组成；髓质主要由髓襻及集合管远端组成。肾的工作量极大，每日经肾小球滤过的血浆大约为 180 L。因此，变态反应、感染、肾血管病变、代谢异常、先天性疾病、全身循环和代谢性疾病、药物、毒素对肾的损害均可影响肾的功能，主要表现为肾功能检查指标的异常，对于临床诊断和治疗具有重要的意义。

（一）血清尿素氮

尿素是指人体蛋白质的代谢产物，氨在肝尿素循环中也合成尿素。血清尿素氮（BUN）通常是经肾小球滤过而随尿液排出体外，比例占 90% 以上。当肾实质受到损害时，肾小球滤过率逐渐降低，致使血液中血清尿素氮浓度增加，因此可以通过测定尿素氮，来了解肾小球的滤过功能。

1. 正常值参考范围（速率法）

成人：1.78～7.14 mmol/L

儿童：1.8～6.5 mmol/L

2. 临床意义

（1）血清尿素氮增高

①肾疾病：主要包括慢性肾炎、严重的肾盂肾炎等。当肾功能轻度受损时，BUN 检测值可无变化。当此值高于正常时，说明有效肾单位的 60%～70% 已到受损害。因此，BUN 的测定不能作为肾病早期肾功能不全的测定指标，但对肾衰竭，尤其是对氮质血症（尿毒症）的诊断具有特殊价值。

②泌尿系统疾病：主要包括泌尿道结石、肿瘤、尿路结石、前列腺增生，如果其他前列腺疾病使尿路梗阻等引起尿量显著减少或尿闭时，那么也可造成 BUN 检测值增高（肾后性

氮质血症)。

③其他:脱水,高蛋白饮食,蛋白质分解代谢增高,水肿,腹水,胆道手术后,中毒性肝炎,急性肝萎缩,血循环功能衰竭,上消化道出血,妊娠后期妇女磷、砷等化学中毒等,以及心排血量减少或继发于失血或其他原因所致的肾灌注下降均会引起 BUN 升高(肾前性氮质血症)。

(2)血清尿素氮降低:急性肝萎缩、中毒性肝炎、类脂质肾病等。

(二)血清肌酐

血清肌酐(Cr)的浓度主要取决于人体的产生和摄入与肾的排泄能力,Cr 基本不受饮食、高分子代谢等肾外因素的影响。在外源性 Cr 摄入量稳定,同时体内 Cr 生成量恒定的情况下,其浓度取决于肾小球滤过功能。故血清 Cr 浓度可在一定程度上准确反映肾小球滤过功能的受损程度。人体肾功能处于正常时,Cr 排出率恒定,当肾实质受到损害时,肾小球的滤过率(CFR)就会降低。当 GFR 下降到一定程度后,血清 Cr 浓度就会急剧上升。

1. 正常值参考范围

男性:44~132 μmol/L

女性:70~106 μmol/L

2. 临床意义

血清肌酐增高

①肾疾病:主要包括急、慢性肾小球肾炎,肾硬化,多囊肾,肾移植后的排斥反应等,慢性肾炎者最为突出,Cr 越高,预后越差。当上述疾病造成肾小球滤过功能减退时,因为肾的储备力和代偿力仍很强,所以,在早期或轻度损害时,Cr 浓度可以表现为正常,仅当肾小球滤过功能下降到正常人的 30%~50% 时,Cr 数值才会明显上升。在肾血流正常的条件下,Cr 达到 176~355 μmol/L 时,提示有中度至严重肾损害。同时测定 Cr 和尿素,如两者同时增高,那么表示肾功能已受到严重的损害。

②其他:休克、心力衰竭、肢端肥大症、巨人症、失血、脱水、剧烈活动。

六、血液生化检查

【复习指导】本部分内容较简单,历年偶考,要熟练掌握淀粉酶、磷酸激酶及血尿酸增高的临床意义。

(一)淀粉酶

淀粉酶(AMS)在体内的主要功能是水解淀粉,生成葡萄糖、麦芽糖、寡糖和糊精。AMS 主要存在于胰腺和腮腺。存在于胰腺的是淀粉酶同工酶 P(P-AMS),存在于腮腺的是淀粉酶同工酶 S(S-AMS),其他少量的 AMS 来自心脏、肝等。AMS 主要用于急性胰腺炎的诊断和鉴别诊断,活性增高或降低均有临床意义。淀粉酶分子量较小,可从肾小管滤过直接排出。

1. 正常值参考范围 血清 AMS 总活性为 148~333 U/dl。

2. 临床意义

(1)淀粉酶活性增高

①诊断胰腺炎:急性胰腺炎是 AMS 增高的最常见原因。血清 AMS 一般在发病后 6~12 小时升高,20~48 小时达到高峰,3~5 天恢复正常;尿 AMS 于发病后 12~24 小时开始升高,下降比血清 AMS 慢。慢性胰腺炎急性发作、胰腺囊肿、胰腺管阻塞时 AMS 也可升高。

②胰腺癌：胰腺癌早期 AMS 增高，是由肿瘤压迫造成胰腺管阻塞和短时间内大量胰腺组织被破坏所致。

③其他：血清淀粉酶升高还可见于急腹症（病变累及胰腺）、酒精中毒、肾衰竭（肾排泄 AMS 减少）、急性腮腺炎、胰腺脓肿、肾功能不全、胰腺损伤、消化性溃疡穿孔、肠梗阻、胰腺肿瘤引起的胰腺导管阻塞、肺癌、卵巢癌、腮腺损伤、胆囊炎、腹膜炎、急性阑尾炎、异位妊娠破裂、创伤性休克、大手术后、酮症酸中毒、肾移植后、肺炎等。

（2）淀粉酶活性降低

①慢性胰腺炎、胰腺癌分别因胰腺组织被严重破坏或胰腺组织纤维化，导致胰腺分泌功能下降。

②严重肾功能不全排泄 AMS 障碍，尿 AMS 可降低。

③其他：可见肝癌、肝硬化、糖尿病等。

淀粉酶、血清脂肪酶、胰凝乳蛋白酶的联合测定可提高对急性胰腺炎诊断的特异性和准确性。同时测定淀粉酶清除率及肌酐清除率并计算其比值，也可提高对急性胰腺炎诊断的敏感性和特异性。

（二）血清肌酸激酶及其同工酶

肌酸激酶（CK）主要存在于胞质和线粒体中，以骨骼肌和心肌最多，其次是脑组织和平滑肌，肝、胰腺和红细胞中有极少含量。血清 CK 活性增高有临床意义。

肌酸激酶同工酶：CK 是由 B 和 M 两个亚单位组成的二聚体，形成三个不同的亚型。① CK – MM：主要存在于骨骼肌及其他肌肉中；②CK – MB：主要存在于心肌中；③ CK – BB：主要存在于脑、前列腺、肺、肝、肠等组织中。正常血清中绝大部分为 CK – MM 的活力，CK – MB 活力不超过总活力的 5%，CK – BB 则微乎其微。血清 CK 同工酶升高有临床意义。

1. 正常值参考范围

（1）血清 CK 活性（酶耦联法）

男性：38 ～ 174 U/L

女性：26 ～ 140 U/L

（2）血清 CK 同工酶活性

CK – MM：94% ～ 96%

CK – MB：＜5%

CK – BB：极少或无

2. 临床意义

（1）血清 CK 增高

①心脏疾病：CK 为早期诊断急性心肌梗死（AMI）的灵敏指标之一：AMI 后 4 ～ 10 小时，CK 活性急剧上升，12 ～ 36 小时达高峰，峰值可高达正常水平的 10 ～ 12 倍，72 ～ 96 小时恢复正常。其他心脏损伤见于病毒性心肌炎、心脏手术或创伤性心脏介入治疗等。

②肌肉疾病：如进行性肌萎缩、皮肌炎、急性脊髓灰质炎等。

③其他：如急性脑血管疾病、脑梗死、急性脑外伤、惊厥、癫痫、甲状腺功能减退症出现黏液性水肿时，非疾病因素（如剧烈运动）。

④药物性肌损：如服用他汀类药物，或他汀类与贝丁酸类药物联用引起的肌病。

（2）血清 CK 同工酶增高

①CK－MB 增高：CK－MB 是早期诊断 AMI 的重要指标之一，在 AMI 后 3 小时开始升高，9～30 小时达峰，48～72 小时恢复正常。其他心肌损伤，如不稳定型心绞痛、心肌炎等。

②CK－MM 增高：血清 CK－MM 是骨骼肌损伤的特异指标，如手术、创伤、癫痫大发作后 48 小时内 CK－MM 活性增高，以及他汀类药物引起的肌损。

③CK－BB 增高：是脑部疾病的重要指标。神经系统疾病，如脑血管意外、急性颅脑损伤、脑膜炎等。恶性肿瘤，如肺、肠、胆囊、前列腺等部位的肿瘤。

（三）心肌肌钙蛋白 I

肌钙蛋白（cTn）是诊断心肌坏死最特异和敏感的首选标志物，心肌肌钙蛋白 I（cTnI）是其中之一，其生理作用是抑制肌钙蛋白中的 ATP 酶活性，使肌肉松弛，防止肌纤维收缩。当心肌损伤时，cTnI 可以释放入血，血清 cTnI 浓度变化可以反映心肌损伤的程度。血清 cTnI 升高有临床意义。

1. 正常值参考范围 0.02～0.13 g/L。＞0.5 g/L 可诊断 AMI。

2. 临床意义

（1）诊断 AMI：AMI 发病后 3～6 小时，cTnI 即可升高，14～20 小时达峰值，5～7 天恢复正常。cTnI 升高诊断 AMI 的特异性为 93%～96%。

（2）判断微小心肌损伤：不稳定型心绞痛患者出现 cTnI 升高，表示心肌微小损伤。

（3）其他：急性心肌炎患者也可出现 cTnI 低水平升高。

（四）血尿酸

血尿酸（UA）是体内及食物中嘌呤代谢的终末产物。UA 的主要生成场所是肝脏，其可自由通过肾小球，部分经肾小管排泄，原尿中的 UA 90% 通过肾小管重吸收。血 UA 浓度受肾小球滤过功能和肾小管重吸收的影响。采血前 3 天应严禁食用富含嘌呤食物，以排除饮食的干扰。血尿酸增高和降低均有临床意义。

1. 正常值参考范围

男性：150～416 μmol/L

女性：89～357 μmol/L

2. 临床意义

（1）血尿酸增高

①诊断痛风的主要实验室依据。

②UA 排泄障碍：如急慢性肾炎、肾结石、尿道阻塞等。

③生成增加：如慢性白血病、多发性骨髓瘤、真性红细胞增多症等。

④进食高嘌呤饮食过多。

⑤药物影响：长期使用吡嗪酰胺、小剂量阿司匹林等。

（2）血尿酸降低：见于重症肝炎、肝硬化、尿酸生成有关酶缺乏等。

七、糖、脂代谢检查

【复习指导】本部分内容简单，历年偶考，主要掌握空腹血糖、胆固醇、三酰甘油及脂蛋白的正常值和临床意义。

（一）糖代谢检查

血糖水平反映机体糖的生成和组织消耗间的动态平衡，机体利用血糖的脏器主要是肝和肌肉。正常人血液中的糖主要是葡萄糖，故检测血糖即测定血中的葡萄糖。常用的检查项目是空腹全血血糖（FBG）、口服葡萄糖耐量试验（OGTT）与葡萄糖结合的糖化血红蛋白（HbA1c）。FBG 增高或降低、糖耐量减低或增高，以及 HbA1c 升高均有临床意义。

1. 空腹血糖和口服葡萄糖耐量试验　空腹血糖（FBG）是诊断糖代谢紊乱的最常用和最可靠的指标；口服葡萄糖耐量试验（OGTT）是一种测定机体对葡萄糖负荷能力强弱的试验，目前采用 **WHO** 推荐的 75 g 葡萄糖标准的 **OGTT**：受检者空腹口服 75 g 葡萄糖后，定时测血中葡萄糖含量。血糖增高及降低、糖耐量增高及降低均有临床意义。

（1）正常值参考范围

①葡萄糖氧化酶法：FBG 3.9～6.1 mmol/L。

②口服葡萄糖耐量试验：FBG≤6.1 mmol/L；服糖后 1/2 小时至 1 小时达峰（一般为 7.8～9.0 mmol/L），血糖峰值＜11.1 mmol/L。服糖后 2 小时血糖≤7.8 mmol/L；服糖后 3 小时血糖恢复至空腹血糖。

全部尿糖定性试验均为阴性。

（2）临床意义

①空腹血糖增高

高血糖：FBG＞7.0 mmol/L。

轻度增高：FBG 7.0～8.4 mmol/L。

中度增高：FBG 8.4～10.1 mmol/L。

重度增高：FBG＞10.1 mmol/L。

a. 血糖生理性增高：见于情绪紧张时或注射葡萄糖后等情况下。

b. 血糖病理性增高：见于以下情况。

糖尿病：见于胰岛素分泌不足 1 型糖尿病（分泌绝对不足）、2 型糖尿病（分泌相对不足）。

血糖升高的激素分泌增加：如甲状腺功能亢进症、嗜铬细胞瘤、肾上腺皮质功能亢进、巨人症、胰高血糖素瘤等。

应激状态：如脑卒中、颅脑损伤、心肌梗死、大面积烧伤等。

肝糖原代谢异常：如严重肝病、麻醉、窒息、癫痫等。

胰腺病变：如胰腺炎、胰腺癌等。

药物影响：如糖皮质激素、甲状腺激素、噻嗪类利尿药、口服避孕药等。

脱水引起的轻度高血糖：见于高热、呕吐、腹泻等。

②空腹血糖降低：FBG＜3.9 mmol/L。

低血糖：FBG＜2.8 mmo/L。

a. 血糖生理性降低：见于剧烈运动后、饥饿时，或妊娠、哺乳期等。

b. 血糖病理性降低：见于以下情况。

胰岛素分泌过多：如胰岛 B 细胞瘤。

药物影响：使用胰岛素或口服降糖药过量，或者是服用水杨酸药物等。

升高血糖激素分泌减少：如甲状腺功能减退症、垂体功能减退等。

严重的肝细胞受损：如肝炎、肝坏死、肝癌等。

其他：如长期营养不良、酒精中毒、糖原贮积症等。

③口服葡萄糖耐量试验的临床意义

正常糖耐量：FBG≤6.1 mmol/L，OGTT 2 小时血糖＜7.8 mmol/L。

空腹血糖受损（IFG）：FBG 6.1～6.9 mmol/L，OGTT 2 小时血糖＜7.8 mmol/L。

糖耐量降低（IGT）：FBG＜7.0 mmol/L，OGTT 2 小时血糖 7.8～11.1 mmol/L。

IGT 见于糖代谢异常与糖尿病间的过渡阶段（或糖尿病前期），严重肝病；其他情况，如甲状腺功能亢进症、胰腺炎、胰腺癌等。

糖耐量增高：多见于内分泌功能低下，如甲状腺功能减退、垂体功能低下等。

④糖尿病诊断标准：FBG≥7.8 mmol/L；或 OGTT 2 小时血糖≥11.1 mmol/L；或任何时间血糖（随机血糖）≥11.1 mmol/L。

2. 糖化血红蛋白　糖化血红蛋白（HbA1c）是指红细胞生存期间血红蛋白（HbA）与己糖缓慢、连续的非酶促反应的产物，其中与葡萄糖结合的 HbA1c 含量最高（60%～80%），是目前临床最常检测的部分；如果血糖和尿糖波动较大时具有特殊诊断意义。HbA1c 水平主要取决于血糖水平、高血糖持续时间，其代谢周期与红细胞寿命大致相同，故其水平反映近2～3 个月的平均血糖水平。测定前 3 个月内的平均血糖水平，不仅可用于糖尿病的诊断，而且还可用于糖尿病患者用药疗效的观察和用药监测。HbA1c 增高和降低均有临床意义。

（1）正常值参考范围：HbA1c 4%～6%。

（2）临床意义

①评价糖尿病控制程度：可以通过 HbA1c 水平与血糖浓度成正比，来观察糖尿病的长期控制指标是否良好。

②鉴别高血糖：糖尿病高血糖的 HbA1c 水平增高，而应激性高血糖的 HbA1c 水平正常。

③预测血管并发症：其中糖尿病患者 HbA1c＜10%，提示并发症严重。

④HbA1c 降低：可能出现贫血或红细胞更新率增加。

（二）脂代谢检查

人体胆固醇的来源有两种，一种是从食物中获取，一种是机体以乙酰辅酶 A 为原料由自身合成。食物的主要来源是动物的内脏、蛋黄、奶油及肉等动物性食品。人体内含胆固醇约140 g，其中 25% 分布于脑和神经组织中，在肾、脾、皮肤、肝和胆汁中含量也高。肝是合成、储存和供给胆固醇的主要器官。血清脂质包括总胆固醇（TC）、三酰甘油（TG）、游离脂肪酸（FFA）及糖脂等。脂质不溶于水，必须与载脂蛋白结合成脂蛋白（LP）才能在血液中存在、转运和代谢。按照密度不同，LP 包括高密度脂蛋白（HDL）、低密度脂蛋白（LDL）、极低密度脂蛋白（VLDL）和乳糜微粒（CM）等。

1. 总胆固醇　总胆固醇（TC）是脂质的重要组成部分，主要包括 70% 的胆固醇酯和30% 的游离胆固醇。肝脏是合成、储存和供给胆固醇的主要器官，血清 TC 的水平易受饮食、年龄和性别等多种因素的影响。故血清 TC 升高时是引起动脉粥样硬化（AS）、缺血性心脑血管病的重要危险因素。血清 TC 升高和降低都有临床意义。

（1）正常值参考范围

成人：合适范围，＜5.18 mmol/L（200 mg/dl）

边缘升高，5.18～6.21 mmol/L（200～239 mg/dl）

升高，≥6.22 mmol/L（240 mg/dl）

（2）临床意义

①TC 升高

a. 血脂异常：主要包括高胆固醇血症、混合型高脂血症。

b. 其他疾病：主要包括糖尿病、甲状腺功能减退症、肾病综合征、胆道梗阻及阻塞性黄疸等。

c. 药物影响：如长期服用糖皮质激素、环孢素、阿司匹林、口服避孕药、甲状腺激素等。

d. 长期高脂饮食。

②TC 降低：见于甲状腺功能亢进症、严重贫血（如再生障碍性贫血、缺铁性贫血、溶血性贫血）、严重的肝脏疾病（严重肝衰竭、急性肝坏死、肝硬化）、急性感染或营养不良等消耗性疾病时，故血清总胆固醇降低，胆固醇酯与总胆固醇的比值也降低。

血清中总胆固醇的浓度是脂类代谢的重要指标，然而脂类代谢又常与糖类及激素等其他物质的代谢密切相关，因此，其他物质代谢异常时也可以影响血清总胆固醇的浓度。

2. 三酰甘油　三酰甘油（TG）是甘油和三个脂肪酸所形成的脂类物质，主要在肝脏合成，小肠黏膜在类脂吸收后也合成大量的 TG，进食脂肪餐后会导致饮食性脂血。TG 主要存在于极低密度脂蛋白（VLDL）和乳糜微粒（CM），可直接参与胆固醇和胆固醇酯的合成。TG 是动脉粥样硬化（AS）的独立危险因素和导致脂肪肝的主要原因。TG 升高和降低均有临床意义。

（1）正常值参考范围

成人：合适范围＜1.70 mmol/L（150 mg/dl）

　　　边缘升高 1.70～2.25 mmol/L（150～199 mg/dl）

　　　升高 ≥2.26 mmol/L（200 mg/dl）

（2）临床意义

①TG 升高

a. 动脉硬化及高脂血症：主要包动脉粥样硬化、原发性高脂血症、家族性高三酰甘油血症。

b. 其他疾病：主要包括胰腺炎、肝胆疾病（脂肪肝、胆汁淤积）、阻塞性黄疸、皮质醇增多症、肥胖、糖尿病、糖原贮积症、严重贫血、肾病综合征、甲状腺功能减退症等疾病都有三酰甘油升高的现象。

c. 生理性：长期饥饿或食用高脂肪食品等均可造成三酰甘油升高；大量饮酒可使三酰甘油出现假性升高。

d. 用药：应用雌激素、避孕药可出现三酰甘油升高。

e. 其他：高脂饮食、运动不足等。

②TG 降低

a. 原发性 β-脂蛋白缺乏症。

b. 其他疾病：甲状腺功能亢进症、严重肝病、肾上腺皮质功能减退、恶性肿瘤晚期、吸收不良等。

3. 高密度脂蛋白　高密度脂蛋白（HDL）是血清中颗粒最小、密度最大的一组脂蛋白（蛋白质和脂质各占 50%）。HDL 对防止动脉粥样硬化有保护作用，抗动脉粥样硬化因子是其中之一，能将泡沫细胞中的胆固醇带出来，转运给肝脏进行分解代谢，所以可以防止动脉粥样硬化的发生。HDL 降低有临床意义。

（1）正常值参考范围

成人：合适范围，≥1.04 mmol/L（40 mg/dl）

升高，≥1.55 mmol/L（60 mg/dl）

降低，＜1.04 mmol/L（40 mg/dl）

（2）临床意义

①HDL 升高：饮酒或长期足量运动可使 HDL 升高。

②HDL 降低

a. 血脂异常：低高密度脂蛋白血症。

b. 疾病：重症肝硬化、重症肝炎、糖尿病、代谢综合征等。

c. 其他：高糖和素食、吸烟、肥胖、静脉内高营养治疗等均可致 HDL 降低。

d. 药物：服用噻嗪类、雌激素、β 受体阻滞药等。

4. 低密度脂蛋白　低密度脂蛋白（LDL）是富含 TC 的脂蛋白，是动脉粥样硬化的危险因素。LDL 通过血管内皮进入血管壁内，在内皮下滞留的 LDL 被修饰成氧化型 LDL（Ox - LDL），巨噬细胞吞噬 Ox - LDL 后形成泡沫细胞，成为动脉粥样硬化板块脂质核心的重要组分。LDL 升高有更重要的临床意义。

（1）正常值参考范围

成人：合适范围，＜3.37 mmol/L（130 mg/dl）

边缘升高，3.37～4.12 mmol/L（130～159 mg/dl）

升高，≥4.14 mmol/L（160 mg/dl）

（2）临床意义

①LDL 升高

a. 血脂紊乱：高胆固醇血症或混合型高脂血症。

b. 其他疾病：冠心病、脑卒中、甲状腺功能减退症、肾病综合征、阻塞性黄疸、肥胖症等。

c. 药物影响：使用糖皮质激素、β 受体阻滞药等。

②LDL 降低：见于甲状腺功能亢进症、肝硬化、急性心肌梗死、低脂饮食或吸收不良等。

八、乙型肝炎病毒（HBV）标志物检测

【复习指导】本部分内容较简单，历年偶考，主要掌握乙型肝炎病毒标志物六项的临床意义。

乙型肝炎病毒表面抗原与抗体（HBsAg 与抗 HBs）、乙型肝炎病毒核心抗原与抗体（HBcAg 与抗 HBc）及乙型肝炎病毒 e 抗原与抗体（HBeAg 与抗 HBe）。HBV 标志物检测对 HBV 的感染和复制，肝炎的诊断、鉴别、转归及预后，以及治疗效果判断均有重要价值。

（一）乙型肝炎病毒标志物六项

HBsAg 与抗 HBs：HBsAg 是 HBV 感染中最早出现在血清里的一种特异性标志物，其感染后 1～2 个月就可检测出，其可在体内维持数周至数年，甚至终身；HBsAg 还可从乙型肝炎患者的体液和分泌物中测出，阳性有临床意义。抗 HBs 是人体针对 HBsAg 产生的中和抗体，一般在感染后 3～6 个月才出现，是一种保护性抗体，表明人体对 HBV 具有一定的免疫力。

HBcAg 与抗 HBc：HBcAg 主要存在于受感染的肝细胞内，而血液中游离的 HBcAg 极少，因而较少用于临床常规检测。抗 HBc 不是中和抗体，而是反映肝细胞受到 HBV 侵害的可靠指标，包括 IgM 和 IgG 两型：抗 HBc - IgM 的产生是机体感染 HBV 后血液中出现最早

的特异性抗体，临床常作为急性 HBV 感染的指标；产生抗 HBc – IgG 相对较晚，其可在体内持续多年，甚至终身，具有流行病学意义。

HBeAg 与抗 HBe：HBeAg 位于 HBV 病毒颗粒的核心部分，是 HBV 复制的指标之一。抗体和抗 HBs 不同，抗 HBe 不是保护性抗体，是病毒复制降低且传染减少的标志。

1. 正常值参考范围（ELISA 法或化学发光法）

（1）HBsAg 与抗 HBs：HBsAg 阴性；抗 HBs 阴性。

（2）HBeAg 与抗 HBe：HBeAg 阴性；抗 HBe 阴性。

（3）抗 HBc：抗 HBc 阴性。

2. 临床意义

（1）HBsAg 与抗 HBs

①HBsAg（＋）：是感染 HBV 的标志。见于乙型肝炎潜伏期和急性期，慢性肝炎、肝硬化和肝癌，慢性 HBsAg 携带者。

②抗 HBs（＋）：表示对 HBV 有免疫力，见于乙型肝炎恢复期，曾经感染过 HBV，接种乙型肝炎疫苗后。

（2）HBeAg 与抗 HBe

①HBeAg（＋）：表示 HBV 复制传染性强；持续阳性表示肝细胞损害严重可转化为慢性乙型肝炎或肝硬化。

②抗 HBe（＋）：其出现于 HBeAg 转阴之后，称为"HBeAg 血清学转换"（即 HBeAg 转阴而抗 HBe 阳性），说明 HBV 被清除或抑制复制减少，传染性降低；急性乙型肝炎恢复期表现为 HBsAg（＋）、HBeAg（－）、抗 HBs（－）、抗 HBe（＋）、抗 HBc（＋）；其他见于部分慢性乙型肝炎、肝硬化、肝癌等。

（3）抗 HBc

①抗 HBc – IgM（＋）：提示 HBV 复制活跃且传染性强。见于急性肝炎，慢性肝炎急性发作，慢性活动性乙型肝炎。

②抗 HBc – IgG（＋）：高滴度，表示现正在感染，常与 HBsAg 并存；低滴度，表示过去感染，常与抗 HBs 并存。

（4）HBV 标志物检测结果判读

①"大三阳"：即在乙型病毒性肝炎患者体内检出 HBsAg（＋）、HBeAg（＋）、抗 HBc（＋）。提示 HBV 在人体内复制活跃，传染性强；如同时有 ALT 及 AST 升高，为最具有传染性的一类急性或慢性肝炎，应尽快隔离。

②"小三阳"：即在乙型病毒性肝炎患者体内检出 HBsAg（＋）、抗 HBe（＋）、抗 HBc（＋）。提示 HBV 在体内复制减少，传染性低，见于急性肝炎恢复期或慢性肝炎；如慢性肝功能正常，又无症状，仅 HBsAg（＋）、抗 HBc（＋），为 HBV 携带者，不需要隔离。

（二）乙型肝炎病毒 DNA

乙型肝炎病毒 DNA（HBV – DNA）是诊断乙型肝炎的直接证据，比血清免疫学检查更灵敏，特异性更强。

1. 正常值参考范围（荧光定量 PCR 法）

定性：阴性。

2. 临床意义

（1）诊断乙型病毒性肝炎的直接依据（定性阳性或定量增高）。

（2）HBV－DNA 阳性是诊断乙型肝炎的佐证，表明 HBV 复制及有传染性。

（3）疗效判定（转阴性或定量降低）。

（4）耐药分析和病毒基因变异检测。

【同步练习】

一、A 型题（最佳选择题）

1. 骨骼疾病，如骨损伤、变形性骨炎、骨折恢复期、佝偻病、骨软化症等，出现酶活性升高的是

A. ALP　　　　　B. ALT　　　　　C. AST　　　　　D. AMS

E. GT

本题考点：血清碱性磷酸酶（ALP）增高的临床意义。碱性磷酸酶增高：①肝胆疾病。②骨骼疾病。骨损伤、骨疾病、变形性骨炎症（Paget 病），使成骨细胞内有高度的 ALP 释放入血；纤维骨炎、骨折恢复期、佝偻病、骨软化症、成骨不全等，因为 ALP 生成亢进，而血清 ALP 或活性升高。

2. 根据血清脂质检查指标，判断出现血脂异常的是

A. TC 4.21 mmol/L、LDL 1.37 mmol/L、HDL 3.04 mmol/L

B. TC 4.21 mmol/L、LDL 2.37 mmol/L、HDL 4.55 mmol/L

C. TC 5.61 mmol/L、LDL 4.37 mmol/L、HDL 0.75 mmol/L

D. TC 3.21 mmol/L、LDL 2.00 mmol/L、HDL 3.05 mmol/L

E. TC 3.21 mmol/L、LDL 3.00 mmol/L、HDL 2.05 mmol/L

本题考点：总胆固醇（TC）、低密度脂蛋白（LDL）、高密度脂蛋白（HDL）的正常值范围。TC ＜ 5.18 mmol/L；LDL ＜ 3.37 mmol/L；HDL ≥ 1.04 mmol/L。

3. 导致 ALP 升高的疾病是

A. 心肌梗死　　　　　　　　　　B. 溶血性疾病

C. 胸腔积液　　　　　　　　　　D. 骨骼疾病

E. 前列腺肿瘤

本题考点：ALP 增高的临床意义。碱性磷酸酶增高：①肝胆疾病。②骨骼疾病。骨损伤、骨疾病、Paget 病，使成骨细胞内有高度的 ALP 释放入血；纤维骨炎、骨折恢复期、佝偻病、骨软化症、成骨不全等，因为 ALP 生成亢进，而血清 ALP 或活性升高。

4. 诊断乙型肝炎的直接证据是

A. HBsAg　　　　　B. HBcAg　　　　　C. HBV－DNA　　　　　D. HBeAg

E. 抗 HBs

本题考点：乙型肝炎病毒 DNA（HBV－DNA）是诊断乙型肝炎的直接证据，比血清免疫学检查更灵敏，特异性更强。

5. 诊断心肌坏死最敏感的首选标志物是

A. 血清 CK－BB　　　　　　　　B. 血清 CK－MB

C. 血清 cTnI　　　　　　　　　　D. 血清 CK－MM

E. 血清脱酸激酶

本题考点： 心肌肌钙蛋白 I（cTnI）的临床意义。诊断 AMI：AMI 发病后 3～6 小时，cTnI 即可升高，14～20 小时达峰值，5～7 天恢复正常。cTnI 升高诊断 AMI 的特异性为 93%～96%。

6. 血清淀粉酶活性增高最常见于
A. 急性肠胃炎
B. 病毒性肝炎
C. 慢性胆囊炎
D. 急性胰腺炎
E. 病毒性心肌炎

本题考点： 血清淀粉酶（AMS）活性增高的临床意义。AMS 活性增高用于诊断胰腺炎。①急性胰腺炎：急性胰腺炎是 AMS 增高的最常见原因，血清 AMS 一般在发病后 6～12 小时升高，20～48 小时达到高峰，3～5 天恢复正常；尿 AMS 于发病后 12～24 小时开始升高，下降比血清 AMS 慢。其他：慢性胰腺炎急性发作、胰腺囊肿、胰腺管阻塞时 AMS 也可升高。②胰腺癌：胰腺癌早期 AMS 增高，是由于肿瘤压迫造成胰腺管阻塞和短时间内大量胰腺组织被破坏所致。

7. 血小板计数正常值参考范围是
A. （10～50）×10^9/L
B. （50～100）×10^9/L
C. （100～300）×10^9/L
D. （300～500）×10^9/L
E. （500～700）×10^9/L

本题考点： 血小板计数正常值参考范围是（100～300）×10^9/L。

8. 引起血清肌酸激酶增高的疾病是
A. 早期急性心肌梗死
B. 甲状腺功能亢进
C. 急性颅脑损伤
D. 成人脑膜炎
E. 癫痫大发作

本题考点： 血清肌酸激酶（CK）增高的临床意义。①心脏疾病：CK 为早期诊断 AMI 的灵敏指标之一，其他心脏损伤见于病毒性心肌炎、心脏手术或创伤性心脏介入治疗等。②肌肉疾病：如进行性肌萎缩、皮肌炎、急性脊髓灰质炎等。③其他：如急性脑血管疾病、脑梗死、急性脑外伤、惊厥、癫痫、甲状腺功能减退症出现黏液性水肿时，非疾病因素（如剧烈运动）等均可使 CK 增高。

9. 三酰甘油高于正常值，其临床意义是
A. 肝功能严重障碍
B. 甲状腺功能亢进
C. 肾上腺皮质功能减退
D. 甲状旁腺功能亢进
E. 动脉粥样硬化

本题考点： 三酰甘油升高的临床意义。动脉硬化及高脂血症、胰腺炎、肝胆疾病（脂肪肝、胆汁淤积）、阻塞性黄疸、皮质醇增多症、肥胖、糖尿病、糖原贮积症、严重贫血、肾病综合征、甲状腺功能减退症等疾病都有三酰甘油升高的现象。

10. 正常女性红细胞计数为
A. （3.5～5.5）×10^{12}/L
B. （3.9～5.3）×10^{12}/L
C. （3.5～5.0）×10^{12}/L
D. （4.09～5.74）×10^{12}/L
E. （6.0～7.0）×10^{12}/L

本题考点： 正常红细胞计数。女性：$(3.5\sim5.0)\times10^{12}/L$，男性：$(4.0\sim5.5)\times10^{12}/L$。

11. 急性心肌梗死会出现明显升高的指标是

A. AST   B. ALT   C. ALP   D. ALB

E. TP

本题考点： 血清天门冬氨酸氨基转移酶（AST）升高的临床意义。心肌梗死时 AST 活力最高。ALT：丙氨酸氨基转移酶；ALP：血清碱性磷酸酶；ALB：血清白蛋白；TP：血清总蛋白。

12. 感染 HBV 的标志是

A. HBsAg 阳性   B. HBsAb 阳性

C. HBeAb 阳性   D. HBcAb 阳性

E. HBeAg 阳性

本题考点： HBsAg 是 HBV 感染最早期血清里出现的一种特异性标志物，可维持数周至数年，甚至终身；HBsAg 可从乙型肝炎患者的体液和分泌物中测出，故 HBsAg 阳性是感染 HBV 的标志。

二、B 型题（配伍选择题）

(13—15 题共用备选答案)

A. 乳凝便   B. 鲜血便   C. 柏油样便   D. 白陶土便

E. 脓血便

13. 阻塞性黄疸可见

14. 上消化道出血可见

15. 儿童消化不良可见

本题考点： 粪便外观异常的临床意义。阻塞性黄疸是由于胆汁排泄障碍，以致粪胆素减少，甚至缺失，使粪便颜色变浅灰或呈白陶土色；上消化道出血并在肠内停留时间较长时，因红细胞破坏，血红蛋白在肠道内与硫化物结合形成硫化亚铁，故粪便呈柏油样；而乳凝便是脂肪或酪蛋白消化不良的表现。

(16—19 题共用备选答案)

A. 脂肪醇结晶   B. 草酸盐结晶

C. 胱氨酸结晶   D. 胆红素结晶

E. 尿酸盐结晶

16. 痛风患者尿沉渣可出现

17. 严重慢性肾病患者尿沉渣可出现

18. 黄疸患者尿沉渣可见

19. 膀胱尿潴留患者尿沉渣可见

本题考点： 尿沉渣结晶的临床意义。①磷酸盐结晶：常见于 pH 碱性的感染尿液。②尿酸盐结晶：常见于痛风。③大量的草酸盐结晶：提示严重的慢性肾病，或乙二醇、甲氧氟烷中毒。④胱氨酸结晶：可见于胱氨酸尿的患者，⑤络氨酸和亮氨酸结晶：常见于有严重肝病患者的尿液中。⑥胆红素结晶：见于黄疸、急性肝萎缩、肝癌、肝硬化、磷中毒等患者的尿液中。⑦脂肪醇结晶：见于膀胱尿潴留、下肢麻痹、慢性膀胱炎、前列腺增生、慢性肾盂肾炎患者的尿液中。

(20—21 题共用备选答案)

A. 风湿病
B. 脾摘除术后
C. 脾功能亢进
D. 骨髓增生病
E. 真性红细胞增多症

20. 血小板减少可见于

21. 血小板增多可见于

本题考点：血小板减少、增多的临床意义。血小板减少：骨髓造血功能障碍、再生障碍性贫血、各种急性白血病、骨髓转移瘤、骨髓纤维化、巨大血管瘤、恶性贫血、全身性红斑狼疮、脾功能亢进、血小板减少性紫癜、脾大、坏血病等；血小板增加：急性失血性贫血、脾摘除术后、骨折、出血等。

三、X 型题（多项选择题）

22. 血小板计数增多可见于

A. 肝硬化
B. 脾功能亢进
C. 脾摘除术后
D. 急性失血性贫血
E. 骨折

本题考点：血小板增多的临床意义。血小板增多见于：①原发性血小板增多症、慢性粒细胞性白血病、真性红细胞增多症、多发性骨髓瘤、骨髓增生病、类白血病反应、霍奇金病、恶性肿瘤早期、溃疡性结肠炎等。②创伤：急性失血性贫血，脾摘除术后、骨折、出血后，可见一过性血小板增多。

23. 尿中白细胞增多常见于

A. 泌尿系统感染
B. 慢性肾盂肾炎
C. 前列腺炎
D. 挤压综合征
E. 膀胱炎

本题考点：尿中白细胞的临床意义。尿中白细胞增多见于：泌尿系统感染、慢性肾盂肾炎、膀胱炎、前列腺炎，女性白带混入尿液时，也可发现较多的白细胞。

24. 粪隐血阳性可见于

A. 胃癌
B. 十二指肠溃疡
C. 结肠癌
D. 溃疡性结肠炎
E. 急性白血病

本题考点：粪隐血阳性的临床意义。粪隐血阳性可见于：①消化道溃疡，如胃、十二指肠溃疡；②消化道肿瘤，如胃癌、结肠癌；③其他疾病，如肠结核、克罗恩病、溃疡性结肠炎；全身性疾病，如紫癜、急性白血病、伤寒、回归热、钩虫病等。

25. 三酰甘油酯增高，同时高密度脂蛋白胆固醇降低，可见于

A. 糖尿病
B. 动脉硬化
C. 甲状腺功能异常
D. 肾上腺皮质功能减退
E. 胰腺炎

本题考点：导致三酰甘油酯增高的疾病。三酰甘油酯增高可见于：动脉硬化及高脂血症、胰腺炎、肝胆疾病（脂肪肝、胆汁淤积）、阻塞性黄疸、皮质醇增多症、肥胖、糖尿病、糖原贮积症、严重贫血、肾病综合征、甲状腺功能减退症等疾病都有三酰甘油酯升高的现象。

参考答案： 1. A 2. C 3. D 4. C 5. C 6. D 7. C 8. A 9. E 10. C 11. A 12. A 13. D 14. C 15. A 16. E 17. B 18. D 19. A 20. C 21. B 22. CDE 23. ABCE 24. ABCDE 25. ABCE

第6章 中医药文献信息与咨询服务

一、中医药信息

【复习指导】本部分内容历年考试分值约为1分。常以最佳题的形式出现，常考内容为医学典籍与本草典籍的相关知识。

中医药信息作为中药学专业知识的来源，包含了药品的研发、生产、经营、使用、储存等各个环节的信息。

（一）特点与来源

1. 特点

（1）历史与现代并重。

（2）多学科相互交融。

（3）数量不断迅速地增加。

（4）质量良莠不齐。

2. 主要来源

（1）图书：通常为3～5年以前的信息资源。

（2）专业期刊：与图书相比，出版周期短，信息更新速度快，内容更加新颖。

（3）报纸：其出版周期比期刊更短，信息传递更快，因此新技术、新发现会传播得更快。

（4）学位论文：具有作者的独到见解，在问题的探讨与阐述方面更具有参考价值。

（5）专利文献：其特点是内容广泛，技术新颖，描述详细。

（6）会议文献：多数为中医药领域的最新研究成果或进展，是了解中医药发展的最重要的文献。

（7）药品说明书：是药品信息重要的法定文件，是医务人员和患者用药指导的最重要依据。

（8）产品样本：是医疗器械产品，因其产品投入医疗行业的使用，故所提供的信息更加直观与可靠。

（二）传统文献

1. 主要的医学典籍

（1）《黄帝内经》：是我国现存最早、最为系统的一部医学典籍，也是中医学最重要的经典著作。《黄帝内经》又分为《素问》和《灵枢》。《素问》是以问答体例讨论了摄生、阴阳五行、藏象经络、病因病机、诊法治则及对病证的认识等内容；全面总结了秦汉以前的古代医学的经典著作；确立了因时、因地、因人制宜的辨证论治原则，形成了独具特色的中医学理论体系，并为其发展奠定了坚实的基础。《灵枢》是全面总结我国汉代以前中医学理论和针刺技术的经典著作，为针灸学的发展奠定了基础。

（2）《伤寒论》：由汉代张仲景撰写，刊于公元1065年，全书共10卷，22篇。其是一部阐述外感病治疗规律的专著，并首创药物与针灸并用的治疗原则，奠定了中医学辨证论治的理论基础，后世称为"众方之祖"。

（3）《金匮要略》：由汉代张仲景撰写，全书共3卷，25篇。全书以《黄帝内经》为理论指导，开创了伤寒杂病辨证论治的体系，对后世中医学的发展具有很大的影响。

（4）《巢氏诸病源候论》：由隋朝巢元方等撰写，成书于公元610年，全书共50卷，载有 71 类疾病，1739 种病证。其是我国第一部证候学专著，为历代医学大家所推崇。

(5)《瘟疫论》：由明代吴又可于公元 1642 年编撰。全书共 2 卷，补遗 1 卷。其是中国现存最早的一部瘟疫学专著，创立了辨证论治瘟疫瘟病的新理论，对后世有深远的影响。

2. 主要的本草典籍

(1)《神农本草经》：是现存最早的本草专著，约成书于东汉时期，全书载药 365 种，其中植物药 252 种，动物药 67 种，矿物药 46 种，按药物功效的不同分为上、中、下三品。上品无毒或毒性很弱，可以久服，功能为滋补强壮、延年益寿；中品有毒或无毒，斟酌使用，功能为治病补虚；下品多具毒性，不可久服，功能为祛寒热、破积聚，治病攻邪。《神农本草经》为中药学的全面发展奠定了理论基石。

(2)《本草经集注》：由南朝陶弘景撰写，全书共 7 卷，载药 730 种。该书首创按药物自然属性和治疗属性分类的新方法，对药物的形态、性味、产地、采制、剂量、真伪辨别等做了较为详细的论述，并强调药物的产地和采制与药物的疗效有密不可分的联系。该书还把 700 多种药分为草、木、米食、虫兽、玉石、果菜和有名未用七类，这种分类方法后来成了我国古代药物分类的标准方法。

(3)《经史证类备急本草》(简称《证类本草》)：是宋代唐慎微所著，于 1028 年撰成。全书 31 卷，载药 1558 种，附方 3000 余首。《证类本草》续补了采自前人文献中的医方 3000 余首，使药物的用途、用法一目了然，切合临床实用，从而使"以方证药"成为本草学著作的重要撰写体例。为现存最早的最完整的古本草合刊本。

(4)《本草纲目》：是由明代李时珍在公元 1578 年完成的，该书共 52 卷，载药 1892 种，改绘药图 1160 幅，附方 11 096 首，新增药物 374 种。本书按自然属性，分为 16 部，包括水、火、土、金石、草、谷、菜、果、木、器服、虫、鳞、介、禽、兽、人等 62 类，每药标正名为纲，纲之下列目，纲目清晰。被誉为"十六世纪中国的百科全书"。

3. 主要的方书典籍

(1)《肘后备急方》：由东晋葛洪编撰，全书共 8 卷，73 篇。全书总结了东晋以前的急症治疗的成就，属于急症手册性质。

(2)《千金要方》：由唐代孙思邈撰写，成书于公元 652 年，全书共 30 卷。该书是中国古代中医学经典著作之一，被誉为"中国最早的临床百科全书"。其中针灸孔穴主治的论述，为针灸治疗提供了准绳。

(3)《千金翼方》：由唐代孙思邈撰写，成书于公元 682 年，全书共 30 卷，是《千金要方》的补编。其主要内容有药物、伤寒、妇人、小儿、杂病、色脉、针灸等。本书与《千金要方》对中医学后世的发展产生了深远的影响。

(4)《外台秘要》：由唐代王焘编撰，成书时间为公元 752 年，全书 22 卷，分 1104 门，载方 6743 首。本书是继《千金要方》后又一部综合性医学巨著。

(5)《太平圣惠方》：由宋代王怀隐编撰。全书共 100 卷，分 1670 门，收方 16 834 首。本书因证施方，药随方施，理法方药兼收并蓄。

(6)《太平惠民和剂局方》：由宋代太医局编写，全书共 10 卷，是我国第一部成药典。

(7)《普济方》：由明代朱橚等编撰，成书时间为公元 1390 年，1406 年刊行，是古代收方最多的方书，为现代研究复方用药提供了珍贵的资料。

(三) 现代信息

1. 药品标准　药品标准是指药品的国家标准、部颁标准、局颁标准及其他。药品的国家标准是指现行《中华人民共和国药典》2015 版，它由四部组成。第一部是中药材及饮片、植物油脂和提取物、单味制剂和成方制剂等；第二部是化学药品、抗生素、生化药品、放射性药品等；第三部是生物制品；第四部为通则和药用辅料。

2. 常用的中医药期刊 常用的中医药期刊有《中国医药学报》《中医杂志》《时珍国医国药》《中国中西医结合杂志》《中国中药杂志》《中药材》《中草药》等。

3. 常用的中医药工具书与文献

（1）《中药大辞典》：收载药物 5767 种，其中包括 4773 种植物药、740 种动物药、82 种矿物药、172 种加工制成品。它既是一本词典，又是一本综合性本草用书。

（2）《中国医籍大辞典》：全书收载了先秦至 20 世纪末的 23 000 余种中医药书目。是对我国中医药文献首次全面的系统整理与研究，堪称医籍辞书的巨著。

（3）《中医方剂大辞典》：全书整理了从秦汉到 1966 年的所有有方名的方剂，共收集了约 10 万首方剂，为读者了解方剂提供了便利。

（4）《中医大辞典》：该书是一部全面反映中医学术的综合性辞典。

（5）《中国医学文摘——中医》：为国内外唯一的中医药文献检索期刊。

4. 常用的药品集和专著

（1）《中华人民共和国药典临床用药须知》：是《中华人民共和国药典》配套的丛书之一。分为 3 卷，即中药饮片卷、中药成方制剂卷、化学药和生物制品卷。

（2）《中华本草》：该书全面总结了中华民族两千年来的传统药学成就。

（3）《中国中药资源志要》：较为全面系统地总结了新中国成立以来中医药工作者对中药资源的研究成果。

（4）《中国常用药品集》：是一部常用药品信息的实用大型药学参考书。

（5）《中国药品使用手册——中成药专册》：收集了原卫生部和原国家食品药品监督管理总局批准生产的全部主要中成药品种。

（6）《全国中草药汇编》：是对第二次中药普查的大总结，图文对照，更加直观。

5. 互联网资源

（1）中国知网。

（2）万方数据库。

（3）维普网。

（4）中医药在线。

（5）中国生物医学文献数据库。

二、咨询服务和用药指导

【复习指导】本部分内容历年考试分值约占 1 分，但知识点比较分散。常以多项选择题的题型出现，常考内容为咨询服务的对象和内容、需要特殊提示的情形。

用药咨询是药学人员根据自身所学专业知识而向患者、医生、护士、公众等提供的服务，其内容包含了药物的使用方法、不良反应、能否报账等内容。

（一）咨询服务方法

1. 咨询环境

（1）开设位置要方便患者咨询，紧邻门诊药房或药店大厅。

（2）在门口张贴明显的标识。

（3）环境要安静舒适。

（4）适当隐蔽，尊重患者隐私。

（5）放置一些必备物品。

2. 咨询方式

（1）面对面咨询。

（2）电话咨询。

（3）网络咨询。

（4）开展专题讲座。

（5）科普资料的发放。

（二）咨询服务的对象和内容

1. 患者用药咨询服务　患者一般的咨询内容包括以下几点。

（1）中药的正名与别名、并开药名。

（2）中药的适应证。

（3）用药禁忌。

（4）药物服用的方法。

（5）中药煎煮的方法。

（6）药品的价格，是否能报销。

（7）药品的不良反应与药物间的相互作用。

（8）是否有替代的药品。

（9）药品的鉴别、贮存方法、有效期。

（10）服药后预计的起效时间与药效维持时间。

2. 医师用药咨询

（1）新药的信息。

（2）合理用药信息。

（3）药物的不良反应。

（4）药物的相互作用。

（5）药物的禁忌证。

3. 护士用药咨询　护士用药咨询的内容一般包括了药物的配伍使用、配伍禁忌、用法用量，注射剂的溶媒、浓度和滴注速度，以及输液剂的稳定性和配伍后理化特性的变化、药物的贮存条件等信息。

（三）咨询技巧

1. 沟通技巧

（1）耐心地倾听。

（2）语言要通俗易懂。

（3）注意肢体语言。

（4）掌握好时间。

（5）特殊人群应重点关注。

2. 投诉应对

（1）投诉的内容：一般患者投诉的内容包括：服务态度和质量、药品数量和质量、退药、用药后发生不良反应、价格异议等。

（2）投诉的处理：处理投诉问题时，我们要选择合适的地点与合适的人（当事人应回避）。在处理问题时，接待人员的行为举止、语言的表达方式至关重要。要善于保存证据。

（四）应用药品的特殊提示

1. 需特殊提醒的人群用药

（1）婴幼儿和儿童用药：婴幼儿和儿童机体正处于生长发育的过程之中，体内的各器官和身体肌肉组织等都还未发育完善，代谢、吸收和排泄等，均较成年人快，对药物也比较敏感。要及时，用量宜轻，用药时须佐以健脾和胃之品，不要滥用滋补品。对患儿家属要进行必要的用药教育。

（2）妊娠期妇女和哺乳期妇女用药：妊娠期和哺乳期妇女对药品的使用关系到母亲和孩子的安全，因此在指导用药时应该十分谨慎，并且要对患者进行用药教育。在使用中药的时候，应注意配伍禁忌与禁用药和慎用药。对于每天只服一次的药，建议晚上服用，这样可以延长哺乳时间的间隔；对于每天服用多次的药物，建议哺乳后立即服药，要告知患者不要自行用药。

（3）老年人用药：老年人因体内各脏腑组织功能的不断减退，因此，药物在体内的吸收、分布、代谢和排泄都受到不同程度的影响。因此，用药要因人而异，一般应从"最小剂量"开始服用。老年患者往往服用的药品种类比较多，故在指导合理用药时应重点关注药物使用的剂量、药物之间的相互作用，以及重复用药的情况。

（4）肝功能不全者用药：肝功能不全患者由于肝功能不同程度的退行性改变，因此对药物的分解速度变慢，从而影响了药物的作用时间。因此在指导患者用药时，应避免选择高风险、有肝毒性的药物，注意药物之间的相互作用，用药宜从小剂量开始服用，必要时要进行血药浓度监测，定期检查肝功能，及时调整治疗方案。

（5）肾功能不全者用药：肾功能不全时，药物代谢和排泄会受到影响。药师在指导合理用药时，应尽量避免使用有肾毒性的药物，注意药物之间的相互作用，避免产生肾毒害。应定期检查肾功能，及时调整用药方案。

2. 需特殊提示的情形

（1）患者存在合并用药或服用含同一成分药品数量超过 2 种时。

（2）患者服药后或者以前出现过药品不良反应时。

（3）患者认为没有达到预期治疗效果或依从性不好时。

（4）因病情需要超剂量或超说明书用药时（须经用药医师双签名）。

（5）出现用药不合理或出现配伍禁忌时（先联系医师，避免纠纷）。

（6）首次使用该药品的患者。

（7）近期药品说明书有修改时。

（8）该药品近期出现严重的或罕见的不良反应时。

（9）患者使用的药品含有毒中药或含有毒化学成分时。

（10）药品的适应证较多或用量较大时。

（11）药品被分包装或分包装上的标识不清晰时。

（12）有需要进行特殊保存的药品时。

（13）该药品接近有效期时。

3. 需特别注意的问题　患者在咨询药品相关信息时，药师应对不同的人群使用不同的沟通技巧，并在指导过程中尊重患者的意愿。如老年人理解能力差，在解答问题时应该放慢语速，耐心指导；对于女性患者而言，应该询问是否怀孕，是否在哺乳期等。患者的疾病状况也不容忽视，如肝肾功能不全者，药物代谢会受到影响，容易导致不良反应和药物中毒。

（1）解释技巧：一般患者咨询时，语言应该通俗易懂，尽量使用描述性语言，方便患者理解。

（2）尊重患者意愿，保护患者隐私：在咨询过程中，要尊重患者，保护患者隐私，不得将患者就诊资料用于商业目的。

（3）及时解答患者问题：患者咨询问题时，应立即解答，对于不是十分确定的问题，应查阅资料后尽快给予正确答复。

【同步练习】

一、A 型题（最佳选择题）

1. 中国古代收方最多，为研究复方用药提供珍贵资料的方书典籍是

A.《千金要方》　　　　　　　　　　B.《普济方》

C.《外台秘要》　　　　　　　　　　D.《太平圣惠方》

E.《太平惠民和剂局方》

本题考点： 本题考查中药主要的医学典籍。《千金要方》是一部综合性医学巨著。《普济方》是古代收方最多的方书，为现代研究复方用药提供了珍贵的资料。《外台秘要》是继《千金要方》后又一部综合性医学巨著。《太平圣惠方》因证施方，药随方施，理法方药兼收并蓄。《太平惠民和剂局方》是我国第一部成药典。

2. 执业药师对护士用药咨询的内容是

A. 药品的鉴定方法　　　　　　　　B. 药品的验收程序

C. 药品的使用方法　　　　　　　　D. 药品的价格

E. 药品生产企业详细地址

本题考点： 护士用药咨询的一般内容。

3. 不是患者用药咨询的主要内容的是

A. 不良反应　　　　　　　　　　　B. 用药禁忌

C. 新药的信息　　　　　　　　　　D. 药物服用的方法

E. 药品价格

本题考点： 患者一般的咨询内容包括以下几点：①中药的正名与别名、并开药名。②中药的适应证。③用药禁忌。④药物服用的方法。⑤中药煎煮的方法。⑥药品的价格，是否能报销。⑦药品的不良反应与药物之间的相互作用。⑧药品的鉴别、贮存方法、有效期等。

二、B 型题（配伍选择题）

（4—7题共用备选答案）

A. 患者用药咨询　　　　　　　　　B. 医师用药咨询

C. 护士用药咨询　　　　　　　　　D. 公众用药教育

E. 以上均不是

4. 药品的鉴定辨识、贮存和有效期属于

5. 输液滴注速度属于

6. 新药信息属于

7. 药品价格、报销属于

本题考点：本题考查执业药师咨询服务的对象和内容。

三、X 型题（多项选择题）

8. 中医药信息的来源包括

A. 图书   B. 专业期刊

C. 会议文献   D. 药品说明书

E. 产品样本

本题考点：中医药信息的主要来源有：①图书；②专业期刊；③学位论文；④专利文献；⑤会议文献；⑥报纸；⑦药品说明书；⑧产品样本。

9. 患者用药咨询的内容包括

A. 中药的适应证   B. 用药禁忌

C. 药品的不良反应   D. 药物服用的方法

E. 药品的价格，是否能报销

本题考点：患者一般的咨询内容包括以下几点。①中药的正名与别名、并开药名；②中药的适应证；③用药禁忌；④药物服用的方法；⑤药品的价格，是否能报销；⑥药品的不良反应与相互作用。

参考答案：1. B   2. C   3. C   4. D   5. C   6. B   7. A   8. ABCDE   9. ABCDE

第7章　中药调剂操作的基本技能知识

一、中药处方

【复习指导】本部分内容历年考试分值约占 1 分。常考内容为与药名有关的术语和中药处方的"四查十对"。

（一）处方格式

处方是指由执业医师和执业助理医师在诊疗活动中为患者开具的，由取得药学专业技术职称的药学专业技术人员审核、调配、核对，并作为患者用药凭证的医疗文书。处方包括医疗机构病区用药医嘱单等。

中药处方是医师对疾病辨证论治之后开具的具有法律意义的书面记录和凭证，反映了医师辨证立法和用药要求，又是中药调剂工作的依据，也是计价、统计的凭证。

中药处方由前记、正文、后记组成。

1. 处方前记　包括医院全称、门诊号或住院号、姓名、性别、年龄、科室、床号、开具日期、费别、临床诊断等。

2. 处方正文　处方正文是处方最重要的组成部分。处方以 Rp 或 R 标示，然后依次列出中药饮片名称、剂量、用法、剂数、煎药方式等，中成药还应标明剂型和规格。

3. 处方后记（《处方管理办法》）　包括医师签名或签章、调配人员签名或签章、审核核对发药人员签名或签章、金额等。

（二）处方书写应当符合的规则

（1）患者一般情况、临床诊断填写清晰、完整，并与病历记载相一致。

（2）每张处方限于一名患者的用药。

（3）字迹清楚，不得涂改；如需修改，应当在修改处签名并注明修改日期。

（4）药品名称应当使用规范的中文名称书写，没有中文名称的可以使用规范的英文名称书写；医疗机构或者医师、药师不得自行编制药品缩写名称或者使用代号；书写药品名称、剂量、规格、用法、用量要准确规范，药品用法可用规范的中文、英文、拉丁文或者缩写体书写，但不得使用"遵医嘱""自用"等含糊不清字句。

（5）患者年龄应当填写实足年龄，新生儿、婴幼儿写日、月龄，必要时要注明体重。

（6）西药和中成药可以分别开具处方，也可以开具一张处方，中药饮片应当单独开具处方。

（7）开具西药、中成药处方，每一种药品应当另起一行，每张处方不得超过五种药品。

（8）中药饮片处方的书写，一般应当按照"君、臣、佐、使"的顺序排列；调剂、煎煮的特殊要求注明在药品右上方，并加括号，如布包、先煎、后下等；对饮片的产地、炮制有特殊要求的，应当在药品名称之前写明。

（9）药品用法用量应当按照药品说明书规定的常规用法用量使用，特殊情况需要超剂量使用时，应当注明原因并再次签名。

（10）除特殊情况外，应当注明临床诊断。

（11）开具处方后的空白处画一斜线以示处方完毕。

（12）处方医师的签名式样和专用签章应当与院内药学部门留样备查的式样相一致，不得任意改动，否则应当重新登记留样备案。

（三）处方的常用术语

医师开具处方时，为了能简明反映一些药物规格或疗效特点，常常会采用不同的术语，如医师在书写处方时，除写正名或一些别名外，常在药名前附加一些术语；也有隐于药名之内的，构成处方中的药物全名，以表达对药物炮制、品种、质量等方面的不同要求。

此外，医师开具处方时，还常在药名旁注一些术语，如包煎、先煎、另煎、冲服等，从炮制方法、煎药方法及服药方法等方面表明需要特殊处理的药物。

1. 与药名有关的术语

（1）要求炮制类：炮制是医师根据中医药理论和患者病情的不同，为发挥不同的药效而提出的要求，包括蒸、煮、炒、炙等，如常用的大黄蒸炙后能缓和其泻下作用、麻黄蜜炙后能缓和其辛散的作用、山药麸炒后增强健脾止泻的功效等。此外，还有发酵、发芽、净提、干馏、制霜、水飞等，都是中药炮制常用的方法。

（2）要求修治类：修治是为了洁净药物，除去非药用部位及杂质或毒性部位，以便对药物进行进一步的加工处理，使之更好地发挥疗效，如常用的莲子去心，山茱萸去核，乌梢蛇去头、去鳞片等。

（3）要求产地类：药物产地与药物疗效有密切关系，因此，医师常常会根据病情需要，在药名前标明产地，即"道地药材"，如浙八味：白术、白芍、浙贝母、杭白菊、元胡、玄参、笕麦冬、温郁金；四大怀药：山药、牛膝、地黄、菊花；田三七、东阿阿胶、江枳壳等，均为著名的"道地药材"。

（4）品质类：药材的品质与疗效密切相关，医师开药时有时会对药材的品质做出要求，如子黄芩、明天麻、金毛狗脊等。

（5）要求产时类：药材的采收季节与药物质量同样密不可分。如绵茵陈以初春幼苗质软如棉者为佳；霜桑叶于秋后经霜者采集为好。

（6）要求新陈类：鲜药材因其含有丰富的汁液，疗效较佳，如嫩桂枝、鲜芦根、鲜茅根；也有些药物须取其陈久之性，以缓解其燥性，如陈佛手、陈香橼、陈皮、陈香稻、陈麻黄等。

（7）要求临时加工类：为了便于药物保存，保证药物有效成分不流失，某些药物须进行临时加工，如龙骨、牡蛎、桃仁等矿物类和甲壳类、果实种子类药物碾碎或捣碎，便于有效成分的煎出；川贝母捣粉，便于吞服；羚羊角（代）镑成薄片或磨成粉末，便于制剂或服用。

（8）要求特殊煎煮类：一般的药物煎煮方法是把药物加水煎煮一定时间后，去渣、取汁、内服。对于一般药物而言，发表药、理气药多取其气，须用武火急煎；补益类药多取其味，须用文火久煎。此外，还有一些特殊煎法，如生石膏、生磁石、生龙骨、生石决明、龟甲等先煎，薄荷、砂仁、沉香、钩藤等后下，车前子、枇杷叶、蒲黄、海金沙、蛤粉等包煎，人参、西洋参、西红花另煎等。

2. 与调剂有关的术语

（1）中药调剂：指开始中药饮片调剂时，调剂人员应根据医师处方，按照调剂程序和原则，准确、及时地调配、核对、发放药品的一项操作技术。中药调剂具有临时调配的特点，调配完成的中药用于患者预防和治疗疾病，保障人体健康。

（2）中药饮片的用量：是指成人一日的常用剂量。中药处方中，药品的用量一般是以克（g）为单位。如蜈蚣常用量为 3～5 g；全蝎常用量为 3～6 g 等。

（3）脚注：医师在开具中药处方时，根据使用中药饮片的性质，对某种中药饮片的煎煮方法或用法提出的要求。脚注内容包括特殊调剂的方法、煎煮方法、服用方法等。

（4）小包装中药饮片：小包装中药饮片是一种新型的中药饮片包装和调剂方式，它是将中药饮片提前按照一定量分装，在调配中药饮片时能提高调剂效率、降低调剂误差。

3. 与煎煮有关的术语

（1）脚注：脚注属于一种特殊的医嘱，常见的脚注有：另煎、包煎、先煎、后下、打碎、冲服、烊化等。

（2）煎药量：煎药量应根据年龄的不同分别确定，儿童每日服药剂量为 100～300 ml，成人每日服药剂量为 400～600 ml。一般每剂药量为每日 2～3 次的剂量，或遵医嘱。

（3）煎药方法：可以采用传统的煎药工具，如砂锅，不锈钢锅等煎煮中药；现在一般多采用煎药机煎药，便于患者服药与保存。

（四）处方调剂的流程

1. 中药处方调剂流程　审方、计价、调剂、复核、发药。处方审核为计价和调剂中药做保障工作，复核是确保患者的用药安全，发药是安全地将药品发放到患者手中。这五个环节环环相扣，缺一不可。

2. "四查十对"的内容　查处方，对科别、姓名、年龄；查药品，对药名、剂型、规格、数量；查配伍禁忌，对药品性状、用法用量；查用药合理性，对临床诊断。

二、处方审核

【复习指导】本部分内容历年考试分值为 8～10 分，常考内容为处方的药品用名、处方应付和用药禁忌。

（一）处方审核的原则和要求

审方是中药调剂工作的第一个环节，它不仅是审核医师所开处方的合理性，而且要对患者用药安全有效负责。

在审方中我们需要注意以下几个方面的内容。

（1）规定必须做皮试的药品，处方医师是否注明过敏试验及结果的判定。

（2）处方用药与临床诊断的相符性。

（3）剂量、用法的正确性。

（4）选用剂型与给药途径的合理性。

（5）是否有重复给药现象。

（6）是否有潜在临床意义的药物相互作用和配伍禁忌。

（7）其他用药不适宜情况。

（8）药师经处方审核后，认为存在用药不适宜时，应当告知处方医师，请其确认或者重新开具处方。

（9）药师发现严重不合理用药或者用药错误，应当拒绝调剂，及时告知处方医师，并应当记录，按照有关规定报告。

（10）处方当日有效，特殊情况下需要延长有效期的，由开具处方的医师注明有效期，但有效期最长不超过 3 日。

（11）药师不得擅自涂改医师处方所列的药味，剂量，处方旁注等。

（二）处方审核的内容

1. 处方规范性内容与要求

（1）中药饮片处方的书写，一般应当按照"君、臣、佐、使"的顺序排列；调剂、煎煮的特殊要求注明在药品右上方，并加括号，如布包、先煎、后下等；对饮片的产地、炮制有特殊要求的，应当在药品名称之前写明。

（2）药品名称应当使用规范的中文名称书写。

（3）药品剂量与数量用阿拉伯数字书写。剂量应当使用法定计量单位。中药饮片以克（g）为单位。

（4）中药饮片应当单独开具处方。

（5）中药饮片应按照药品标准的剂量使用，若超剂量或出现配伍禁忌则需要医师双签字进行确认。

（6）按麻毒药品管理的中药饮片应按规定使用。

2. 中成药处方的要求

（1）按照中医诊断（包括病名和证型）结果，辨证或辨证辨病结合选用适宜的中成药。

（2）中成药名称应当使用经药品监督管理部门批准并公布的药品通用名称，医院中药制剂名称应当使用经省级药品监督管理部门批准的名称。

（3）用法用量应当按照药品说明书规定的常规用法用量使用，特殊情况需要超剂量使用时，应当注明原因并再次签名。

（4）片剂、丸剂、胶囊剂、颗粒剂分别以片、丸、粒、袋为单位，软膏及乳膏剂以支、盒为单位，溶液制剂、注射剂以支、瓶为单位并应当注明剂量。

（5）每张中成药处方不得超过5种药品，每一种药品应当分行顶格书写，药性峻烈的或含毒性成分的药物应当避免重复使用，功能相同或基本相同的中成药不宜叠加使用。

（6）中药注射剂应单独开具处方。

中药注射剂使用时应注意以下事项。

①对待中药注射剂必须采取科学的态度，中药注射剂的不良反应应该重视。

②不良反应的形成因素要仔细分析，减少不良反应的发生。

③加强基础研究，全面提高中药注射剂的质量，提倡合理、安全用药，以确保广大患者的用药安全。

3. 中药处方的药品用名　中药品种繁多，同一名称的药物，基原众多，各地区用药习惯也存在差异，常常出现同名异物、同物异名等现象。中药饮片处方中的名称包括了中药正名、别名、并开药等，因此，我们在调剂药品时，需掌握中药饮片的通用名称，了解药品名称的变化，做到正确调配处方，避免出现调剂差错。

（1）中药饮片的正名和别名：中药饮片的正名是中药的规范化名称，是以现行版的《中华人民共和国药典》《药品标准》或《炮制规范》为依据。除了正名以外的名称均为该药品的别名，如秦艽又叫左秦艽，西红花又叫藏红花、藏红花，拳参又叫紫参，益母草又叫坤草，金银花又叫二花、双花，重楼又叫七叶一枝花等。

（2）中药饮片的并开药名：并开药名是指医生在开具处方时，将2～3味中药饮片缩写在一起而构成的。如荆防即指荆芥和防风，焦三仙即焦山楂、焦麦芽、焦神曲，二母即指的是知母和贝母，赤白芍即指赤芍和白芍，二术即苍术和白术，二乌即指制川乌和制草乌等。

4. 中药饮片的处方应付　中药饮片处方应付一般包括中药别名和并开药应付、中药炮制品应付。

（1）处方直接写药名（或炒），须调配清炒品，如葶苈子、莱菔子、麦芽、王不留行、酸枣仁、芥子等。

（2）处方直接写药名（或炒），须调配麸炒品，如枳实、白术、僵蚕等。

（3）处方直接写药名（或制），须调配炮制品，如厚朴（姜制）、天南星（矾制）、吴茱萸（甘草水制）、远志（甘草水制去心）等。

（4）处方直接写药名（或炒或炙），须调配烫制品，如龟甲、鳖甲等。

（5）处方直接写药名（或煅），须调配煅制品，如赭石、磁石、花蕊石、自然铜、瓦楞子等。

（6）处方直接写药名（或炒或炭），须调配炭制品，如血余炭、炮姜、地榆、侧柏叶、蒲黄等。

（7）处方直接写药名（或炒或炙），须调配蜜炙品，如款冬花、枇杷叶等。

（8）处方直接写药名（或炒或炙），须调配醋炙品，如延胡索等。

（9）处方直接写药名（或炒或炙），须调配盐炙品，如知母、补骨脂、益智仁等。

（10）处方注明炮制要求的，则按要求调配。

5. 处方的用法用量

（1）内服汤剂

①药液温度：一般的中药汤剂应该在药液温热时服用；患热性病的病人，中药汤剂应该冷服；患寒性病的病人，中药汤剂应该热服。例如在使用发散风寒的药物时，应该热服，使身体微微发汗为宜。

②服用次数：每剂药物一般煎煮 2～3 次，分第一煎、第二煎、第三煎，药汁混合均匀后分服，也可顿服、分数次服等，须视病情不同而分别对待。若遇到患急性病，或高热不退、四肢冰冷等病情危急的病人，应以重剂量急救，可以一日 2～3 剂，昼夜观察病人病情酌情增减药量。如疾病较轻的病人，每日服药 1 剂；急性病病人和病情较重者每 4 小时服药 1 次；病情紧急的病人可以 1 次顿服；呕吐的病人或婴儿应小剂量多次服药。遇到病情复杂的病人须遵医嘱或特定服药方法，以适应病情的需要。代茶饮者则不拘时频服。

③服药时间：药品治疗疾病时，根据病情和药效的不同，服药时间有饭前、饭后和早晚的区别。滋补类的药物适合在饭前服用，驱虫药和泻下药适合空腹服用，催眠药适合在睡前服用，抗疟疾的药物适合在发作前 1～2 小时服用，一般药物和健胃药、对胃肠刺激较大的药物适合在饭后服用。无论饭前或饭后服药，均应间隔一定的时间，以免影响疗效。重病者不拘时间，迅速服用，有的也可煎汤代茶饮。昏迷的病人吞咽困难可用鼻饲法。总之应根据病情需要和药物性能确定不同的服药时间，从而使治疗效果达到最佳。

（2）外用汤剂：汤剂的外用，主要是利用药物与皮肤接触，从而达到"外治内效"的作用。常见的汤剂外用方法有熏蒸法、洗浸法等。熏蒸法，即用药物加水煎汤，利用"蒸气"来熏蒸局部的皮肤，从而达到治疗效果。洗浸法，用适当药物煎液或浸液来洗浸皮肤，从而达到治疗的效果。洗浸法是传统的"药浴"方法。

汤剂外治多取其温通经络、活血止痛、止痒及康复健身等作用。有些外治的疗效还优于内服的方法。

（3）汤剂的煎出量：汤剂内服一般采取 2～3 煎的煎法，每煎得药液约 200 ml，合并煎液后分 2 ～ 3 次服用。如果是老年人、久病体弱、儿童、须控制入液量，或鼻饲的患者，可将药液适当浓缩至每剂 50 ～ 200 ml。代茶饮者可取煎煮或浸泡药液 1000 ml 以上。

汤剂外用可视用途和药量煎取药液，一般较内服汤剂的煎取量大。

（4）中成药的常用服药方法：为温开水送服，有的则需要借助适当的"药引"来增强疗效。黄酒因其味辛性温，具有温通经络、活血散瘀的作用，故常被作为"药引"，如大活络丸、腰痛宁胶囊、湿寒痹颗粒、牛黄醒消丸、跌打丸、七厘散等，可用黄酒送服，一般用量为 15 ～ 20 g。生姜具有散寒、温胃止呕作用，可用生姜切片煎汤作为"药引"，如藿香正气丸、感冒清热颗粒、九味羌活丸、附子理中丸等，可用姜汤送服，以增强疗效；食盐味咸，能引药入肾，如六味地黄丸、大补阴丸等，可用淡盐水送服，能使药物滋阴、补肾的功效得到最大化的发挥。清热导滞的至宝锭用焦三仙煎汤送服，以增强消导之功；治疗风热感冒的银翘解毒丸用鲜芦根煎汤送服，取其清热透表、生津的协同作用；川芎茶调散用清茶送服，取其清热之效；四神丸、小建中颗粒、更衣丸用米汤送服，取其保护胃气的功效。六神丸、速效救心丸、西瓜霜片等，需要将其含于口中，在口中发挥疗效后咽下，使其迅速发挥药效。医师根据病情需要，有时也可将中成药入汤剂煎煮以增强疗效，如六一散、益元散、左金丸、越鞠丸等。

（5）中成药的外用方法

①调敷患处：是将药物用适当的液体调成糊状，敷布于患处，以达到治疗目的，如治跌打外伤的七厘散、五虎丹，用白酒调成糊状，敷于患处；治痈肿疮毒的紫金锭、蟾酥锭，用醋研成糊状敷于患处。此外，还有用香油调敷的黄水疮药，花椒油调敷的四圣散，茶水调敷的如意金黄散，蛋清调敷的武力拔寒散等。

②涂患处：外用油膏、水剂多用此法。

③贴患处：多为硬质膏药，如狗皮膏药，将膏药加热软化后贴于患处；橡皮膏制剂，如伤湿止痛膏，可直接贴于患处。

④撒布患处：外用散剂多采用此法，如生肌散、珍珠散等，将药粉直接撒布于患处。

⑤吹布患处：多为散剂。用小纸筒将少许药粉，吹之使其散布于患处，如吹耳的红棉散，吹咽喉的锡类散、珠黄散，吹牙龈的冰硼散等。

总之，中成药的品种繁多，用法各异，一般外用药不可内服，特别是含有毒性药物的外用药更应注意，以免发生中毒事件；即使有的中成药既可内服，又可外用，但在临床使用时，也必须注意其用法和用量，以确保用药安全，避免出现药物不良事件的发生。

（6）特殊剂型中成药的正确使用

①滴丸：滴丸剂主要供口服用，多用于病情急重者。服用滴丸时应注意，仔细看好药物的服用方法，剂量不能过大；宜少量温开水送服，有些可直接含于舌下；滴丸在保存中不宜受热。

②软膏剂（乳膏）：应用软膏和乳膏剂时应注意，涂敷前将皮肤清洗干净；对有破损、溃烂、有渗出液的部位不要涂敷，如急性湿疹在渗出期采用湿敷方法可收到显著的疗效，若用软膏则会使炎症加剧、渗出增加。相反，对急性无渗出性糜烂则宜用粉剂或软膏；如果出现涂布部位有烧灼或瘙痒、发红、肿胀、出疹等反应，应立即停药，并将局部药物洗净；部分药物（尿素）涂后采用封包，可显著地提高角质层的含水量，加快药物的吸收，提高药物的疗效；涂敷后轻轻按摩可提高疗效；不宜涂敷于口腔、眼结膜。

③滴眼剂：使用滴眼剂时应注意，用手指轻轻按压眼内眦，以防药液分流，降低眼内局

部用药浓度及药液经鼻泪管流入口腔而引起不适；滴药时应距眼睑 2～3 cm，勿使滴管口碰及眼睑或睫毛，以免污染；滴眼后轻轻闭眼 1～2 分钟，同时用手指轻轻压住鼻梁，用药棉或纸巾擦拭流溢在眼外的药液；若同时使用 2 种药液，宜间隔一定的时间；一般先滴右眼后左眼，以免用错药，如左眼病较轻，应先左后右，以免交叉感染；角膜有溃疡或眼部有外伤或眼球手术后，滴药后不可压迫眼球，也不可拉高上眼睑；如眼内分泌物过多，应先把分泌物清净，再滴入或涂敷，否则会影响疗效；滴眼剂不宜多次打开使用，如药液出现浑浊或变色时，切勿再用；白天宜用滴眼剂滴眼，反复多次，临睡前用眼膏剂涂敷，便于附着眼壁维持时间长，可保持夜间的用药浓度。

④眼膏剂：使用眼膏剂时，宜按下列步骤操作：清洁双手，用消毒的剪刀剪开眼膏管口，头部后仰，眼往上望，用示指轻轻将下眼睑拉开；压挤眼膏剂尾部，使眼膏成线状溢出，将约 1 cm 长的眼膏挤进下眼袋内，轻轻按摩 2～3 分钟以增加疗效，但注意不要使眼膏管口直接接触眼睑；眨眼数次，尽量使眼膏分布均匀，闭眼休息 2 分钟；用脱脂棉擦去眼外多余药膏，盖好管帽。多次开管和连续使用超过 1 个月的眼膏不要再用。

⑤鼻用喷雾剂：鼻用喷雾剂是专供鼻腔使用的气雾剂，其包装带有阀门，使用时挤压阀门，药液以雾状喷射出来，供鼻腔外用。使用步骤如下：喷鼻前先呼气；头部稍向前倾斜，保持坐位；用力振摇气雾剂并将尖端塞入一个鼻孔，同时用手堵住另一个鼻孔并闭上嘴；挤压气雾剂的阀门喷药，每次喷入 1～2 揿或参阅说明书的剂量，儿童 1 揿，每日 3～4 次，同时慢慢地用鼻子吸气；喷药后将头尽力向前倾，置于两膝之间，10 秒后坐直，使药液流入咽部，用嘴呼吸；更换另一个鼻孔，重复前一过程，用毕后可用凉开水冲洗喷头。

⑥栓剂：栓剂因施用腔道的不同，分为直肠栓、阴道栓和尿道栓。

a. 阴道栓剂：应用阴道栓时应注意，洗净双手，除去栓剂外封物，如栓剂太软，则应将其带着外包装放在冰箱的冷冻室或冰水中冷却片刻，使其变硬，然后除去外封物，放在手中捂暖以消除尖状外缘，用清水或水溶性润滑剂涂在栓剂的尖端部；患者仰卧床上，双膝屈起并分开，可利用置入器或戴指套，将栓剂尖端部向阴道口塞入，并用手以向下、向前的方向轻轻推入阴道深处；置入栓剂后患者应合拢双腿，保持仰卧姿势约 20 分钟；在给药后 1～2 小时内尽量不排尿，以免影响药效；应于入睡前给药，以便药物充分吸收，并可防止药栓遇热溶解后外流；月经期停用，有过敏史者慎用。

b. 直肠栓：应用时要依次进行，栓剂基质的硬度易受气候的影响而改变，在夏季，炎热的天气会使栓变的松软而不易使用，应用前宜将其置入冰水或冰箱中 10～20 分钟，待其基质变硬，剥去栓剂外裹的铝箔或聚乙烯膜，在栓剂的顶端蘸少许液体石蜡、凡士林、植物油或润滑油；塞入时，患者取侧卧位，小腿伸直，大腿向前屈曲，贴着腹部，儿童可趴伏在大人的腿上；放松肛门，把栓的尖端向肛门插入，并用手指缓缓推进，深度距肛门口幼儿约 2 cm，成人约 3 cm，合拢双腿并保持侧卧姿势 15 分钟，以防栓剂被压出；在给药后 1～2 小时内尽量不解大便，因为栓剂在直肠的停留时间越长吸收越完全；有条件的话，在肛门外塞一点脱脂棉或纸巾，以防基质融化后漏出而造成污染。

⑦气雾剂：使用气雾剂时，宜按下列步骤进行：尽量将痰液咳出，口腔内的食物咽下；用前将气雾剂摇匀；将双唇紧贴近喷嘴，头稍微后倾，缓缓呼气，尽量让肺部的气体排尽；于深呼吸的同时揿压气雾剂阀头，使舌头向下；准确掌握剂量，明确每次给药揿压几下；屏住呼吸约 10～15 秒，然后用鼻子呼气；用温水清洗口腔或用 0.9% 氯化钠溶液漱口，喷雾后及时擦洗喷嘴。

6. 用药禁忌

（1）配伍禁忌：是指药物配伍使用后，能产生毒性或降低药物疗效。其中"十八反"与"十九畏"是最常见的配伍禁忌。因此，用药时要经过医师的辨证论治，避免盲目配合使用。

①"十八反"：本草明言十八反，半蒌贝蔹及攻乌；藻戟遂芫俱战草，诸参辛芍叛藜芦。其中，川乌、草乌、附子不宜与半夏、京半夏、清半夏、法半夏、姜半夏、半夏曲、全瓜蒌、瓜蒌皮、瓜蒌子、瓜蒌霜、天花粉、川贝母、浙贝母、白蔹、白及同用。甘草不宜与海藻、京大戟、甘遂、芫花同用。藜芦不宜与南沙参、北沙参、人参、红参、西洋参、人参叶、苦参、丹参、玄参、细辛、白芍、赤芍同用。

②"十九畏"：硫黄原是火中精，朴硝一见便相争。水银莫与砒霜见，狼毒最怕密陀僧。巴豆性烈最为上，偏与牵牛不顺情。丁香莫与郁金见，牙硝难合京三棱。川乌草乌不顺犀，人参最怕五灵脂。官桂善能调冷气，若逢石脂便相欺。大凡修合看顺逆，炮爁炙煿莫相依。其中巴豆、巴豆霜不宜与牵牛子同用。肉桂、官桂不宜与赤石脂同用。狼毒不宜与密陀僧同用。硫黄、三棱不宜与芒硝、玄明粉同用。水银不宜与砒霜同用。丁香、母丁香不宜与郁金同用。人参、红参不宜与五灵脂同用。

（2）妊娠禁忌：妊娠禁忌是指在怀孕期间应该避免使用或谨慎使用的药，分为妊娠禁用药和妊娠慎用药。

①妊娠禁用药：多为剧毒或药性猛烈的中药，是孕妇绝对不能使用的。包括丁公藤、三棱、干漆、土鳖虫、大皂角、千金子、千金子霜、川乌、马钱子、马钱子粉、马兜铃、天山雪莲、天仙子、天仙藤、巴豆、巴豆霜、水蛭、甘遂、朱砂、全蝎、红粉、芫花、两头尖、阿魏、京大戟、闹羊花、草乌、牵牛子、轻粉、洋金花、莪术、猪牙皂、商陆、斑蝥、雄黄、黑种草子、蜈蚣、罂粟壳、麝香。

②妊娠慎用药：包括活血祛瘀、破气行滞、攻下通便、辛热及滑利之品。这一类中药可以根据孕妇患病的情况斟酌使用。具体品种有：人工牛黄、体外培育牛黄、三七、大黄、川牛膝、制川乌、小驳骨、飞扬草、王不留行、天花粉、天南星、制天南星、天然冰片（右旋龙脑）、木鳖子、牛黄、牛膝、片姜黄、艾片（左旋龙脑）、白附子、玄明粉、芒硝、西红花、肉桂、华山参、冰片（合成龙脑）、红花、芦荟、苏木、牡丹皮、皂矾、没药、附子、苦楝皮、郁李仁、虎杖、金铁锁、乳香、卷柏、制草乌、草乌叶、枳壳、枳实、漏芦、禹州漏芦、禹余粮、急性子、穿山甲（代）、桂枝、桃仁、凌霄花、益母草、通草、黄蜀葵花、常山、硫黄、番泻叶、蒲黄、赭石、薏苡仁、瞿麦、蟾酥。

（3）饮食禁忌：是指病人在服药期间，不宜食用与药物性味相反的或影响治疗效果的食物。食物与药物一样，都有其不同的性味功能，在服药期间，要避免食用与药物性味功能相反的食物。想要尽快恢复健康，除药物力量外，还须病人调理得宜，在服药期间不能食用影响药效的食物，只有这样，才能达到尽快恢复健康的目的，如服用含人参的药物时要忌与萝卜同用。

（4）证候禁忌：是指某种或某类中药不适用于某些证候的情况，如阴虚内寒者，忌用寒凉药；体虚多汗者，忌用发汗药等。

（5）中成药用药禁忌

①应根据病人的体质强弱、病情轻重缓急及各种剂型的特点，选择适宜的剂型。

②对于有明确使用剂量的，慎重超剂量使用，有使用剂量范围的中成药，老年人使用剂

量应取偏小值。

③能口服给药的，不采用注射给药；能肌内注射给药的，不选用静脉注射或滴注给药。

④使用中药注射剂还应做到：用药前应仔细询问过敏史，对过敏体质者应慎用；严格按照药品说明书规定的功能主治使用，辨证施药，禁止超功能主治用药；中药注射剂应按照药品说明书推荐的剂量、调配要求、给药速度和疗程使用药品，不超剂量、过快滴注和长期连续用药；中药注射剂应单独使用，严禁混合配伍，谨慎联合用药，对长期使用的，在每疗程间要有一定的时间间隔；加强用药监护，用药过程中应密切观察用药反应，发现异常，立即停药，必要时采取积极救治措施；尤其对老年人、儿童、肝肾功能异常等特殊人群和初次使用中药注射剂的患者，应慎重使用，加强监测。

⑤当疾病复杂，一个中成药不能满足所有证候时，可以联合应用多种中成药。多种中成药的联合应用，应遵循药效互补原则及增效减毒原则。功能相同或基本相同的中成药原则上不宜叠加使用。一些病证可采用中成药的内服与外用药联合使用。

⑥合并用药时，注意中成药的各药味、各成分间的配伍禁忌。药性峻烈的或含毒性成分的药物应避免重复使用。

⑦中药注射剂联合使用时，还应遵循以下原则：两种以上中药注射剂联合使用，应遵循主治功效互补及增效减毒原则，符合中医传统配伍理论的要求，无配伍禁忌；谨慎联合用药，如确须联合使用时，应谨慎考虑中药注射剂的间隔时间及药物相互作用等问题；须同时使用两种或两种以上中药注射剂，严禁混合配伍，应分开使用；除有特殊说明，中药注射剂不宜两个或两个以上品种同时共用一条通道。

⑧病情需要中成药与西药的联合使用时，要考虑中西药物的主辅地位，以确定给药剂量、给药时间、给药途径，给药途径相同的，应分开使用；应避免副作用相似的中西药联合使用，也应避免有不良相互作用的中西药联合使用。

⑨应谨慎中西药注射剂联合使用，如果确须联合用药，应根据中西医诊断和各自的用药原则选药，充分考虑药物之间的相互作用，尽可能减少联用药物的种数和剂量，根据临床情况及时调整用药；中西注射剂联用，尽可能选择不同的给药途径（如穴位注射、静脉注射）；必须同一途径用药时，应将中西药分开使用，谨慎考虑两种注射剂的使用间隔时间及药物相互作用，严禁混合配伍。

⑩妊娠期妇女必须用药时，应选择对胎儿无损害的中成药。妊娠期妇女使用中成药，尽量采取口服途径给药，应慎重使用中药注射剂；根据中成药治疗效果，应尽量缩短妊娠期妇女用药疗程，及时减量或停药；避免或慎重选用含有妊娠禁忌药物的中成药。

⑪儿童使用中成药应注意生理特殊性，根据不同年龄阶段儿童的生理特点，选择恰当的药物和用药方法。儿童中成药用药剂量，必须兼顾有效性和安全性；宜优先选用儿童专用药，儿童专用中成药一般情况下说明书都列有与儿童年龄或体重相应的用药剂量，应根据推荐剂量选择相应药量；非儿童专用中成药应结合具体病情，在保证有效性和安全性的前提下，根据儿童年龄与体重选择相应药量。一般情况3岁以内服1/4成人量，3～5岁的可服1/3成人量，5～10岁的可服1/2成人量，10岁以上与成人量相差不大即可；含有较大的毒副作用成分的中成药，或者含有对小儿有特殊毒副作用成分的中成药，应充分衡量其风险（收益），除没有其他治疗药物或方法而必须使用外，其他情况下不应使用；儿童病人使用中成药的种类不宜多，应尽量采取口服或外用途径给药，慎重使用中药注射剂；根据治疗效果，应尽量缩短儿童用药疗程，及时减量或停止使用该注射剂。

三、处方调配与复核

【复习指导】本部分内容历年考试分值为 2～6 分，常考内容为饮片斗谱的安排、妊娠禁用药和慎用药、调配复核的内容。

（一）饮片处方调配

1. 中药饮片斗谱安排　根据临床上中药饮片的使用的情况，将中药饮片分为常用药、较常用药和不常用药。

（1）常用药：装入中层药斗，便于调剂时称取，如当归、白芍与川芎，黄芪、党参与甘草，金银花、连翘与板蓝根，防风、荆芥与白芷，黄芩、黄连与黄檗等。

（2）不常用药：质地较轻且用量较少的饮片，应装入最远处或上层药斗，如络石藤、青风藤与海风藤，地枫皮、千年健与五加皮，密蒙花、谷精草与木贼草等。

（3）较常用药：装入前两者之间，如焦麦芽、焦山楂与焦神曲，酸枣仁、远志与柏子仁，肉苁蓉、巴戟天与补骨脂，附子、干姜与肉桂等。

根据中药饮片的性状、颜色、气味、药物作用等特点，将中药饮片分为以下几类。

①质重饮片：如磁石、赭石与紫石英，龙骨、龙齿与牡蛎，石决明、珍珠母与瓦楞子，石膏、寒水石与海蛤壳等；炭类药，如藕节炭、茅根炭与地榆炭，大黄炭、黄芩炭与黄檗炭，艾叶炭、棕榈炭与蒲黄炭等，应安放在底层斗架上。

②质松泡且用量大的饮片：应放在斗架最下层的大药斗内，如灯芯草与通草，芦根与茅根，茵陈与金钱草，白花蛇舌草与半枝莲，竹茹与丝瓜络。

③形状类似的饮片：不宜放在一起，以防混淆，如炙甘草片与炙黄芪片，苦杏仁与桃仁，天南星片与白附子片，血余炭与干漆炭等。

④植物来源相同，功效不同的中药：此类药不宜放一起，如麻黄与麻黄根。

⑤配伍相反的饮片：不允许同放一斗或邻近安放，如乌头类（附子、川乌及草乌）与半夏及其炮制品、瓜蒌、瓜蒌皮、瓜蒌子、瓜蒌仁（霜）、天花粉、川贝母、浙贝母、白蔹、白及，甘草与海藻、京大戟、甘遂、芫花，藜芦与人参、西洋参、丹参、南沙参、北沙参、玄参、苦参、细辛、白芍、赤芍等。

⑥配伍相畏的饮片：不允许同放一斗或邻近安放，如丁香（包括母丁香）与郁金（黄郁金、黑郁金），芒硝（包括玄明粉）与三棱，各种人参与五灵脂，肉桂（官桂）与石脂（赤石脂和白玉脂）等。

⑦宜存放在加盖的陶瓷罐内的药：为避免污染，保持药物清洁卫生，如龙眼肉、熟地黄、青黛、血竭面、儿茶面等。

⑧细贵药品（价格昂贵或稀少的中药）：应专人专柜存放，并每天进行盘点。如人参、西洋参、牛黄、麝香、西红花、鹿茸、珍珠、冬虫夏草、海龙、海马等。

⑨毒性中药和麻醉中药：必须按《医疗用毒性药品管理办法》和《麻醉药品管理办法》规定存放，绝不能放在一般药斗内，必须专柜、专锁、专账，由专人管理，严防意外恶性事故的发生，如川乌、草乌、斑蝥及罂粟壳等。

2. 饮片调剂用具　中药饮片的调剂工具包括戥秤、盘秤、钩秤、台秤、天平、电子秤等。调配中药时，须根据处方药量的多少来选择合适的调剂工具。

3. 药味调配要求　调配处方时，应先洁净用具，选择检验合格的戥秤，按"等量递减""逐剂复戥"的原则分剂量，每剂药的误差应控制在 ±5% 以内。调配开始时，对每味药应按处方的先后顺序及药物的外形、质地、颜色，逐味单列排放，以便对药味进行复核，避免差错。体积松泡而量大的中药饮片要先行调配；黏度大的中药饮片要后调配，放于其他饮片之上；毒性中药饮片剂量不应超过二日极量，未注明"生用"的，应给付炮制品；有需要特殊处理的中药饮片，如冲服、烊化、先煎、后下、另煎、包煎等，要单独包装并注明用法用量；鲜药应分剂量单包。

（二）中成药处方调配

1. 中成药处方调配的程序和注意事项

（1）中成药调配程序：与中药饮片的调配程序相同，即审方、计价、调剂、复核、发药。

（2）中成药调剂注意事项

①严格按照调剂工作制度中审方、计价、调剂、复核、发药的程序进行调剂。

②在调剂操作中，应熟悉常用中成药的组成、剂型特点、用法用量与功能主治。

③充分利用四查十对。

④当患者在药店自行购买非处方中成药时，执业药师应对患者进行指导，帮助患者选用安全有效的药物。

⑤中成药的调剂必须注意药品的有效期，必须在有效期内使用，为防止药品过期失效，确保用药安全，调剂部门应注意药品的有效期，加强管理，定期检查，做到近效期药品先用。

2. 妊娠慎用的中成药　2015 版《中华人民共和国药典》收载的妊娠慎用的中成药的主要品种有：十香止痛丸、三妙丸、三黄片、万氏牛黄清心丸、万应胶囊、万应锭、山玫胶囊、川芎茶调丸（散、片、颗粒）、女金丸、马应龙八宝眼膏、马应龙麝香痔疮膏、天麻丸、木瓜分气丸、木香顺气丸、五虎散、少林风湿跌打膏、牛黄上清丸（片、软胶囊、胶囊）、牛黄清心丸、气滞胃痛片（颗粒）、分清五淋丸、丹七片、丹红化瘀口服液、风痛安胶囊、乌军治胆片、乌蛇止痒丸、心可舒片、心荣口服液、正心泰片（胶囊）、四方胃片、四妙丸、白癜风胶囊、朴沉化郁丸、当归拈痛丸、竹沥达痰丸、伤湿止痛膏、华山参片、血脂康胶囊、灯台叶颗粒、安宫牛黄丸（散）、安宫降压丸、防风通圣丸（颗粒）、妇乐颗粒、妇炎净胶囊、妇科分清片、妇康宁片、芪参益气滴丸、抗骨髓炎片、抗感口服液（颗粒）、利胆片、利鼻片、沉香化气丸、补脾益肠丸、附子理中丸（片）、枣仁安神胶囊、明目上清片、固本统血颗粒、乳宁颗粒、乳核散结片、乳康胶囊、乳增宁胶囊、乳癖消片（胶囊、颗粒）、京万红软膏、泻痢消胶囊、珍黄胶囊（珍黄丸）、荜铃胃痛颗粒、栀子金花丸、胃乃安胶囊、胃脘舒颗粒、胃康胶囊、骨仙片、复方大青叶合剂、复方川贝精片、复方丹参片（颗粒、滴丸）、复方血栓通胶囊、复方陈香胃片、复方青黛丸、复方珍珠暗疮片、复方蛤青片、复方滇鸡血藤膏（复方鸡血藤膏）、复明片、保心片、胆石通胶囊、独一味胶囊（片）、养心氏片、活血止痛膏、活血通脉片、穿龙骨刺片、冠心生脉口服液、祛风舒筋丸、祖师麻片、桂附理中丸、速效牛黄丸、夏天无片、健胃片、健脑丸（胶囊）、益脑宁片、消痤丸、消渴平片、烫伤油、诺迪康胶囊、通关散、通脉养心口服液、黄疸肝炎丸、黄连上清丸（片）、麻仁滋脾丸、痔宁片、痔炎消颗粒、清肺抑火丸、清胃黄连丸（水丸、大蜜丸）、清咽润喉丸、清膈丸、越鞠保和丸、跌打镇痛膏、舒心口服液（糖浆）、舒肝丸、舒肝平胃丸、舒胸片（胶囊）、舒筋活络酒、痛风定胶囊、湿毒清胶囊、强肾片、疏痛安涂膜剂、稳心颗粒（片、胶囊）、鼻炎康片、鼻咽灵片、镇心痛口服液、糖脉康颗粒、麝香祛痛气雾剂（搽剂）、麝香痔疮栓、麝香跌打风湿膏。

3. 妊娠禁用忌用的中成药　2015 版《中华人民共和国药典》收载的妊娠禁用、忌用的主要品种有：二十七味定坤丸、十一味能消丸、十二味翼首散、十香返生丸、十滴水（软胶囊）、七厘胶囊（散）、人参再造丸、九气拈痛丸、九分散、九味肝泰胶囊、九制大黄丸、三七片、三七伤药片（胶囊、颗粒）、三七血伤宁胶囊、三两半药酒、大七厘散、大川芎口服液、大黄清胃丸、大黄蟅虫丸、山楂化滞丸、小金丸（片、胶囊）、小活络丸、马钱子散、开胸顺气丸（胶囊）、天菊脑安胶囊、天麻祛风补片、天舒胶囊、云南白药（胶囊）、云香祛风止痛酊、木瓜丸、木香槟榔丸、五味麝香丸、比拜克胶囊、止咳宝片、止痛化癥胶囊（片）、止痛紫金丸、少腹逐瘀丸、中华跌打丸、牛黄至宝丸、牛黄消炎片、牛黄清宫丸、牛黄解毒丸（片、软胶囊、胶囊）、片仔癀（胶囊）、化癥回生片、丹桂香颗粒、丹菱片、风湿马钱片、风湿定片、风湿骨痛胶囊、风寒双离拐片、乌梅丸、六味安消散（胶囊）、六味香连胶囊、心宁片、心脑康胶囊、心脑宁胶囊、心脑静片、心通口服液、心舒胶囊、玉泉胶囊（颗粒）、玉真散、龙泽熊胆胶囊、平消片（胶囊）、白蚀丸、瓜霜退热灵胶囊、冯了性风湿跌打药酒（禁内服、忌擦腹部）、地榆槐角丸、再造丸、西黄丸、当归龙荟丸、伤痛宁片、华佗再造丸、血府逐瘀胶囊（丸、口服液）、血美安胶囊、血栓心脉宁胶囊（片）、壮骨关节丸、壮骨伸筋胶囊、庆余辟瘟丹、关节止痛膏、安宫止血颗粒、如意定喘片、妇炎康片、妇科千金胶囊、妇科通经丸、红灵散、坎离砂、花红胶囊、芪冬颐心口服液、芪冬颐心颗粒、芪蛭降糖胶囊、克咳片、克痢痧胶囊、苏合香丸、医痫丸、尪痹颗粒（片）、抗宫炎胶囊、抗栓再造丸、利胆排石片（颗粒）、利膈丸、伸筋丹胶囊、伸筋活络丸、肛泰软膏、龟龄集、沈阳红药胶囊、补肾益脑丸、灵宝护心丹、尿塞通片、阿魏化痞膏、附桂骨痛片（胶囊、颗粒）、纯阳正气丸、肾炎康复片、肾衰宁胶囊、国公酒、季德胜蛇药片、金佛止痛丸、金黄利胆胶囊、金蒲胶囊、乳块消片（胶囊、颗粒）、乳疾灵颗粒、乳癖散结胶囊、周氏回生丸、治伤胶囊、治咳川贝枇杷滴丸、参附强心丸、茵芪肝复颗粒、荡石胶囊、按摩软膏、胃肠复元膏、骨友灵搽剂、骨折挫伤胶囊、骨刺丸、骨刺宁胶囊、复方牛黄消炎胶囊、复方牛黄清胃丸、复方珍珠散、复方夏天无片、复方益肝丸、保妇康栓、追风透骨丸、独圣活血片、养血荣筋丸、活血止痛散、宫瘤清胶囊、冠心苏合丸、祛风止痛片、祛伤消肿酒、神香苏合丸、桂枝茯苓胶囊（丸、片）、根痛平颗粒、脑立清丸（胶囊）、狼疮丸、益心丸、益母丸、益母草口服液（颗粒、膏）、消肿止痛酊、消络痛片（胶囊）、消渴灵片、消糜栓、调经止痛片、通天口服液、通心络胶囊、通幽润燥丸、通窍镇痛散、通痹片、桑葛降脂丸、梅花点舌丸、控涎丸、银屑灵膏、得生丸、麻仁润肠丸、痔康片、清宁丸、清泻丸、清眩治瘫丸、清脑降压片（胶囊、颗粒）、清淋颗粒、颈复康颗粒、紫金锭、紫雪散、暑症片、跌打丸、跌打活血散、舒筋丸、舒筋活血定痛散、痧药、痛经丸、疏风定痛丸、暖脐膏、腰痛丸（片）、腰痛宁胶囊、腰痹通胶囊、瘀血痹胶囊（颗粒）、槟榔四消丸（大蜜丸、水丸）、鲜益母草胶囊、熊胆救心丸（熊胆救心丹）、醒脑再造胶囊、礞石滚痰丸、麝香风湿胶囊、麝香抗栓胶囊、麝香保心丸、麝香舒活搽剂（麝香舒活精）、麝香镇痛膏、蠲哮片。

（三）调配复核

1. 饮片调配复核内容　处方调配完成后，需要核对药品名称、药味数、中药的剂量、剂数、配伍禁忌、妊娠禁忌、毒性中药的剂量、另包药是否单包、药品质量是否合格等信息，发现问题应及时处理。复核完成后应签名或签章，调剂复核工作应当由执业药师或主管药师等专业技术人员来负责，复核率应当达到 100%。

2. 中成药调配复核内容　中成药调配后，应按照"四查十对"的要求来完成对中成药的复核，中成药的复核应当由药师及以上的专业技术人员负责。

四、发药

【复习指导】本部分内容历年考试均未涉及，故本小结内容只需要了解即可。

（一）中药饮片用药指导

1. 向患者耐心说明该中药饮片的用法用量、煎煮要求及用药禁忌。

2. 需要特殊煎煮的中药饮片应逐一向患者介绍其特殊的煎煮方法。

3. 需要特殊存放的中药饮片应向患者介绍其特殊贮存的方法。

4. 处方中有需要患者自备的药材或药引时，应向患者反复强调，如某些中成药须用姜汤、黄酒送服等。

5. 处方中有自行处理的中药饮片时，应特别做出说明，如阿胶烊化后服用。

6. 如有其他问题咨询时，应耐心进行解答，如不确定，应在确定答案后进行回复。

（二）中成药用药指导

1. 向患者耐心说明该中成药的用法用量、使用禁忌、注意事项等。

2. 出现联合用药的情况时，应向患者交代注意事项，服药时间应间隔半小时。

3. 需要特殊存放的中成药应向患者介绍其特殊的保存方法。

4. 对过敏体质、妊娠期妇女应详细地询问其用药史、过敏史，避免发生药害事件。

5. 如有其他问题咨询时，应耐心进行解答，如不确定，应在确定答案后进行回复。

五、中药汤剂的煎煮

【复习指导】本部分内容历年考试分值为3～5分，常考内容为特殊中药的煎煮方法。

（一）煎煮程序

1. 核对处方信息，确认特殊煎煮的中药饮片。

2. 将中药饮片用冷水浸泡20～30分钟。

3. 按一般药物的煎煮方法对中药饮片进行煎煮，须特殊处理的中药饮片则按特殊煎煮方法进行煎煮。在煎煮过程中要时常搅动，观察药液量的变化。煎煮的火候一般遵循"先武火后文火"的原则。

4. 药物煎煮好之后，要趁热及时滤出药液。过滤时，应压榨药渣，尽量使药液滤出。

5. 煎煮2～3次，合并药液，分2～3次服用。成人用量为每剂400～600 ml，儿童用量为每剂100～300 ml。

6. 核对煎药信息无误后，签字发出药品。

（二）煎煮注意事项

1. 煎药用具要避免使用铁、铝制品，尽量使用砂锅、不锈钢、玻璃等制品。煎药用具要保持清洁。

2. 煎药用水应是符合国家卫生标准的饮用水。

3. 应保持煎药环境的卫生。

4. 直接接触药品的工作人员必须每年进行体检，体检合格后才能上岗。

（三）特殊煎药方法

1. 先煎 先煎的目的是为了增加药物的溶解度，降低或缓解药物的毒性。

（1）矿物类、介壳类和动物的骨、甲、角，以及质地坚硬、有效成分不易煎出的药物，应先煎 15～30 分钟，如花蕊石、牡蛎、鳖甲等。

（2）有毒药物需要先煎 1～2 小时，如川乌、草乌、附子等。

2. 后下　后下的目的是为了减少挥发油的挥发，使有效成分免于被分解破坏。

（1）气味芳香、含挥发油的药物，一般在起锅前 5～10 分钟入药即可，如薄荷、紫苏叶、木香、砂仁等。

（2）久煎会破坏有效成分的中药饮片，一般在起锅前 10～15 分钟入药即可，如钩藤、大黄、番泻叶等。

3. 包煎

（1）花粉类、细小种子类药物，因不易与水充分接触而浮于水面，故须包煎，如蒲黄、葶苈子等。

（2）含淀粉、黏液质较多的中药饮片，因在煎煮过程中易粘锅煳化，故须包煎，如浮小麦、车前子等。

（3）对附着绒毛的中药饮片，为了避免绒毛刺激咽喉，故须包煎，如旋覆花等。

4. 冲服

（1）一些用量少的细贵中药饮片，宜研成粉末与药液冲服，如三七粉、琥珀等。

（2）有些中药入煎剂有效成分会被破坏，宜研末冲服，如雷丸。

5. 另煎

（1）一些贵重药材为了使其有效成分充分煎出，或减少有效成分的损失，常单独煎煮取汁，再与其他药物一起煎煮的方法，如西洋参、西红花、人参等。

（2）质地坚硬的贵重中药饮片，应单独先煎 2～3 小时，去渣取汁后与其他药物一起煎煮，如羚羊角（代）、水牛角等。

6. 烊化（溶化）　对胶质类、膏滋类、糖类或无机盐类的药物，应在其他药液煎好后，再入药液中溶化，以免影响其他药物成分的煎出或避免煳锅，如阿胶、蜂蜜、芒硝等。

7. 兑服　液体药液若放入其他药中一起煎煮，会影响其他成分的煎出，所以应待其他药物煎好，去渣取汁后，兑入服用，如竹沥、黄酒等。

8. 煎汤代水　对于质地松泡、用量较大的中药饮片，一般宜先煎 15～25 分钟，去渣取汁，再与其他药物同煎，如灶心土、葫芦壳等。

9. 用时捣碎　有些种子类中药在入汤剂前应捣碎使用，使有效成分利于煎出，即"逢子必捣"，如砂仁、酸枣仁、益智仁、草豆蔻等。

六、特殊中药的调配

【复习指导】本部分内容历年考试分值约为 6 分，常考内容为毒性中药的用法用量、罂粟壳的用法用量及调剂。

特殊管理的中药

1. 毒性中药的用法、用量及调剂要求　毒性中药饮片是经过炮制后可直接用于配方使用的中药饮片。调配毒性药品须凭盖有执业医师所在医疗机构公章的正式处方，每次处方剂量不得超过二日极量。调剂后由药师及以上职称的专业技术人员复核签名后才能发出。未注明"生用"的，应当给付炮制品。

2015 版《中华人民共和国药典》载有毒性药材和饮片共计 83 种。

（1）有大毒的饮片：10 种，川乌、草乌、马钱子（马钱子粉）、天仙子、巴豆（巴豆霜）、红粉、闹羊花、斑蝥。

（2）有毒的饮片：42 种，三颗针、千金子（千金子霜）、土荆皮、山豆根、干漆、天南星（制天南星）、木鳖子、仙茅、半夏、附子、白附子、白屈菜、白果、甘遂、全蝎、华山参、朱砂、两头尖、硫黄、雄黄、芫花、苍耳子、京大戟、制川乌、制草乌、苦楝皮、金钱白花蛇、洋金花、牵牛子、轻粉、香加皮、狼毒、常山、臭灵丹草、商陆、蓖麻子、蜈蚣、罂粟壳、蕲蛇、蟾酥。

（3）有小毒的饮片：31 种，大皂角、小叶莲、川楝子、飞扬草、水蛭、北豆根、艾叶、地枫皮、红大戟、两面针、吴茱萸、苦木、金铁锁、鹤虱、南鹤虱、急性子、草乌叶、鸦胆子、猪牙皂、绵马贯众、绵马贯众炭、紫萁贯众、蒺藜、土鳖虫、苦杏仁、翼首草、榼藤子、重楼、蛇床子、丁公藤、九里香。

常用毒性药材的一般用量见表 7-1。

表 7-1　常用毒性药材的一般用量

药品	用量（g）	药品	用量（g）
土鳖虫	3~10	苍耳子	3~10
川楝子	5~10	附子	3~15
水蛭	1~3	京大戟	1.5~3
北豆根	3~9	制川乌	1.5~3
两面针	5~10	制天南星	3~9
吴茱萸	2~5	制草乌	1.5~3
苦杏仁	5~10	苦楝皮	3~6
重楼	3~9	洋金花	0.3~0.6
鸦胆子	0.5~2	牵牛子	3~6
蛇床子	3~10	香加皮	3~6
蒺藜	6~10	常山	5~9
千金子	6~10	蓖麻子	2~5
山豆根	3~6	蜈蚣	3~5
仙茅	3~10	罂粟壳	3~6
半夏	3~9	蕲蛇	3~9
甘遂	0.5~1.5	蟾酥	0.015~0.03
白附子	3~6	马钱子	0.3~0.6
白果	5~10	天仙子	0.06~0.6
全蝎	3~6	巴豆霜	0.1~0.3
华山参	0.1~0.2	闹羊花	0.6~1.5
朱砂	0.1~0.5	斑蝥	0.03~0.06
芫花	1.5~3		

2. 罂粟壳的用法、用量及调剂要求　罂粟壳也被称为米壳，是生罂粟壳和蜜罂粟壳的炮制品，2015 版《中华人民共和国药典》规定的用量为 3～6 g，本品易成瘾，不宜常服，孕妇及儿童禁用，运动员慎用。罂粟壳必须凭有麻醉处方权的执业医师签名的淡红色处方方可调配，不得单方发药，每张处方不得超过 3 日用量，连续服用不得超过 7 日。

（1）罂粟壳应与其他药物组成复方后使用。

（2）药品经营企业和医疗单位在经营和使用罂粟壳时应注意：指定的中药饮片经营门市部应凭盖有乡镇卫生院以上医疗单位公章的医师处方零售罂粟壳（处方保存 3 年备查），不准生用，严禁单味零售。

（3）乡镇卫生院以上医疗单位应加强对购进罂粟壳的管理，严格凭医师处方使用。

（4）严禁罂粟壳定点经营单位从非法渠道购进罂粟壳，非指定罂粟壳定点经营单位一律不准从事罂粟壳的批发或零售业务，禁止在中药材市场销售罂粟壳。

（5）研制含有罂粟壳中成药的新品种和仿制国家药品标准收载的品种，研制单位必须提出申请，报国家药品监督管理局审查批准后方可进行。

【同步练习】

一、A 型题（最佳选择题）

1. 为使中药中有效成分充分煎出，又不会造成药效成分流失，需要后下的中药是

A. 三七　　　　　B. 香薷　　　　　C. 砂仁　　　　　D. 佩兰

E. 藿香

本题考点：本题考查需要后下的中药。

2. 药师调剂处方时必须做到"四查十对"，"十对"项的内容是

A. 对处方　　　　B. 对药品　　　　C. 对药名　　　　D. 对配伍

E. 对用药合理性

本题考点：本题考查"四查十对"的内容。

3. 中药衢红花的正名是

A. 红花　　　　　B. 藏红花　　　　C. 西红花　　　　D. 草红花

E. 红蓝花

本题考点：本题考查西红花的正名和别名。

4. 安排斗谱时，因外观性状相似易混淆，但功效不同，而不宜装于同一药斗中的饮片是

A. 枳壳、枳实　　　　　　　　　　B. 山药、天花粉

C. 当归、川芎　　　　　　　　　　D. 党参、生黄芪

E. 砂仁、豆蔻

本题考点：本题考查斗谱编排的基本原则。

5. 医师在中药处方中应用不同的术语，对饮片炮制、产地、质地、采时、新陈、颜色、

气味等有特殊要求须加以注明。下列与药名有关的术语中，属于对质地有特殊要求的是

A. 田三七   B. 江枳壳   C. 陈香橼   D. 明天麻

E. 紫丹参

本题考点：本题考查中药处方的常用术语。

二、B 型题（配伍选择题）

（6—7 题共用备选答案）

A. 炭制品   B. 麸炒品   C. 醋炙品   D. 盐炙品

E. 清炒品

某女，25 岁。月经量多，淋漓不断，色淡质稀，气短懒言，四肢不温，舌淡胖，苔薄白，脉缓弱。中医诊断为崩漏证属脾不统血，治以固冲汤（白术、黄芪、煅龙骨、煅牡蛎、山茱萸、白芍、海螵蛸、茜草根、蒲黄、五倍子）。

6. 该处方中的白术，调配时应付

7. 该处方中的蒲黄，调配时应付

本题考点：本题考查中药处方的应付。

（8—9 题共用备选答案）

A. 板蓝根与大青叶 B. 阿魏与鸡矢藤   C. 陈皮与青皮   D. 山药与天花粉

E. 麻黄与麻黄根

8. 按照斗谱编排基本原则，因植物来源相同但入药部位和功效不同，不能排在一起的中药饮片是

9. 按照斗谱编排基本原则，因外观形状相似但功效不同，不能排在一起的中药饮片是

本题考点：本题考查斗谱编排的基本原则。

（10—12 题共用备选答案）

A. 兑服   B. 后下   C. 先煎   D. 包煎

E. 另煎

某男，60 岁。半身不遂，患侧僵硬拘挛，头晕头痛，面赤耳鸣。舌红，苔薄黄，脉弦。中医辨证为肝阳上亢，治以天麻钩藤饮加减，药用天麻、钩藤、石决明、牛膝、桑寄生、栀子、黄芩、益母草、茯神、竹沥。执业药师发药时，须向患者交代正确的煎药和服用方法。

10. 处方中石决明应采用的是

11. 处方中钩藤应采用的是

12. 处方中竹沥应采用的是

本题考点：本题考查特殊中药的煎煮方法。

三、X 型题（多项选择题）

13. 饮片调配后必须经药师复核无误后方可发出。调配复核的内容有

A. 核对处方的剂量数是否正确

B. 复核有无错味、漏味、多味

C. 审查药品质量有无虫蛀，霉变

D. 审查调配处方有无乱代乱用现象

E. 对须特殊煎煮的药味是否单包并注明用法用量

本题考点：本题考查中药的调配审核的内容。

参考答案：1. C　2. C　3. C　4. B　5. D　6. B　7. A　8. E　9. D　10. C　11. B　12. A
13. ABCDE

第8章 中药的贮藏与养护

一、中药的质量变异现象

【复习指导】本部分内容繁多，考试所占分值不多，但考试频率较高，故在复习本部分时需要掌握中药常见变异现象，以及某变异现象所列举的相对应的具体的饮片及中成药剂型，历年考试基本用某种变异现象与其对应的药物作为考题。

（一）中药饮片贮存中常见的质量变异现象

中药饮片多为原药材加工制成不同规格的片状、颗粒状或粉末状饮片。药材经加工、炮制后增加了暴露面，吸湿和被污染的机会增大，所含油脂、糖、黏液质、挥发性成分等更易外溢、挥发或被氧化；还有某些中药饮片因干燥不当或含有某些成分，受自然因素的影响及害虫、霉菌等的侵害，就会逐渐发生颜色、气味、形态和内部组织等多方面的变异。常见的变异现象具体如下：

1. 虫蛀　指药物被害虫危害而产生的变异现象。虫蛀使药物结串、形成孔洞，严重时药物被蛀成空壳或粉末状，如白芷、天花粉、北沙参等。另外，害虫生命活动中的排泄物、分泌物、残体和所带的病菌，不仅污染药物，也为药物产生其他变异创造了条件。

虫蛀与中药饮片所含成分密切相关，一般富含脂肪的药物，如苦杏仁、桃仁、柏子仁、酸枣仁等；富含淀粉的药物，如芡实、薏苡仁、白芷、山药等；含蛋白质的药物，如鹿鞭、金钱白花蛇、刺猬皮等易虫蛀，因为这些成分都是害虫必需的营养基质。含辛辣成分的药材饮片，如花椒、胡椒、荜茇等一般不易虫蛀。质地柔软易吸潮的药物在潮湿情况下易虫蛀，质地坚硬的檀香、苏木、降香及黄连、黄檗等均不易被虫蛀。

2. 霉变　指药物被霉菌侵染而发生的变异现象。药材经加工炮制成饮片后仍带有一定数量的霉菌及其孢子，空气中也含有许多霉菌孢子。霉菌孢子一旦散落在饮片上，霉菌则会在适当的温度、适当的湿度条件之下，在饮片的表面或者内部萌发生长，产生毛状、线状、网状物和斑点，继而生长成黄色、绿色等不同颜色的菌丝，分泌酵素而侵蚀药材组织，使饮片发生变色、气味散失，有效成分发生变化，重者失效。可见，霉变是饮片变异较严重的问题，尤其是车前草、马齿苋等全草类及独活、紫菀等根茎类最易霉变。

3. 泛油　也被习称为"走油"。指某一些含油中药材当中的油质泛于中药材的表面，以及某一些中药材因受潮而变色后，药材表面泛出油质的变异现象。药物泛油后油脂就会酸败，产生油腻味。泛油原因大致有温度过高，药物所含油脂外溢，如桃仁、苦杏仁等；贮藏时间过长，某些成分变质或长期接触空气，引起变色、变质而泛油；药物本身所含成分，如含脂肪油的苦杏仁、桃仁、柏子仁、郁李仁等；含挥发油的如当归、桂皮等；含黏液质、糖质的天冬、麦冬、党参、糖参、大枣、桂圆、枸杞子等易泛油。故防止药材饮片泛油的方法是干燥、避光、隔绝空气。

4. 变色　指药材饮片的固有色泽受某些因素影响而发生改变。一般情况下，引起药材变色的原因是药物中含有的酚羟基成分，通过酶的相关作用，经过氧化、聚合等反应，从而形成了有色的大分子化合物，致使颜色变深，如含黄酮、羟基蒽醌类、鞣质的药材及其饮片容易变色。贮藏过久，虫蛀发霉或经常日晒，会氧化而变色；加工时高温可改变药材及饮片的颜色；贮藏中使用某些化学药剂会引起变色，如用硫黄熏蒸药材时，产生的二氧化硫和水结合生成亚硫酸，具有还原作用，可使药物褪色。易变色的药物有玫瑰花、月季花、槟榔、黄芪、黄檗、天花粉等。

5. 气味散失　指药物固有气味因某些因素影响而变淡薄或消失。药物的气味是由中药本身所含成分决定的，如果气味变淡薄，甚至消失，就意味着疗效降低或失效。凡发霉、泛油、变色的药物往往都伴随着气味散失；某些药物粉碎后，表面积增大，所含成分更易挥发，如砂仁、豆蔻等；含挥发油的药物，如肉桂、沉香等，受到高温、空气的影响，其气味易散失，甚至失去油润而干枯。

6. 风化　指某些矿物药及其加工制品在贮藏过程中失去所含的结晶水，变成非结晶状的粉状物，使得药物的质量和药性也随之发生改变的现象，如硼砂、芒硝、胆矾等。

7. 潮解　指某些固体药物在潮湿空气中容易吸收水分，并常因受温度影响而逐渐变成液体，如芒硝、硇砂、大青盐等。当开始溶化时，称为返潮或潮解。经盐腌或用盐水煮过的药材，如盐肉苁蓉、盐附子、盐全蝎等，含有较多的盐分，当空气潮湿时，易吸潮，如加工处理不及时，易变软，甚至发霉腐烂。

8. 粘连　指某一些固体药物，因熔点较低，一旦受热发黏导致粘连在一起，从而改变了药材固有形态的变质现象，如芦荟、乳香、没药、天冬、熟地黄、阿魏及胶类中药材等。

9. 腐烂　指某些鲜活中药材在存放的过程中，发生了干枯、霉烂等变质现象，如鲜生地、鲜藿香、鲜石斛等。

（二）中成药贮存中常见的质量变异现象

中成药因贮存、养护不当也会发生变质，怎样贮存与养护，往往与剂型相关。而中成药最常见的变质现象有虫蛀、霉变、酸败、挥发、沉淀等，具体如下。

1. 虫蛀　很多中成药含有较多的淀粉、蛋白质、糖类等害虫喜食的营养物质。中成药被虫蛀后，不但使其有效成分遭到破坏而药效降低，有的害虫还传播病毒及其他致病菌，既造成经济损失又危害人体健康，所以被虫蛀的中成药不能作为药用。易虫蛀的常见剂型有蜜丸、水丸、散剂等。

2. 霉变　一般情况下，因制作不当、包装灭菌不严、贮藏条件不宜，均能使药物发生霉变。常见的能危害中成药的霉菌有黑霉菌、绿霉菌、云白霉菌、蓝霉菌等。中成药一旦被霉菌污染后，有效成分遭到破坏，继而产生霉臭气就不能作为药用。易霉变的常见剂型有片剂、滋膏、流浸膏、蜜丸等。

3. 酸败　指油脂在温度、水分、微生物、光线和酶等作用下逐渐氧化，产生酸臭味甚至毒性的变异现象。易酸败的常见剂型有软膏剂、栓剂、合剂、酒剂、煎膏剂、糖浆剂等。

4. 挥发　泛指在高温条件下中成药所含挥发油或乙醇的散失。易挥发的常见剂型有芳香水剂、酊剂等。

5. 沉淀　一般指液体中成药在温度、光照、微生物作用或 pH 改变的情况下，产生絮状或块状沉淀。易沉淀的常见剂型有酒剂、酊剂、合剂、口服液、注射剂等。

二、引起中药质量变异的因素

【复习指导】本部分内容简单，考点较少，但注意区分自身因素（内在）与环境因素（外在），而其分别有哪些因素，可理解记忆；熟悉每个因素下的中药举例；必须掌握保证中药质量的温湿度范围，考试频率很高。

（一）自身因素对中药质量变异的影响

1. 水分　中药的品种繁多，属性复杂，来源众多，并且一般中药饮片当中，均含有一定的水分，其含水量具有一定的差异性，而这种差异最主要取决于药材的组成成分及其内部结构。中药在贮存过程中，很多因素均能影响其质量的变化，其本身含水量的多少，则是诸因素中的主要因素。一般容易发生虫蛀、霉变、潮解、粘连、软化等变质现象的，均是因为水分过高；而容易发生风化、气味散失、泛油、干裂、脆化等变质现象的，均是因为水分过低。目前，测定药材含水量的方法很多，各有特点。利用仪器测定含水量的主要方法有烘干法、甲苯法、减压干燥法、气相色谱法等。

2. 淀粉　一种有利于霉菌与害虫滋生的基质，并且含有淀粉较多的饮片，更便于霉菌及虫卵的繁殖，故含淀粉的中药一般容易发生虫蛀及霉变等质量变异现象。

3. 黏液质　指存在于植物细胞中一种近似树胶的多糖类物质。它是仓库害虫、微生物生命活动的能量来源，由于亲水性较强，故易吸附空气中的水汽，因此，在一定温湿度影响下，含黏液质的中药易生虫、发霉，以致产生异味而变质，如天冬、枸杞子等。

4. 油脂　指脂肪油和脂肪的总称。而油脂大都存在于植物中药的种子果实内（如桃仁、杏仁、柏子仁、核桃仁）及动物类中药的骨髓、脂肪组织内（如刺猬皮、狗肾、虎骨、蛤蟆油）。

油脂中的不饱和脂肪酸（油酸、亚油酸等）性质较不稳定，在空气中久置易发生氧化反应。油脂氧化是在酶的催化作用下水解成甘油和游离脂肪酸；脂肪酸氧化不完全时，又可产生醛、酮等中间产物。油脂还是虫类和微生物类的养料，故含油脂的中药氧化变质后，继而可加速中药商品虫蛀和霉变。

5. 挥发油　又称精油，其化学成分是单萜类和倍半萜类，在常温下会逐渐自行挥发。所以，凡含有挥发油的中药，都具有浓烈的芳香气味或特殊气味，当温度升高时，挥发加快，高温下的挥发油可以完全变成气体。受空气中的氧、水分及光线的影响可氧化变质。由于挥发油的物理、化学性质很不稳定，其挥发性、升华性和易氧化性都会使成分含量减少，如当归、荆芥、白芷、肉桂、薄荷、姜黄、三柰、樟脑等。

6. 色素　色素是动、植物药材显示出固有颜色的一个重要因素。饮片的质量也能体现在药材外观的颜色上，也就是说，颜色也是一个鉴别中药材品质的重要标志，同时也与药材加工质量的优劣有着直接的关系。如叶类呈绿色，因含有叶绿素；花类有红、黄、蓝、紫之分，是因为含有花类各种颜色的色素；有的果实呈浅黄色或黄色结晶，是因为含有黄酮类成分或蒽醌类化合物。除以上之外，日光、空气等因素也会对某些药材当中所含色素有一定的影响，从而产生发霉、变色等变异现象，如月季花、玫瑰花、金银花等。

（二）环境因素对中药质量变异的影响

中药在贮藏过程中，由于受到外界许多因素的影响，使其本身所含化学成分不断发生复杂的物理、化学、生物化学变化。产生这些变化的外界因素有温度、湿度、日光、空气、霉菌、虫害、包装容器、贮存时间等。其中物理变化表现在中药吸湿水蒸气而增加重量，蒸发之后减轻重量，呈现表面干缩或脆裂；化学变化指中药在空气中氧、水分、日光等的作用下，引起的氧化反应、水解反应、酸败及变色等现象；生物化学变化指中药在微生物（霉菌等）作用下引起的发酵酸败、生霉及走油腐败等现象。而这些变化的程度大小，与中药存放时间、与外界因素接触情况及贮藏的条件都有着密切关系，具体如下。

1. 温度　高温可导致中药所含挥发性物质挥发加快，含油脂成分的饮片因受热容易引起酸败泛油，含糖类的饮片及中药易发霉、生虫，胶类及树脂类饮片容易变软而黏结成块，如乳香、阿胶等。低温（0℃以下）可导致液体类中成药发生沉淀，甚至结冰而胀破容器，使药液渗漏。温度同样对微生物、害虫的发生和发展具有重要影响，若在适合微生物和害虫生长繁殖温度的气候条件下，微生物和害虫对中药的危害就特别大，故要特别注意中药贮藏地点的温度，采取低温冷藏，以抑制微生物、害虫的发生和发展，保证中药的贮藏安全。

2. 湿度　湿度是指空气中含水量多少的程度。空气中的湿度受地区、季节、晴雨等因素的影响，湿度的大小对中药质量有着直接的影响，在贮藏过程中的中药，由于吸潮或潮解程度的不同，会使中药产生含水量、重量、风化、潮解、溶化、干缩、脆裂、糖分分解、霉变等变化。一般中药饮片的炮制品，其绝对含水量应严格控制在 7%～13%，而贮存饮片的环境，相对湿度范围应严格控制在 35%～75%。当超过这两个上限条件，药物则会加速吸收空气中的水分，使得含水量增加，从而导致霉变的发生，如含糖类、黏液质、淀粉类的天冬、地黄、山药等。相对湿度高于 75% 时，多数无机盐类（芒硝、胆矾）易潮解；盐炙饮片（盐知母、盐巴戟天）易吸收空气中的水分而变潮，继而生霉；蜜炙饮片（炙甘草、炙黄芪、炙枇杷叶）易吸湿粘连从而导致霉变。相对湿度过低时，含结晶水的药物易风化。

3. 日光　日光中的紫外线和热能具有灭杀霉菌并使过多的水分蒸发，继而起到防潮防霉的作用，但光线也可导致中药变色、挥发、风化、泛油、气味散失等变质现象，如玫瑰花、月季花、桑叶、益母草等花、叶、草类饮片，在日光照射下颜色变浅，干燥易碎；如当归、丁香、川芎等在日光直接照射下使其温度增高导致气味散失、泛油等。

4. 空气　空气中的氧气可促进药物氧化变质，使含脂肪、挥发油的中药酸败，其他气体可能污染中药。在氧气充足的特定情况下，还有利于微生物和害虫生长繁殖，加速中药霉变、虫蛀，如大黄、牡丹皮、黄精、薄荷等。

5. 霉菌、虫害　霉菌和害虫是引起中药最常见、最严重的质变因素，必须从中药生产、贮藏、运输等各个环节严加控制。生产中成药不得用霉变、虫蛀的原辅材料，注意车间卫生、设备卫生、工艺卫生和个人卫生，并严格消毒灭菌。流通环节尤其是购进时要严格检查验收，不允许有霉变、虫蛀迹象的中药入库，不得将中药与其他物料混藏于同一库房，以切断污染源，避免交叉感染。在贮藏过程中，要勤查仓库，勤灭鼠，注意库房环境卫生，严格控制库房内温度、湿度，创造和保持有利于中药安全而不利于微生物和害虫滋生的条件，方可有效防止中药霉变、虫蛀及其他质变现象的发生。易发生霉变的中药有淡豆豉、瓜蒌、肉苁蓉等；易发生虫害的中药有莲子、泽泻、蕲蛇、芡实、党参、贝母等。

6. 包装容器　指直接盛装和保护药品的器具。其材质、结构、物理强度、理化性质、密封性能、含水量都会影响中药的贮运安全。包装容器种类较多，常用的有瓷质、玻璃、金属、塑料、纸质等容器。各种容器质量有别，对中药质变的影响不一样。实际工作中应根据中药性质选择适宜材质制成的包装容器，如对光敏感的中药应选用深色玻璃瓶包装，以防光解；普通玻璃容器含有碱性杂质，盛装液体中药后碱性杂质会逐渐剥离下来，产生沉淀、变色等，故用前必须经过处理，去掉碱性杂质。

7. 贮存时间　国家规定药品必须注明有效期或生产批号。有效期是指药品在满足规定的贮存条件下，能够保证药品质量的使用期限。关于药品的有效期，国家出台的《药品管理法》有相关规定，即关于未注明有效期或更改有效期的，以及超过有效期的药品均按劣药论处。有效期和生产批号是确定药品贮藏期的重要依据。贮藏期过长会引起药品变质或变质现象加重，疗效和含量降低，毒副作用增加。所以，一般药品的贮藏期限都不能超过有效期，应遵循"**先产先出，近效期先出**"的基本原则，以保证患者的用药安全。

三、中药的贮藏

【复习指导】本部分内容讲述中药的贮藏，包括中药饮片和中成药各剂型的贮藏的环境要求及其注意事项，故须掌握环境要求的名词术语的具体内容，更要掌握相关饮片及中成药剂型的相关贮藏要求及注意事项。

中药贮藏的环境要求

1. 《中国药典》"凡例"［贮藏］项下对各名词术语的规定　《中国药典》是《中华人民共和国药典》的简称，是国家监督管理药品质量的法定技术标准。在《中国药典》"凡例"中，对中药［贮藏］项下的各名词术语进行了详细的解释。［贮藏］项下的规定，涉及相关的药品贮藏与保管的基本要求，除矿物药应放置于干燥洁净处不做具体规定外，一般情况下，用以下名词术语进行表示。

（1）遮光：系指用不透光的容器包装，如棕色容器或黑色包装材料包裹的无色透明、半透明容器。

（2）避光：系指避免日光直射。

（3）密闭：系指将容器密闭，以防止尘土及异物进入。

（4）密封：系指将容器密封，以防止风化、吸潮、挥发或异物进入。

（5）熔封或严封：系指将容器熔封或用适宜的材料严封，以防止空气和水分的侵入并防止污染。

（6）**阴凉处：系指不超过 20 ℃**。

（7）**凉暗处：系指避光并不超过 20 ℃的环境**。

（8）**冷处：系指 2 ～ 10 ℃**。

（9）**常温：系指 10 ～ 30 ℃**。

除另有规定外，［贮藏］项未规定贮存温度的一般系指常温。

2. 中药贮藏对环境的基本要求　《药品经营质量管理规范》《药品生产质量管理规范（2010 年修订）》，以及《医院中药饮片管理规范》中关于中药贮藏环境的要求如下。

（1）按药品包装标示的温度要求进行药品的储存，若药品包装上没有标示具体的温度，应当按照《中华人民共和国药典》规定的相关贮藏要求进行储存。

（2）药品储存的相对湿度须严格控制在 **35% ～ 75%**。

（3）药品的储存应当按照相关要求，采取避光、遮光、通风、防潮、防虫、防鼠等有效措施。

（4）特殊管理的药品应当按照国家有关规定储存。

3. 中药饮片的贮藏要求　某些饮片含有不同性质的化学成分，某些饮片使用了不同的炮制方法进行炮制，诸如这几种不同情况，可根据其具体的相关情况，来确定贮存的方法，具体如下。

（1）容易引发虫蛀变异现象的一般是含有淀粉多的中药材和饮片，此类药物应当放置于通风干燥处，如泽泻、葛根等药材。

（2）针对挥发油含量较多的中药，应放置于阴凉干燥处，如当归、川芎、薄荷、荆芥等。

（3）对于含黏液质和糖分较多的中药材和饮片，这类药材应放置于通风干燥处，如党参、麦冬等。

（4）种子类的中药材，因炒制过后增加了一定的香气，应当密闭放置于缸或者罐中，如紫苏子、莱菔子、薏苡仁、白扁豆等药材。

（5）针对易生虫和泛油的动物类中药材，还具有一定的腥臭味。应当密封放置于通风阴凉处，同时做好防虫防鼠的工作。

（6）经过酒制及醋制后的中药饮片，均应当贮存于密闭容器中，放置在阴凉处。

（7）经过盐炙的中药饮片，因为本类饮片极易吸收来自空气中的水分，从而受潮，若温度太高，药材中的盐分则从表面析出，故应放置于密闭的容器内，且放于通风干燥处。

（8）凡是经蜜炙过后的饮片，应当密闭贮存于罐内和缸内，并放置于通风干燥处。以免吸潮使其被污染、虫蛀、霉变或鼠咬，如款冬花、枇杷叶等药材。

（9）某些矿物类的中药饮片，如硼砂、芒硝，就应当贮存于密封的缸或者罐中，并放置于阴凉处。

（10）少量的贵重饮片，应当与一般的饮片分开贮存，遵循"专人专柜"原则进行管理，同时做好防虫防霉工作，并放置于阴凉通风干燥处，如西洋参、麝香、西红花、冬虫夏草、熊胆、人参等药材。

（11）针对某些含有毒性成分的饮片，应严格按照毒性中药饮片的管理规定，同样遵循"专人专柜"原则。

（12）针对某些易燃的中药饮片，如硫黄与火硝，必须按消防的相关要求，保存于足够安全的地方。

4. 中成药的贮藏要求

（1）**丸剂**：一般分为蜜丸、水丸、糊丸、浓缩丸、蜡丸、滴丸等。

①蜜丸：蜜丸因制备工艺不当，或用含糖、黏液质较多的药材制成，或保管不善，贮存过程中受湿、热空气影响，易吸水变潮，发霉或发黏、发酵，虫蛀，是较难保存的一种剂型。蜜丸应按质量标准严格检验，宜密封贮藏于干燥阴凉处，并注意防潮、防热、防霉变和虫蛀。蜡壳包装蜜丸，虽保护性能较好，但蜡壳性脆易破裂，软化塌陷甚至熔化，要注意防热、防重压。

②水丸：水丸因制备工艺、药物性质、贮存环境条件等因素，有时易出现掉衣、泛油、变色、霉变、虫蛀等变异。用含糖、黏液质较多的药材制备的水丸，若含水量过高或因吸湿而易霉蛀。故水丸一般宜袋装或瓶装，密封贮藏于阴凉干燥处，库温不超过 28 ℃，库内相对湿度不超过 70%，保持清洁卫生。

③糊丸：糊丸变异现象及其原因大致与水丸相同，但因赋形剂多为米粉、米糊或面糊，更易虫蛀，也较易霉变、泛油、气味散失。其贮藏养护同水丸。

④浓缩丸：因其吸湿性强，更易霉变、虫蛀。多采用瓶装或塑料袋装，可参照水丸贮藏养护，但须特别注意密封和防潮。

⑤蜡丸：因赋形剂为蜂蜡，因此遇热易软化变形，熔化流失等。密封贮藏于干燥阴凉处，注意防热、防重压、不能烘晒。

⑥滴丸：滴丸在贮藏中因多种因素的影响，会出现吸潮、粘连、霉变、产生异臭等变异。因此，应密封贮藏于干燥阴凉处，并注意防潮、防热、防霉及其他变质现象。

（2）**散剂**：散剂因其表面积大，与空气接触面广，化学活性增强，故常出现气味散失、吸湿结块、虫蛀、发霉等变异。针对一般的散剂，均可采用防潮且韧性较大的塑料薄膜或纸进行包装并熔封后，再放入外包装内进行封口；针对具有挥发性的散剂，采用玻璃材质的瓶或管进行包装并塞紧后，粘蜡封口；针对含有糖分的散剂、贵重的散剂及用于急救的散剂，最好密闭放置于玻璃、瓷质、金属等容器内，必要时可添置吸潮剂防潮。

（3）**片剂**：片剂在贮藏过程中易发生发霉、虫蛀、变色、粘连、裂片、气味散失等变异现象。片剂多用无色或棕色玻璃瓶、塑料瓶、铝塑合膜等密封包装，置于干燥阴凉且通风处贮藏。

（4）**膏剂**：膏剂有内用和外用之分，内用多叫煎膏剂，外用有软膏剂和膏药。

①煎膏剂：其常见变异有结皮、发酵、霉变、分层、返糖等，宜用深色玻璃瓶包装，密封，置阴凉干燥处贮藏。

②软膏剂：此剂型因包装不严易失水变硬，也易吸潮，贮藏时间过久或温度过高易发酵、酸败、变色、发霉、熔化、油水分离，温度过低也会出现冻结现象。因此，除另有规定外，软膏剂宜用遮光容器包装，密闭贮藏于阴凉干燥处。

③膏药：在其贮藏过程中受热和贮藏过久，所含挥发性成分易挥发散失，膏质易渗过裱褙材料，环境过冷或吸湿，可致黏性下降或失黏导致用药时脱落，故宜密闭贮藏于阴凉干燥处，同时注意防潮、防热、防冻、避风。

（5）**合剂**：中药合剂中常含有糖类、蛋白质等，易滋生微生物，久贮易发霉、发酵、酸败、产生气体等，在生产过程中可加入防腐剂并灌装密封贮藏于阴凉处，注意防热、防潮、避光。

（6）**颗粒剂**：颗粒剂因含较多浸膏，且多数尚含大量的蔗糖，极易吸湿结块、软化、生霉等。除另有规定外，颗粒剂应密封置于干燥阴凉处贮藏，注意防潮、防热、避光。

（7）**胶囊剂**：易受温度、湿度影响，高温潮湿条件下，胶囊易吸水膨胀、软化、发霉、粘连，甚至熔化，过于干燥则易脆裂。故宜用玻璃、塑料或铝塑合膜包装，应密封贮藏于干燥阴凉处。贮存温度不宜超过30 ℃。注意防潮、防热、防干风吹裂。

（8）**糖浆剂**：糖浆剂所含糖类易在生产过程中被霉菌、酵母菌等污染，极易发生发酵、酸败、霉变、沉淀、浑浊等变异。宜用深色容器避光密封置于阴凉干燥处，贮存温度在25 ℃以下，并勿贮藏过久。贮藏中注意防潮、防热、防污染、避光等。

（9）**注射剂**：在贮藏过程中，中药注射液因温度过高使药品本身所具有的一些高分子化合物被破坏，并凝聚在一起；温度过低则会使药材中一些成分的溶解度和稳定性均降低，发生变色、浑浊、沉淀等变异现象。油针剂、混悬针剂在温度过高或过低的情况下，贮藏过久也会出现变色、浑浊、发霉、酸败、异臭等变异。粉针剂贮藏不当，受热、受潮易出现变色、粘瓶、结块、熔化，甚至霉变等。注射剂宜用中性硬质玻璃安瓿、玻璃瓶、塑料安瓿、塑料瓶等密闭包装，除另有规定外，注射剂应遮光贮藏于阴凉干燥处，注意防冻结、防高热、防压。

（10）**胶剂**：胶剂因高温、潮湿而发软、发黏、粘连、变形，甚至熔化、生霉、产生异臭，因低温干燥而易碎裂。因此，宜密闭置于阴凉干燥处贮藏。若发现胶面出现霉斑可用纱布沾少许酒精擦除、晾干；若受潮发软、发黏，可置于石灰缸内贮藏数日除湿。注意防潮、防热、防干风吹裂。

（11）**酒剂**：酒剂所含乙醇有抑菌作用，故一般不易变质，但因包装不严易挥发使得气味散失，产生沉淀。所以中药酒剂宜用玻璃瓶或瓷瓶进行包装，密封贮藏，放置于阴凉处。同时注意避光、防热。在此类药物贮藏期间，允许有少量沉淀。

（12）**露剂**：露剂因包装不严或受热，易使其芳香挥发成分散失，降低疗效，也易产生浑浊、沉淀、发霉、酸败、异臭等。因此，露剂宜密封置于阴凉处，注意防热。

（13）**栓剂**：栓剂的基质熔点低，在贮藏中因受热、受潮易软化变形、发霉变质，贮运中受挤压也易变形或粘连。故多用蜡纸、锡纸包裹，放于纸盒或装于玻璃瓶中。除另有规定外，贮存温度应在 30 ℃以下，密闭置于阴凉干燥处，注意防热、防潮、防挤压。

（14）**锭剂**：锭剂因含有糯米糊或蜂蜜等黏合剂，质量变异情况与糊丸、蜜丸近似，宜密闭置于干燥阴凉处贮存。

（15）**酊剂**：酊剂在温度较高时，所含乙醇或其他挥发成分易挥发散失，贮藏过久或温度过低，某些成分会发生沉淀。因此，宜用遮光容器密封置于阴凉处贮存。

（16）**茶剂**：茶剂因含原生药材，受温度、湿度和空气等影响，易吸潮、霉变、虫蛀、黏结或结串。块状茶剂中含糖类的更易吸湿霉变、黏结、虫蛀。袋泡茶和煎煮茶因包装简易，含挥发成分的易挥发散失，也极易吸潮生霉、虫蛀。因此，茶剂应密闭贮存，含挥发成分、易吸湿的药物及含糖的茶剂应密封置于阴凉干燥通风处，注意防潮。

（17）**鼻用制剂**：溶液型、混悬型、半固体鼻用制剂变异现象及其原因分别与相应的眼用制剂类似，应密闭贮存。

（18）**贴膏剂**：贴膏剂各变异现象与膏剂中的膏药变异现象基本类似。除另有规定外，贴膏剂应密封置于阴凉干燥处，注意防潮、防热、防冻、避风。

（19）**丹剂**：丹剂在贮藏中，受空气、光照等影响，可导致变色、变质，如使红升丹色泽变暗，白降丹颜色发灰等，丹剂有毒，检验时不可口尝。宜用深色玻璃瓶或其他遮光容器密封置于阴凉干燥处贮存。

（20）**凝胶剂**：凝胶剂受冻或干燥空气影响会失水，受高温、光照等影响会氧化变质、发霉、酸败等。除另有规定外，应密闭置于阴凉处，注意防冻、防热、避光。

（21）**流浸膏剂、浸膏剂**：流浸膏剂变异现象及其原因大致同酊剂，可参照酊剂贮藏养护。浸膏剂常因含有蛋白质、黏液质等有效成分，吸湿性强，易变质分解，产生异臭。稠浸膏易失水干燥，干浸膏在贮藏过程中易吸湿软化、结块，故宜遮光容器密封置于阴凉处，注意防潮、防热。

（22）**气雾剂、喷雾剂**：气雾剂、喷雾剂的阀门装置、耐压容器若质量可靠，一般不会出现变质现象，但要注意泄漏和爆破。除另有规定外，气雾剂、喷雾剂应置凉暗处贮存，避免暴晒、受热、敲打和撞击。

（23）**搽剂、洗剂、涂膜剂**：以水为溶剂的搽剂、洗剂与合剂相类似，以乙醇为溶剂的搽剂、洗剂与酊剂相类似。以其他添加剂制成的搽剂、洗剂、涂膜剂因贮藏日久、温度过高、受潮等会产生霉变、酸败。除另有规定外，搽剂、洗剂、涂膜剂均应密封贮存。

四、中药的养护

【复习指导】本部分内容主要讲述中药的传统养护与现代养护技术，各种技术在现今都是在普遍运用，重点掌握考试必考的**对抗贮存**的相关药物，了解其他的养护技术及相关的具体要求。

（一）传统养护技术

1. **清洁养护法**　此方法指在搞好中药材与仓库的清洁卫生的基础上，对中药所贮存地方的内、外环境均要做好清洁卫生的相关工作，以此杜绝蛀虫的浸染，扼杀蛀虫存活的相关条件，因此，此法为最简单、直接、有效的养护办法。

2. 除湿养护法　此法主要包括通风法和吸湿防潮法。通风法是指利用空气的自然流动规律，或者人为地安装排风扇或其他的通风设备，并结合库房内、外环境的实际情况，使得库房内外的空气进行交换，将库房的潮湿空气排出，以保证库房温湿度相对恒定，起到降温防潮的作用。吸湿防潮法主要有以下三种：①选择合适的小库房全部密封，加入干燥剂，以减少库内湿度，保持贮存环境的干燥；②选择合适的容器，加入适量的生石灰或无水氯化钙，用较薄的木板隔开再放药物，以吸收药物的水分，保证药物的干燥；③通过日晒或加热烘烤，使水分散失，保持干燥。

3. 密封（密闭）养护法　一种流传千年，至今仍在沿用的基本贮藏方法，其根本目的是为了使中药饮片及其炮制品和外界的温度、湿度、空气、光线、细菌、害虫等不良环境进行隔离，从而减少这些因素对药物所产生的不利影响，保证中药饮片的原有质量，以达到防止虫蛀和霉变的目的。在进行密封前，应注意中药及包装含水量在安全限度内，剔除虫蛀、霉变、泛油等变异不合格部分，密封材料须洁净、干燥。常见的密封方法有**容器密封、罩帐密封、库房密封**三类。容器密封适用于药材量少、精细贵重或容易变质的相关品种，一般采用缸、罐、瓶、坛、箱、柜、铁桶等容器，密闭或密封贮存；罩帐密封适用于普通大宗药材或饮片量较大时的贮存，采用密封性能更高的材料密封；库房密封比罩帐密封规模更大，具体操作根据实际情况而定，可选择油纸、涂裱草纸、油毡纸、塑料薄膜、氯丁胶乳、沥青等材料以保证贮存所在地具有较强的密封、隔湿、避光等性能。

4. 低温养护法　一般采用**低温（0～10 ℃）**进行中药的储存，此方法能有效地防止中药虫蛀、变色、泛油、霉变等变质现象的产生。此种方法的缺点是需要一定的专业设备，并且费用较大，所以此法主要针对某些贵重的中药、易发霉虫蛀的中药，以及无其他更好的办法保管的中药，如蛤蟆油、人参、枸杞子、鹿茸、银耳等中药常用此法。在梅雨季节前，最好将饮片贮存于**冷藏库（2～10 ℃）**中，过了梅雨季节才出库。如在梅雨季节中由冷藏库发出，则要及时出售，不宜久藏。

5. 高温养护法　高温养护是采用加热增温以去除中药水分的干燥方法，一般以暴晒和烘烤为主。针对某些含水量很高而且又不能对其进行暴晒的中药，或因天气原因而无法利用日光进行暴晒时，均可运用加热或增温的方法来除去药材当中大部分的水分。本法适合于大多数中药，具有效率高、省力、省费用、不受气候的限制等优点。此外，加热干燥还具有杀虫、驱霉之效。一般温度以**40～60 ℃**为宜，此温度对一般中药的成分没有大的破坏作用，同时抑制了酶的活性，但对含挥发油或须保留酶的活性的中药，不宜用此法，如芥子、苦杏仁、薄荷等。

6. 对抗贮存法　所谓**对抗贮存**，即将两种或两种以上的中药材或中药饮片放在一起共同贮存，两者之间又可以相互克制，防止虫蛀、变色或霉变等变质现象的发生，如泽泻与牡丹皮同贮防虫保色、当归与麝香同贮以防止麝香散气变色、西红花与冬虫夏草同贮以防止冬虫夏草虫蛀、细辛与花椒保护鹿茸、蜂蜜拌桂圆与肉桂保味色、大蒜防芡实和薏苡仁生虫、人参与细辛同贮以防止人参生虫、花椒防止蕲蛇被虫蛀、大蒜防止土鳖虫生虫、明矾与柏子仁同贮及冰片与灯芯草同贮等。

（二）现代养护技术

1. 干燥养护技术

（1）远红外加热干燥法：此法的原理是通过把电能转换成远红外线而向外辐射，被干燥的药材成分吸收后发生共振反应，引起内部分子和原子的转动，从而使药材升温变热，经过扩散、蒸发等物理现象或一些化学变化，最终达到药材的干燥目的。此种方法具有干燥速度快、消耗成本低、药材脱水率高且品质优良等优点。但对于一些不易吸收远红外线的中药或过厚（＞10 mm）的中药，均不宜选用此法。

（2）微波干燥法：微波干燥是由微波能转变为热能使物料干燥的方法。其原理为中药中的极性水分子和脂肪等能不同程度地吸收微波能量，因电场时间的变化，使得药材中的极性分子产生转动，从而导致分子之间相互摩擦发热，以达到干燥、灭虫灭菌等目的。微波干燥具有速度快、时间短、加热均匀、产品质量好、效率高等优点。适用于中药原药材、炮制品及中成药的干燥灭菌。微波灭菌的效果与被灭菌物的性质及含水量有密切关系，因水能强烈地吸收微波，所以含水量越多，吸收的微波能愈多，产生的热能愈大，灭虫杀菌效果越好。

2. 气调养护技术　此法是目前药材养护应用最广泛的方法之一。首先将中药材放置于一个密封的自然环境中，并控制空气中可能影响中药材质量变异的氧气浓度，一般是人为地构造低氧环境，或者人为地构造高浓度的二氧化碳环境或高浓度的氮气环境，因为中药材在此种状态下，就可以避免新害虫的产生和侵染，而原本具有的害虫则窒息或死亡，可有效地抑制当中的微生物繁殖及中药自身呼吸需要的氧气，并且也隔断了潮湿空气对中药材所产生的影响，从而防止中药霉变、泛油、虫蛀、变色、潮解、风化等各个变异现象的发生，也能保证所贮存中药材的品质足够稳定。此法具有的优点是费用低、不对环境和中药产生污染、劳动强度较小、中药材品质优佳、易于管理等。

3. 射线辐射杀虫灭菌养护技术　此法是将需要灭菌的中药材放置于适宜放射源辐射的射线中，或者放置于适宜电子加速器发生的电子束当中，然后通过电离辐射反应，以达到灭杀诸多微生物的目的。一般最常用的方法是^{60}Co－γ射线辐射灭菌法。应用放射性叫 Co 产生的 γ 射线辐射中药材时，使附着在中药材上的霉菌、害虫吸收放射源和电荷，促使其最快引起药材内分子间的电离反应，从而产生自由基。而这种自由基，可以使中药材内的营养物质及糖类发生不可逆的变化，使生物酶失去活性，导致生理、生化反应放慢，甚至终止，新陈代谢也会中断，彻底扼杀各种霉菌及害虫，从而能更有效地保证中药材的优良品质。此法具有的优点是作用效率高、取得的效果明显、中药材外形不被破坏、药物疗效不受影响、无残留放射性物质，并且在不超过 1000 Rad 剂量的情况下，也不会产生有毒和致癌的物质等。

4. 包装防霉养护技术　即将无菌包装用于中药材和饮片。在通常的温度条件下，不需要冷冻设备和防腐剂，并在一定时间内，不发生霉变，但在进行包装前必须保证包装环境、贮存物及包装容器均为无菌状态。用在中药材或饮片的包装容器大部分都是采用聚乙烯材料。

5. 气幕防潮养护技术　气幕又被称为"气帘"或者"气闸"，一般装于库房大门上，搭配相应的自动门，防止库房里面的冷空气排出到库房外，也可防止库房外面的潮热空气侵入到库房内，以达到防潮的目。运用此法可保证所贮存中药材的充分干燥，防止中药材霉变的发生。而安装这类气幕设备，必要条件就是库房内的结构要严密无空隙，一旦有外界空气侵入的空隙，养护效果则会大打折扣。气幕防潮养护技术缺点就是一般只能在开门作业的时候方能起到防护的作用，并没有吸湿的相关作用。所以，在必要的时候，仍然需要除湿机的配合使用才能使效果更佳。

6. 蒸汽加热养护技术　此类方法主要运用蒸汽加热的物理原理，对含有霉菌、细菌，以及虫害的中药材进行养护处理。主要有超高温瞬时灭菌、亚高温短时灭菌及低温长时灭菌等三种方法。其优点是投资少、消耗成本低、药材成分的损失少、无有毒物质残留等。其中，以超高温瞬时灭菌的效果为最佳，药物疗效的损失也是最小。

7. **气体灭菌养护技术**　此法一般指环氧乙烷及混合气体防霉的相关技术。环氧乙烷能与细菌中蛋白分子中的各个基团的较为活泼的氢原子起加成反应，并生成羟乙基衍生物，具有较强的扩散性和穿透力，从而杀灭各种细菌、霉菌、昆虫及虫卵。但其沸点低，易燃易爆，所以一般采用环氧乙烷与氟利昂的混合气体。此法具有的优点是灭菌效果好、安全、操作较为简便。

8. **挥发油熏蒸防霉养护技术**　此方法与传统养护方法中"对抗贮存"有所类似，具体是利用某一些中药材本身的挥发油，使其挥发，对其他的中药材或中药饮片进行熏蒸，以达到抑制细菌或霉菌的生长，甚至灭杀霉菌或细菌。此法具有的优点是破坏霉菌结构迅速、有效抑制霉菌和细菌的繁殖，并且中药材的色泽和气味都没有明显的改变。在现代挥发油熏蒸养护技术运用中，以**荜澄茄挥发油**和**丁香挥发油**的效果最好，被普遍地运用于中药材的养护。

【同步练习】

一、A 型题（最佳选择题）

1. 中药饮片贮存过程中，易发生吸潮粘连和发霉的饮片是
A. 黄檗　　　　　　B. 天冬　　　　　　C. 苦参　　　　　　D. 大黄
E. 川芎
本题考点： 在一定温湿度影响下，天冬含黏液质且熔点较低，易吸潮粘连、生虫、发霉，以致产生异味而变质。

2. 因易泛油而置阴凉干燥处贮存的饮片是
A. 山药　　　　　　B. 苦参　　　　　　C. 半夏　　　　　　D. 当归
E. 黄檗
本题考点： 泛油指含油药材的油质泛于药材表面，以及某些药材受潮、变色后表面泛出油样物质的变异现象，如桃仁、苦杏仁、柏子仁、郁李仁、当归等。

3. 因贮存不当，可使饮片的颜味、形态，内部组织等出现变异，其中易虫蛀与霉变的饮片是
A. 当归　　　　　　B. 贝母　　　　　　C. 山药　　　　　　D. 牛膝
E. 黄芪
本题考点： 一般含挥发油较多的中药材或中药饮片应当放置于阴凉干燥处，避免发生虫蛀和霉变等变异现象，如薄荷、当归、川芎、荆芥等。

4. 一般中药炮制制品的绝对含水量应控制在
A. 5%～10%　　　　B. 5%～13%　　　　C. 7%～10%　　　　D. 7%～13%
E. 7%～15%
本题考点： 一般饮片炮制品的绝对含水量应控制在 7%～13%。

5. 关于药品贮藏有关规定的说法，错误的是
A. 遮光：避免日光直射　　　　　　　　B. 阴凉处：温度不超过 20 ℃

C. 凉暗处：遮光且温度不超过 20 ℃　　　　D. 常温：10～30 ℃

E. 冷处：2～10 ℃

本题考点：《中华人民共和国药典》规定，遮光是指使用不透光的容器进行包装，即使用棕色的容器或黑色的包装材料进行包裹的无色透明或半透明的容器。

6. 根据《中华人民共和国药典》"凡例"，下列对中药［贮藏］项下的各名词术语解释，正确的是

A. 阴凉处，系指不超过 18 ℃的环境

B. 凉暗处，系指避光并不超过 18 ℃的环境

C. 常温，系指 10～30 ℃的环境

D. 冷处，系指 5～10 ℃的环境

E. 密闭，系指将容器密闭，以防止尘土及异物吸入

本题考点：［贮藏］项下的规定，系对药品贮藏与保管的基本要求，除矿物药应置于干燥洁净处不做具体规定外，一般以下列名词术语表示。①遮光：系指用不透光的容器包装，例如，棕色容器或黑色包装材料包裹的无色透明、半透明容器；②避光：系指避免日光照射；③密闭：系指将容器密闭，以防止尘土及异物进入；④密封：系指将容器密封，以防止风化、吸潮、挥发或异物进入；⑤熔封或严封：系指将容器熔封或用适宜的材料严封，以防止空气和水分的侵入并防止污染；⑥阴凉处：系指不超过 20 ℃；⑦凉暗处：系指避光并不超过 20 ℃的环境；⑧冷处：系指 2～10 ℃；⑨常温：系指 10～30 ℃。

7. 一般中药炮制品贮存环境的相对湿度应控制在

A. 30%～65%　　　　B. 30%～75%　　　　C. 35%～65%　　　　D. 35%～75%

E. 40%～70%

本题考点：贮存环境的相对湿度范围应控制在 35%～75%。

8. 中药养护中吸湿防潮法可采用的干燥剂是

A. 干冰　　　　B. 生石灰　　　　C. 熟石灰　　　　D. 氯化钠

E. 氢氧化钙

本题考点：干燥剂一般以生石灰或无水氯化钙为主，用较薄的木板隔开再放药物，以吸收药物的水分，保证药物的干燥。

二、B 型题（配伍选择题）

(9—10 题共用备选答案)

A. 不超过 20 ℃　　　　　　　　　　　　B. 避光且不超过 20 ℃

C. 2～10 ℃　　　　　　　　　　　　　　D. 10～30 ℃

E. 2～8 ℃

9. 冷处所指的环境条件是

10. 阴凉处所指的环境条件是

本题考点：《中华人民共和国药典》"凡例"［贮藏］项中相关要求。阴凉处不得超过 20 ℃，凉暗处指避光并且不超过 20 ℃，冷处一般指 2～10 ℃，常温一般指 10～30 ℃。

(11—12 题共用备选答案)

A. 阴暗处　　　　B. 密闭容器内　　　　C. 避光凉爽处　　　　D. 通风干燥处

E. 凉暗处

11. 含糖分多的饮片，应贮存于

12. 炒制后的种子类饮片，应贮存于

本题考点：含糖分及黏液质较多的应贮于通风干燥处；种子类药材因炒制后增加了香气，应密闭置于缸、罐中。

（13—14 题共用备选答案）

A. 乳香　　　　　B. 牛膝　　　　　C. 肉桂　　　　　D. 麻黄

E. 青皮

13. 饮片贮存过程中，易泛油的是

14. 饮片贮存过程中，易变色的是

本题考点：各变异现象对应的相关药材举例。

（15—16 题共用备选答案）

A. 花椒　　　　　B. 藏红花　　　　C. 细辛　　　　　D. 泽泻

E. 牡丹皮

采用对抗贮存法养护中药时

15. 可与冬虫夏草同贮的是

16. 可与蛤蚧同贮的是

本题考点：对抗贮存即将两种或两种以上的中药材或中药饮片放在一起共同贮存，可以互相克制，防止虫蛀、变色或霉变等变异现象发生的一种贮存养护法，如藏红花防冬虫夏草虫蛀，蛤蚧与花椒同贮。

（17—18 题共用备选答案）

A. 土鳖虫　　　　B. 蛤蚧　　　　　C. 人参　　　　　D. 泽泻

E. 荜澄茄

17. 按照对抗贮存法，宜与牡丹皮同贮的是

18. 按照对抗贮存法，宜与吴茱萸同贮的是

本题考点：泽泻与牡丹皮同贮、蛤蚧与吴茱萸同贮。

（19—20 题共用备选答案）

A. 涂膜剂　　　　B. 气雾剂　　　　C. 贴膏　　　　　D. 凝胶剂

E. 流浸膏剂

中成药因剂型不同，采用的贮存养护方法也不同。

19. 除另有规定外，应避光，密闭贮存，并应防冻的中成药剂型是

20. 除另有规定外，应置遮光容器内密封和阴凉处贮存的中成药剂型是

本题考点：本题考查各中成药剂型的贮存条件及养护方法。

三、X 型题（多项选择题）

21. 贮存中易发生酸败的剂型

A. 蜜丸　　　　　B. 合剂　　　　　C. 酒剂　　　　　D. 水丸

E. 糖浆剂

本题考点：易酸败的常见剂型有软膏剂、栓剂、合剂、酒剂、煎膏剂、糖浆剂等。

22. 易散失气味的含丰富挥发油的中药饮片有

A. 白芷　　　　　　　B. 肉桂　　　　　　　C. 荆芥　　　　　　　D. 山柰

E. 薄荷

本题考点: 一般含挥发油并且容易散失气味的中药有当归、肉桂、荆芥、山柰、樟脑、白芷、薄荷、姜黄等。

23. 辐射杀虫灭菌养护的特点有

A. 不破坏药材外形

B. 在不超过 1000 Rad 的剂量下,不会产生毒性物质和致癌物质

C. 效率高,效果显著

D. 不会有残留放射性物质

E. 有些药物会有成分的变化

本题考点: 辐射杀虫灭菌的特点。

24. 经炮制后,须密闭存放的中药饮片有

A. 盐炙类　　　　　　　　　　　B. 炒制后的种子类

C. 蜜炙类　　　　　　　　　　　D. 动物类

E. 矿物类

本题考点: 须密闭贮存的有酒制类、醋制类、蜜炙类、盐炙类及炒制后的种子类药材;而动物类和矿物类须密封贮存。

参考答案: 1. B　2. D　3. A　4. D　5. A　6. C　7. D　8. B　9. C　10. A　11. D　12. B
13. B　14. D　15. B　16. A　17. D　18. B　19. D　20. E　21. BCE
22. ABCDE　23. ABCDE　24. ABC

第9章 中药的合理应用

一、合理用药概述

【复习指导】本部分内容历年常考，多以多项选择题形式出现，对合理用药基本原则，不合理用药的主要表现及后果需重点掌握。

（一）基本概念

合理用药是指根据疾病特点、患者状况和药理学研究结果等，选择最佳的药物及其制剂，制订或调整给药方案，以期有效、安全、经济的预防和治疗疾病的措施。

中药合理用药，是指运用管理学知识及中医药学综合知识指导临床用药。也就是以中医药理论为指导，在充分辨析疾病和掌握中药性能特点的基础上，安全、有效、简便、经济地使用中药或中成药，达到以最小的投入，取得最大的医疗和社会效益之目的。

（二）目的

1. 要最大限度地发挥药物治疗作用，尽可能地降低不良反应，甚至降为零。
2. 用最小的风险和支出，获得最好的治疗效果。
3. 方便患者使用所选药物。
4. 有效地利用卫生资源，减少浪费，减轻患者经济负担。

（三）合理用药基本原则

1. 安全 即保证用药安全，必须放在首位的是患者用药安全。
2. 有效 在保证用药安全后，做到选用的药物对要预防和治疗的疾病是有效的。
3. 简便 在保证所用药物安全、有效之后，最大限度地做到药物的使用、保存、携带简便。
4. 经济 不滥用药物，以最低的药物成本，达到最好的治疗效果，并且益于环境保护。对患者减轻了经济压力，同时降低了对医药卫生资源的消耗。

合理用药的基本原则安全、有效、简便、经济四者缺一不可。在这四者之间权衡后，制订出最佳的治疗方案。

（四）不合理用药的主要表现

1. 辨病辨证不准，无明确用药指征。
2. 用药剂量不当。
3. 用药疗程不当（过长或过短）。
4. 药物的使用方法错误，没有选择最佳的用药方法。
5. 不恰当的药物服用时间，引起不良反应或者达不到疗效。
6. 出现证候禁忌、用药饮食禁忌、配伍禁忌、妊娠禁忌等用药禁忌。
7. 重复使用同类药。
8. 盲目滥用贵重药。

（五）不合理用药造成的不良后果

1. 对医药资源造成浪费。
2. 对疾病的治疗造成延误。
3. 造成药物的不良反应和造成患者发生药源性疾病。

4. 发生医疗事故。

5. 造成医疗纠纷。

（六）保证合理用药的主要措施

1. 不断学习中医药知识，使用有大毒中药时，一定要做到按法炮制，严格控制用法用量，开始先使用最小剂量，再慢慢增加剂量。再配伍其他药物，以最大可能减轻药物的毒副作用。

2. 做到准确的辨病辨证。

3. 针对不同人群，如老年人、孕妇、儿童、妇女月经期和哺乳期、肝肾功能不全等，须谨慎考虑用药剂量和毒副作用较强药物的使用。

4. 做到合理配伍用药

5. 用药禁忌须严格遵守，如配伍禁忌、证候禁忌、妊娠禁忌、饮食禁忌。

6. 一定要确认患者有无药物过敏。

7. 根据病情，选择最合适的给药途径。

8. 选择合适的用法及用量。

9. 发药时详细告知患者用药方法、服用禁忌等。

10. 保证饮片质量。

11. 严格审核医师处方。

12. 根据患者病情，确定合理的用药时间和疗程。

13. 根据每一位患者的不同经济情况合理选择用药。

【同步练习】

一、A 型题（最佳选择题）

1. 药师在指导患者使用中药或者中成药时，首先保证患者用药

A. 合理　　　　　B. 安全　　　　　C. 有效　　　　　D. 简便

E. 经济

本题考点： 考查重点是合理用药基本原则。合理用药的基本原则是用药的安全、有效、简便、经济，四者缺一不可。其中必须把保证患者用药安全放在首位，这是其他各项的前提。

二、B 型题（配伍选择题）

（2—3 题共用备选答案）

A. 相须　　　　　B. 相杀　　　　　C. 相恶　　　　　D. 单行

E. 相反

2. 大力提倡在合理配伍用药时使用的是

3. 在合理配伍用药原则中禁止出现的是

本题考点： 考查合理配伍用药的基本原则。

（4—6 题共用备选答案）

A. 有效的　　　　　　　　　　　B. 引发药源性疾病

C. 遵守配伍禁忌　　　　　　　　D. 既经济又实用

E. 最佳的

4. 保证合理用药的主要措施的是

5. 不合理用药造成的后果是

6. 合理用药中所做的选择是

本题考点：遵守用药禁忌保证合理用药的主要措施之一。引发药源性疾病或者造成不良反应是不合理用药造成的后果。合理用药是选择最佳的药品。

三、X 型题（多项选择题）

7. 给患者使用对人体有较大的毒副作用的药物时，应

A. 严格炮制   B. 按法而用

C. 配伍他药   D. 从最大剂量开始

E. 采用递增药量法，从小剂量开始给药

本题考点：考查保证合理用药的主要措施中的内容。使用有大毒中药时，一定要做到按法炮制，严格控制用法用量，开始先使用最小剂量，再慢慢增加剂量。再配伍其他药物，以最大可能减轻药物的毒副作用。

8. 保证合理用药的基本原则有

A. 安全   B. 简便   C. 便宜   D. 直接

E. 经济

本题考点：本题主要考查合理用药的基本原则，四项原则为安全、有效、简便、经济，四者缺一不可。

9. 下列选项中是不合理用药的主要表现的是

A. 给药剂量失准   B. 同类重复使用   C. 服药时间不当   D. 违反用禁忌

E. 乱用贵重药品

本题考点：本题主要考查不合理用药的主要表现。

参考答案：1. B   2. A   3. E   4. C   5. B   6. E   7. ABCE   8. ABE   9. ABCDE

二、中成药的联合应用

【复习指导】这部分内容每年必考，需要重点掌握。相对下一部分中西药联合应用内容要简单和容易记忆许多，重点掌握中成药的合理联用及中成药联用的配伍禁忌。

（一）中成药的合理联用

1. 中成药之间的配伍应用

（1）两种功效相似的中成药同用治疗一种病证，以起到增强疗效的协同作用（表9-1）。

表9-1 具有协同增效作用的中成药的配伍应用

联用中成药	联用功效
附子理中丸——附子温阳，治脾阳不足之泄泻 四神丸——温肾散寒止泻，治疗肾阳不足五更泻	具有增强温肾健脾、涩肠止泻的功效 治疗脾肾阳虚的五更泄泻
归脾丸——用于心脾两虚、气血不足的失眠健忘 人参养荣丸——温养气血，用于心脾不足、气血两亏	具有增强补益心脾、益气养血、安神止痉的功效 治疗心悸失眠、眩晕健忘
脑立清——用于高血压之肝阳上亢者 六味地黄丸——滋阴补肾，肝肾阴虚	用于高血压之肝肾阴虚、风阳上亢者

（2）功效不同的中成药配伍同用，一药为主，一药为辅，辅药能够提高主药功效（表9－2）。

表9－2　功效不同的中成药的配伍应用

联用中成药	联用功效
主药：二陈丸——燥湿化痰，治湿痰咳嗽 辅药：平胃散——燥湿健脾	平胃散燥湿健脾，可助二陈丸燥湿化痰
主药：乌鸡白凤丸——气血不足、月经失调 辅药：香砂六君子——四君子汤加陈皮、半夏，补气健脾	香砂六君子补气健脾，开气血生化之源助乌鸡白凤丸养血调经

（3）中成药配伍应用，其中一种药物能够明显抑制或消除另一种中成药的偏性或副作用（表9－3）。

表9－3　抑制或消除偏性或副作用中成药的配伍应用

联用中成药	联用功效
舟车丸与四君子丸	舟车丸峻下利水治疗阳实水肿，防止峻下损伤正气，同服四君子丸以补气健脾
金匮肾气丸与麦味地黄丸、生脉散或参蛤散	治疗肾气作喘用金匮肾气丸，久用伤阴后，可配生脉散、麦味地黄丸以助纳气平喘，又防金匮肾气丸伤阴

（4）有些中成药之间的配伍应用是因为部分疾病的治疗必须采用不同的治疗方法（表9－4）。

表9－4　采用不同治疗方法的中成药的配伍应用

联用中成药	联用功效
十香暖脐膏（外贴）与艾附暖宫丸（内服）	内服外用同时使用，共同达到调经养血、散寒暖宫之效
冰硼散（外用）与六神丸（内服）	六神丸与冰硼散均有清热解毒、消肿利咽之效。同时内服外敷使用，效果更佳

2. 中成药与药引的配伍应用

常见药引的配伍作用见表9－5。

表9－5　常见药引的配伍作用

药引	作用
酒	活血行经
姜	发表注凝
小枣	消散开胃
大枣	宁心利心
灯芯草	发散诸邪勿住
莲实	清心养胃和脾

生姜、大枣有祛风散寒、健脾和胃的作用，可作为治疗外感风寒或脾胃虚寒之呕吐的药引。

黄酒或白酒有疏通经络、行药势、引药达病所的作用，可作为治疗跌打损伤、风寒湿痹的药引。

蜂蜜具有润肠通便和中的作用，可作为治疗便秘的中成药的药引。

滋阴补肾的六味地黄丸，宜用淡盐水送服，以使其引药入肾。

淡盐水有引药入肾经的作用，可作为滋阴补肾药的药引。

（二）中成药联用的配伍禁忌

1. 含"十八反""十九畏"药味中成药的配伍禁忌　见表9-6。

表9-6　含"十八反""十九畏"药味中成药的配伍禁忌

中成药	所含中药	配伍禁忌	所含中药	中成药
大活络丸 尪痹冲剂 天麻丸 人参再造丸	附子	十八反：附子反半夏、川贝	半夏、川贝	川贝枇杷露 蛇胆川贝液 通宣理肺丸
利胆排石片 胆乐胶囊 胆宁片	郁金	十九畏：郁金与丁香	丁香	六应丸 苏合香丸 妙济丸 纯阳正气丸 紫雪散
心通口服液 内消瘰疬丸	海藻	十八反：海藻、甘遂反甘草	甘草	橘红痰咳颗粒 通宣理肺丸 镇咳宁胶囊
祛痰止咳颗粒	甘遂			

2. 有毒中成药的联用（表9-7）　联合中成药含有相同成分或者毒性成分时，需要注意相同成分和毒性成分的影响，防止引起不良反应。

表9-7　有毒中成药的联用

联用禁忌中成药	共同含有的中药
大活络丹与天麻丸	附子
朱砂安神丸与天王补心丹	朱砂
复方丹参滴丸与速效救心丸	冰片

3. 不同功效药物联用的辨证论治和禁忌　附子理中丸与牛黄解毒片，一个性质温热，一个性质寒冷，属于功效不同，不宜联用；同理附子理中丸性质温热，黄连上清丸性质寒冷，属于证候不同，不宜联用。金匮肾气丸性温热，牛黄解毒片性寒凉，属于证候不同，不宜联用。

4. 某些药物的相互作用　麻黄具有升压、兴奋心脏、收缩血管的作用，故中成药中如含有麻黄，因产生拮抗作用忌与降血压中成药（如珍菊降压片、降压丸、复方罗布麻片、牛黄降压丸、复方羚角降压片、降压避风片等）联用。同样因产生拮抗作用**忌与扩张冠状动脉中成药**（如滋心阴液、心宝丸、山海丹、益心丸、速效救心丸、补心气口服液、活心丹等）联用。

朱砂含汞化物，同**还原性溴离子或碘离子**会在肠内形成溴化汞或碘化汞，对肠道具有刺激性，能导致赤痢样大便、药源性肠炎。安宫牛黄丸、更衣丸、磁朱丸含朱砂，双红抗喘丸、内消瘰疬丸、治癫灵片、消瘿五海丸等含**还原性溴离子或碘离子**。

【同步练习】

一、A 型题（最佳选择题）

1. 中成药联用运用合理的是
A. 脑立清和六味地黄丸
B. 胆宁片和紫雪散
C. 大活络丸和天麻丸
D. 复方丹参滴丸和速效救心丸
E. 附子理中丸和牛黄解毒片

本题考点：中成药合理应用的举例，A 选项脑立清和六味地黄丸属于功效相似的中成药合理联用，起协同作用。B 选项中胆宁片中含郁金，紫雪散中含有丁香，属于十九畏的配伍禁忌。C 选项大活络丸和天麻丸均含有附子，D 选项中均含有冰片，均属于有毒药物联用的配伍禁忌。E 选项属于不同功效药物联用禁忌。

2. 忌与珍菊降压片联用的药物是
A. 含朱砂的中成药
B. 含附子的中成药
C. 含郁金的中成药
D. 含麻黄的中成药
E. 含丁香的中成药

本题考点：中成药联用的配伍禁忌，含麻黄的中成药忌与降血压的中成药（如复方罗布麻片、降压片、珍菊降压片、牛黄降压丸等）并用，可产生拮抗作用。

3. 避免与祛痰止咳颗粒合用的药物是
A. 牛黄降压丸
B. 妙济丸
C. 通宣理肺丸
D. 六应丸
E. 川贝枇杷露

本题考点：本题考查的是中成药联用配伍禁忌中含"十八反""十九畏"药味的中成药的配伍禁忌。祛痰止咳颗粒含有甘遂，与含甘草的中成药属于"十八反"配伍禁忌，通宣理肺丸含甘草，故不能和祛痰止咳颗粒联用。

4. 关于中成药之间配伍应用主要形式的说法，错误的是
A. 功效不同的中成药配伍同用，辅药能够提高主药功效
B. 含有毒成分的中成药配伍应用，可起到以毒攻毒的作用
C. 两种功效相似的中成药合理配伍应用，可起到协同增效作用
D. 两药同用，一种中成药能够抑制另一种中成药的副作用
E. 中成药配伍应用可采用内服与外用相结合的治疗方法

本题考点：有毒中成药、含相同成分的中成药之间的联合用药，特别是几种含有有毒成分或者相同成分的中成药联合应用时，应注意有毒成分或者相同成分的叠加，以免引起不良反应，属于中成药联用的配伍禁忌。

二、B 型题（配伍选择题）

(5—8 题共用备选答案)

A. 大枣   B. 绿豆汤   C. 蜂蜜   D. 黄酒

E. 淡盐水

5. 脾胃虚寒常用的药引是

6. 风寒湿痹常用的药引是

7. 治疗便秘常用的药引是

8. 滋阴补肾常用的药引是

本题考点： 本题考查的是中成药与药引的配伍应用，生姜、大枣有祛风散寒、健脾和胃的作用，可作为外感风寒或脾胃虚寒之呕吐的药引。黄酒或白酒有疏通经络、行药势、引药达病所的作用，可作为跌打损伤、风寒湿痹的药引。蜂蜜有润肠通便和中的作用，可作为便秘中成药的药引。滋阴补肾的六味地黄丸，宜用淡盐水送服，以取其引药入肾。淡盐水有引药入肾经的作用，可作为滋阴补肾药的药引。

(9—12 题共用备选答案)

A. 胆宁片与苏合香丸   B. 附子理中丸与四神丸

C. 二陈丸与平胃散   D. 金匮肾气丸与麦味地黄丸

E. 艾附暖宫丸和十香暖脐膏

9. 属于功效相似起协同增效的中成药联用的是

10. 属于功效不同，一药为主，一药为辅，辅药能够提高主药功效的配伍应用是

11. 属于一种中成药能明显的抑制或消除另一种中成药的偏性和副作用的是

12. 属于因为部分疾病的治疗必须采用不同治疗方法配伍应用的是

本题考点： 本题考查的是中成药联用中的中成药之间的配伍应用。

三、X 型题（多项选择题）

13. 胆乐胶囊不宜联用的是

A. 川贝枇杷露   B. 妙济丸   C. 苏合香丸   D. 纯阳正气丸

E. 六应丸

本题考点： 含"十八反""十九畏"药味中成药的配伍禁忌，胆乐胶囊含郁金，不与含丁香的中成药六应丸、苏合香丸、妙济丸、纯阳正气丸、紫雪散等联用。

14. 与含麻黄的中成药不能联用的是

A. 珍菊降压片   B. 心宝丸   C. 山海丹   D. 滋心阴液

E. 益心丸

本题考点： 含麻黄的中药忌与降血压药、扩张冠状动脉的中成药联用。

15. 忌与更衣丸联用的药物是

A. 朱砂安神丸   B. 天王补心丹   C. 磁朱丸   D. 消瘿五海丸

E. 内消瘰疬丸

本题考点： 考查中成药的配伍禁忌，更衣丸含朱砂，与朱砂安神丸、天王补心丹、磁朱丸等含朱砂的药物同用会增加有毒药味的服用量，不宜联用。而含**朱砂**的中成药与含还原性溴离子或碘离子的中成药（如消瘿五海丸、内消瘰疬丸等）长期同服，在肠道内会形成有刺

激性的溴化汞或碘化汞，导致药源性肠炎、赤痢样大便，也不宜联用。

参考答案： 1. A　2. D　3. C　4. B　5. A　6. D　7. C　8. E　9. B　10. C　11. D　12. E
13. BCDE　14. ABCDE　15. ABCDE

三、中西药的联合应用

【复习指导】本部分内容比较多，记忆相对困难，重点掌握中西药联用的特点，中西药合理联用中重点掌握涉及协同增效、降低西药的不良反应。对于中西药联用的药动学的相互作用需要掌握。中西药不合理联用的举例内容很多，历年很少考，能记多少是多少。

（一）中西药联用的特点

1. 协同增效　联用之后的中西药，疗效提高，呈协同增效的作用（表 9-8）。

表 9-8　具有协同增效作用的中西药联用

联用中药或中成药	联用西药	协同增效作用
黄连、黄檗	四环素、呋喃唑酮（痢特灵）、磺胺甲基异噁唑	治疗痢疾、细菌性腹泻
金银花	青霉素	增强耐药性金黄色葡萄球菌的杀菌作用
甘草、白芍、冰片	丙谷胺	已制成复方谷丙胺，同治疗消化性溃疡
甘草	氢化可的松	抗变态反应方面、抗炎反应
黄芪注射液、丹参注射液、川芎注射液	能量合剂、低分子右旋糖酐	增加抢救心肌梗死的成功率
丹参注射液	多巴胺等升压药	丹参注射剂减少了对升压药的依赖性，并且加强升压药的作用
丹参注射液、生脉散	莨菪碱	共同治疗病态窦房结综合征效佳

2. 降低毒副反应　西药配伍中药后，既可降低西药的毒副反应，又能提高疗效（表 9-9）。

表 9-9　可降低毒副反应的中西药联用

联用中药或中成药	联用西药	降低的毒副反应
甘草	呋喃唑酮	在保留西药的杀菌作用的同时，还可防止呋喃唑酮的胃肠道反应
石麦汤	氯氮平	消流涎
茯苓、白及等复方中药	碳酸锂	减轻了碳酸锂的胃肠道反应

3. 降低用药剂量　盐酸可乐定同**珍菊降压片**联用可使盐酸可乐定单用剂次减少60%。**苓桂术甘汤和地西泮联用**，可消除地西泮嗜睡等不良反应并且用量减小为1/3常规量。

（二）中西药联用的药物相互作用

1. 在药动学上的相互作用

（1）影响吸收（表9-10）。

表9-10　影响吸收的中西药联用

相互作用		不宜配伍		具体相互作用
影响药物透过生物膜吸收	中药中的某些成分，如鞣质、药用炭、生物碱、果胶及金属离子等易与西药结合或吸附，降低某些药物作用，尤其是固体口服西药	红霉素、士的宁、利福平	鞣质——中药（大黄、虎杖、五倍子、石榴皮）、中成药[麻仁丸、牛黄解毒片（丸）、七厘散]	鞣质的吸附作用，使西药透膜吸收量减少
		生物碱、酶制剂	药用炭（蒲黄炭、荷叶炭、煅瓦楞子）	药用炭吸附作用，抑制生物活性，影响药物吸收
		林可霉素（洁霉素）	果胶（六味地黄丸、人参归脾丸、山茱萸等）	同服后使林可霉素透膜吸收减少
影响药物在胃肠道的稳定	含有某些金属离子或者重金属的中成药，同具有还原性的西药联合使用，会生成不溶性的螯合物，药物的稳定性受到影响	四环素类抗生素	含金属离子（如Ca^{2+}、Fe^{2+}、Fe^{3+}、Al^{3+}、Mg^{2+}等）的中药（石膏、海螵蛸、自然铜、赤石脂、滑石、明矾）、中成药（如牛黄解毒片等）	与金属离子形成螯合物，使抗生素在胃肠道的吸收降低
		红霉素、洋地黄类强心苷药物	生物碱（如麻黄、颠茄、洋金花、曼陀罗、莨菪等）	引起洋地黄类药物中毒，或者使红霉素降低疗效

记忆宝典：林可霉素、四环素、红霉素、利福平、士的宁（林可吃四个红富士）影响吸收

（2）影响分布（表9-11）：中西药联用后，血药浓度的变化影响药物与血浆蛋白组织结合。

表9-11　影响分布的中西药联用

相互作用	不宜配伍	
吸收增加，排泄减少，使耳毒性增加，故长期使用应进行血药浓度监测	碱性中药（如硼砂、痧气散、女金丹、红灵散）	氨基糖苷类抗生素（如庆大霉素、链霉素、阿米卡星、卡那霉素）
增加血液及肝脏内磺胺类药物浓度	鞣质类化合物的中药	磺胺类药物
增加地高辛的游离血药浓度，易造成中毒	银杏叶	地高辛

记忆宝典：链霉素、庆大霉素、卡那霉素、阿米卡星、地高辛、磺胺类药物（年轻卡卡高薪安家）

（3）影响代谢（表 9 - 12）。

表 9 - 12　影响代谢的中西药联用

相互作用		不宜配伍	
酶促反应	半衰期缩短，药效下降	中药酒剂、酊剂	利福平、苯妥英钠、二甲双胍、安乃近、苯巴比妥、胰岛素
	肝药酶的诱导作用，使代谢产物增加，从而增加三环类抗抑郁药的不良反应	中药酒剂、酊剂	三环类抗抑郁药，如盐酸氯米帕明、丙咪嗪、阿米替林及多塞平
酶抑反应	降低酶的作用	含有鞣质的中药（地榆、大黄、山茱萸、石榴皮、虎杖、五倍子等）	胰酶、蛋白酶、淀粉酶、乳酶生
	引起恶心、头痛、运动失调及心肌梗死等不良反应，严重时可出现脑出血和高血压危象	呋喃唑酮、异烟肼等单胺氧化酶抑制药	千柏鼻炎片、通宣理肺丸等含有麻黄碱成分的中成药

记忆宝典：含酶制剂（乳酶生、蛋白酶、淀粉酶、单胺氧化酶抑制剂、胰酶）、酒剂、酊剂影响代谢

（4）影响排泄（药品有酸、碱性就会影响排泄）（表 9 - 13）。

表 9 - 13　影响排泄的中西药联用

相互作用		不宜配伍		具体相互作用
增加排泄	**酸性药**与**碱性药**发生相互作用，药物排泄加快，降低药效，甚至治疗作用消失	酸化药物，如吲哚美辛、诺氟沙星、头孢类抗生素、呋喃妥因	碱性中药（或中成药），如煅牡蛎、陈香露白露片、女金丹、煅龙骨、乌贝散、疹气散、红灵散	加快排泄，降低作用强度和作用时间
		含山楂制剂	红霉素	抗菌作用失去
		磺胺类药物与青霉素	冰硼散	降低抗菌作用
		氨茶碱、氢氧化铝等碱性药物	陈皮、川芎、山楂等含有机酸的中药	药效降低或失去
减少排泄	酸性药与酸性药联合使用，酸性较强时，使体液被酸化，药物排泄减少，毒副作用增加	女贞子、乌梅、山楂等含有机酸成分的中药	大球内酯类药物	对听觉造成影响，肝毒性增加
			磺胺类	溶解性降低，引起结晶尿、血尿，肾毒性也增加
			阿司匹林和利福平	减少了药物的排泄，使肾毒性增加

2. 在药效学上的相互作用

（1）药效学的协同作用：香连丸增加甲氧苄啶的抗菌活性 16 倍。

（2）药理作用相加产生毒副作用：有强心苷成分的中成药与强心类西药联用容易引起过量中毒，救心丹、六神丸等含罗布麻、蟾酥、夹竹桃的中成药不宜同地高辛、洋地黄、毒毛旋花苷等西药联用。

发汗解表药如麻黄、桂枝等及其制剂与阿司匹林、对乙酰氨基酚等解热镇痛药合用容易导致发汗太过造成虚脱。

（3）药效学上的拮抗作用：全鹿丸、人参鹿茸丸等含有甘草、鹿茸的中成药与甲苯磺丁脲、胰岛素等磺酰脲类降糖药——减弱降糖药的药效。有糖皮质激素样作用的鹿茸、甘草可以促进糖原异生，使血糖浓度增高，从而使降糖药的降糖效果降低。

防风通圣丸、止咳喘膏、人参再造丸、通宣理肺丸、大活络丸等含麻黄碱的中成药和中药麻黄有拟肾上腺素作用，可收缩血管和兴奋受体，产生升压作用，与降压药帕吉林、格列本脲、复方降压片等——产生拮抗作用，可减弱降压作用，严重可升高血压。

中成药（如防风通圣丸、止咳喘膏、人参再造丸、通宣理肺丸、大活络丸等）含麻黄碱及中药麻黄，与之联用有药效拮抗作用的是镇静催眠药苯巴比妥、氯丙嗪等。

（三）中西药联用的实例分析

1. 中西药合理联用举例

（1）协同增效：见表 9 - 14。

表 9 - 14　中西药合理联用的协同增效举例

联用药物		协同增效
逍遥散或三黄泻心汤等	催眠镇静药	失眠症
石菖蒲、地龙	苯妥英钠等抗癫痫药	癫痫
大山楂丸、灵芝片、癫痫宁（含马蹄香、石菖蒲、甘松、牵牛子、千金子等）	苯巴比妥	
芍药甘草汤等	西药解痉药	止痛
补中益气汤、葛根汤等具有免疫调节作用的中药	抗胆碱酶药	治肌无力疗效较好
木防己汤、茯苓杏仁甘草汤、四逆汤等	强心药地高辛等	强心
苓桂术甘汤、苓桂甘枣汤等	普萘洛尔类	抗心律失常
钩藤散、柴胡加龙骨牡蛎汤等联用	甲基多巴、卡托普利等	抗高血压是钩藤散和甲基多巴联用的协同增效
苓桂术甘汤、真武汤等	甲磺酸二氢麦角胺	增强对直立性低血压的治疗作用是苓桂术甘汤、真武汤等和甲磺酸二氢麦角胺的协同增效
桂枝茯苓丸、当归四逆加吴茱萸生姜汤	血管扩张药	扩张微循环
黄连解毒汤、大柴胡汤等	抗动脉粥样硬化、降血脂药	降血脂
木防己汤、真武汤、越婢加术汤、分消汤等	利尿药	利尿
枳实	庆大霉素	增强抗感染作用

续表

联用药物		协同增效
小青龙汤、柴朴汤等	**氨茶碱、色甘酸钠等**	**对支气管哮喘治疗有效**
麦门冬汤、滋阴降火汤等	磷酸可待因	提高对老年咳嗽的镇咳作用
柴胡桂枝汤、四逆散、半夏泻心汤等	治消化性溃疡的西药（H₂受体拮抗剂，制酸剂）	**消化性溃疡**
茵陈蒿汤、茵陈五苓散、大柴胡汤等	**利胆药**	**护肝利胆作用**
茵陈蒿及含茵陈蒿的复方	灰黄霉素联用	抗菌
甘草	氢化可的松	抗炎抗变态反应
丹参注射液	泼尼松	结节性多动脉炎
炙甘草汤、加味逍遥散	甲巯咪唑	甲状腺功能亢进症
四逆汤	左甲状腺素	甲状腺功能低下症
延胡索	与阿托品制成注射液再加少量氯丙嗪、异丙嗪	止痛
洋金花	氯丙嗪、哌替啶	用于手术麻醉且术后镇痛时间长
十全大补汤、补中益气汤、小柴胡汤等	西药抗肿瘤药	抗癌，中药有造血及护肝作用
清肺汤、竹叶石膏汤、竹茹温胆汤、六味地黄丸等	抗生素类药物	增强抗生素治疗呼吸系统反复感染的效果
单味中药如黄连、黄檗、葛根等	抗生素类药物	抗菌作用
麻黄	青霉素	治疗细菌性肺炎

（2）降低西药的不良反应：见表 9 – 15。

表 9 – 15　中西药合理联用降低不良反应举例

联合用药		降低不良反应
柴胡桂枝汤等	西药抗癫痫药	减少用量及肝损害、嗜睡等副作用
六君子汤等	抗震颤麻痹药	减轻胃肠道副作用，但也可能影响其吸收、代谢和排泄
抗抑郁药的中药方剂	抗抑郁药	减少口渴、嗜睡等副作用
芍药甘草汤等	解痉药	提高疗效的同时，还能消除腹胀、便秘等副作用
木防己汤、真武汤、越婢加术汤、分消汤等	西药利尿药	减轻因应用西药利尿药而导致的口渴等副作用。但排钾性利尿药不宜与含甘草类的中药复方联用，以避免乙型醛固酮增多症
桂枝汤类、人参类方剂	**皮质激素类药**	**减少用量和副作用**
逍遥散	**西药抗痨药**	**减轻西药抗痨药对肝的损害**
小青龙汤、干姜汤、柴朴汤、柴胡桂枝汤	抗组胺药	减少西药用量和嗜睡、口渴的副作用

联合用药		降低不良反应
六味地黄丸、济生肾气丸、人参汤	降血糖药	可使糖尿病患者的性神经障碍和肾功能障碍减轻
黄芪、人参、女贞子、刺五加、当归、山茱萸	化疗药	可降低患者因化疗而导致白细胞降低等不良反应
黄连、黄檗、葛根	抗生素	减少抗生素的不良反应
黄精、骨碎补、甘草	链霉素	减少链霉素引发的耳鸣、耳聋等不良反应
含麻黄类中药	巴比妥类西药	可减轻麻黄素导致的中枢神经兴奋
小柴胡汤、人参汤	丝裂霉素 C	可减轻丝裂霉素对机体的副作用

2. 中西药不合理联用举例

（1）降低药物疗效：见表 9-16。

表 9-16　中西药不合理联用降低疗效举例

不宜联用		作用
含钙、镁、铁等金属离子的中药，如石膏、瓦楞子、牡蛎、龙骨、海螵蛸、石决明、赭石、明矾等及含有其成分的中成药	四环素类抗生素	形成络合物，不易吸收，降低疗效
	异烟肼	产生螯合物，影响酶系统，降低疗效
	左旋多巴	形成络合物，不易吸收，降低疗效
含雄黄类中成药	硫酸盐、硝酸盐、亚硝酸盐及亚铁盐类西药	阻止西药吸收，含雄黄类中成药失去原有疗效，并有导致砷中毒可能
碱性较强的中药及中成药，如瓦楞子、海螵蛸、朱砂等	酸性药物，如胃蛋白酶合剂、阿司匹林	疗效降低
	四环素族抗生素、奎宁	减少吸收，并使血药浓度降低
	维生素 B$_1$	中和胃酸促使维生素 B$_1$ 分解
酸性较强的中药如山楂、五味子、山茱萸、乌梅及中成药五味子糖浆、山楂冲剂等	磺胺类药物	在酸性条件下磺胺类药物会加速乙酰化的形成，失去抗菌作用
	碱性较强的西药，如氨茶碱、复方氢氧化铝、乳酸钠、碳酸氢钠等	中和反应，降低或失去疗效
含鞣质较多的中药及其中成药，如五倍子、地榆、诃子、石榴皮、大黄	胃蛋白酶合剂、淀粉酶、多酶片等消化酶	引起消化不良、纳呆等症状
	维生素 B$_1$	会在体内产生永久性结合物，并排出体外而丧失药效
	西药索米痛片、克感敏片	同服产生沉淀不易被机体吸收

续表

不宜联用		作用
	四环素类抗生素及红霉素、利福平、灰黄霉素、制霉菌素、林可霉素、克林霉素、新霉素、氨苄西林等	降低生物利用度与疗效
	麻黄碱、黄连素、士的宁、奎宁、利血平及阿托品等	产生沉淀不易被吸收而降低疗效
	含金属离子的西药，如钙剂、铁剂、氯化钴等	生成沉淀，机体难以吸收而疗效降低
含有皂苷成分的中药，如人参、三七、远志、桔梗等	酸性较强的药物	酸性条件下，皂苷易水解失效
	含有金属离子的盐类，如硫酸亚铁、碱式碳酸铋等	生成沉淀，机体难于吸收而疗效降低
含蒽醌类的中药，如大黄、虎杖、何首乌	碱性西药	蒽醌易氧化失效
碳类中药及瓦楞子、牡蛎等	多酶片、胃蛋白酶	炭吸附酶降低疗效
金银花、连翘、黄芩、鱼腥草等及含有其成分中成药	菌类制剂，如乳酶生、促菌生	金银花等中药具有抗菌作用，抗菌的同时还能抑制或降低西药菌类制剂的活性
蜂蜜、饴糖等含糖较多的中药及其制剂	胰岛素、格列本脲等降血糖药	影响疗效

（2）产生或增加不良反应：见表 9-17。

表 9-17 中西药不合理联用产生或增加不良反应举例

不宜联用		作用
含钙较多的中药或中成药，如石膏、龙骨、珍珠、蛤蚧、瓦楞子	洋地黄类药物	增强洋地黄的作用及毒性
含汞类中药及其制剂，如朱砂、轻粉、仁丹、朱砂安神丸、补心丹等	溴化钾、三溴合剂、碘化钾	生成剧毒的溴化汞、碘化汞，从而导致药源性肠炎或赤痢样大便
	含苯甲酸钠的咖溴合剂或者以苯甲酸钠作为防腐剂的制剂	生成可溶性苯汞盐，引起药源性汞中毒
	具有还原性的西药，如硫酸亚铁、亚硝酸异戊酯	同服后 Hg^{2+} 还原成 Hg^+，毒性增强
含大量有机酸的中药及其制剂	磺胺类	引起结晶尿、血尿乃至尿闭、肾衰竭
	利福平、阿司匹林、吲哚美辛、呋喃妥因	酸性条件下，增加阿司匹林等西药在肾脏的重吸收，加重对肾的毒性

续表

不宜联用		作用
含水合型鞣质而对肝有一定的毒性的诃子、五倍子、地榆、四季青等中药及其制剂	对肝肾有一定毒性的西药，如四环素、利福平、异烟肼等	加重对肝的毒性，引起药源性肝病的发生
鞣质类中药，如大黄、虎杖等	磺胺类	导致血及肝内磺胺类药物血药浓度升高、严重者可发生中毒性肝炎
含碱性的中药及其制剂	氨基糖苷类西药	耳毒性增强
	奎尼丁	易引起奎尼丁中毒
含颠茄类生物碱的中药及其制剂，如曼陀罗、洋金花、天仙子等含钙离子的中药	强心苷类药物	增加了强心苷类药物的毒性
含麻黄碱的中药及其制剂，如复方川贝精片、莱阳梨止咳糖浆、复方枇杷糖浆等	强心药、降压药	使强心药作用增强，毒性增加；使降血压药作用减弱，疗效降低，甚至血压失去控制
含氰苷的中药，如杏仁、桃仁、枇杷叶	镇咳类西药，如喷托维林	使呼吸功能受抑制
含乙醇的中成药，如各种酒剂	镇静药，如苯巴比妥、安乃近等	引起呼吸困难、心悸、焦虑、面红等不良反应，严重可致死亡
	抗风湿药阿司匹林、水杨酸钠	增加对消化道的刺激
	三环类抗抑郁药，如丙米嗪、阿米替林、氯米帕明、多塞平等	增加抗抑郁药的毒性甚至导致死亡
	抑制乙醇代谢的氯丙嗪、奋乃静、氟奋乃静、三氟拉嗪等吩噻类	能使乙醇分解缓慢，加重恶心、呕吐、头痛、颜面潮红等中毒症状
	抗高血压药胍乙啶、利血平、肼屈嗪、甲基多巴及妥拉唑啉等	产生协同作用，引起直立性低血压
	对乙酰氨基酚	同用对肝损害严重
	胰岛素及磺脲类降血糖西药	导致严重的低血糖或头晕、呕吐严重可出现酪酊反应
	磺胺及呋喃类抗生素	增加乙醇毒性作用和西药对中枢神经的毒性
	硝酸甘油等扩张血管类西药	导致血压明显降低
	抗组胺类药，如氯苯那敏等	导致熟练技能障碍、困倦等

不宜联用		作用
海藻、昆布等含碘类中药及其制剂	治疗甲状腺功能亢进症的西药	使甲状腺的合成增加，不利于治疗
黄药子（对肝有一定毒性）	利福平、四环素、红霉素、氯丙嗪等本身也具有肝毒性的西药	加重对肝的毒性，引起药源性肝病的发生

（四）含西药组分的中成药品种及其使用注意事项

1. 含西药组成的中成药（引自：中国中医药出版社《中药安全与合理应用导论》）

（1）马来酸氯苯那敏和对乙酰氨基酚，西药成分常出现在抗感冒中成药中。

（2）维生素类常出现在补虚中成药中，铁常出现在补血剂中成药中。

（3）氢氯噻嗪、盐酸可乐定常出现在降血压中成药中。

（4）抑酸剂（如硫酸铝、碳酸氢钠、氢氧化铝）常出现在消化系统中成药中。

（5）含格列本脲降血糖药出现在降血糖的中成药中。

含对乙酰氨基酚和马来酸氯苯那敏：速感康胶囊、感冒安片、感冒灵胶囊（冲剂）、维C银翘片、速感宁胶囊、感特灵胶囊、感冒清片（胶囊）、治感佳片（胶囊）、复方感冒灵片（胶囊）。

金羚感冒片、重感冒灵片、贯黄感冒颗粒不含对乙酰氨基酚。

抗感灵片、强力感冒片、新复方大青叶片不含马来酸氯苯那敏。

含安乃近：重感冒灵片、小儿解热栓。

含咖啡因：痰咳净散、感特灵胶囊、感冒灵胶囊、感冒安片、新复方大青叶片、复方感冒灵片。

含盐酸麻黄碱：苏菲咳糖浆、散痰宁糖浆、消咳宁片、舒肺糖浆、镇咳宁糖浆、天一止咳糖浆、安嗽糖浆。

含格列本脲：消渴丸、消糖灵胶囊。

含氢氯噻嗪：珍菊降压片、溃疡宁片、脉君安。

2. 含西药组分的中成药使用注意事项

（1）含格列本脲的中成药：服用过量易致低血糖反应，Ⅰ型及部分Ⅱ型糖尿病患者，磺胺过敏、白细胞减少及肝、肾功能不全者禁用；孕妇及哺乳期妇女不宜使用；体质虚弱，高热、恶心、呕吐、甲状腺功能亢进者及老年人慎用。

（2）含盐酸麻黄碱的中成药：前列腺肥大者可致排尿困难；长期或大剂量应用可引起精神兴奋、震颤、失眠、焦虑、头痛、心悸、心动过速等症状；甲状腺功能亢进症、高血压病、动脉硬化、心绞痛等患者禁用。

（3）含安乃近的中药：不宜长期应用，不可随意增加剂量；年老体弱者应慎用。

（4）含对乙酰氨基酚（扑热息痛）的中药：长期大量使用对乙酰氨基酚，尤其是肾功能低下时，可出现肾绞痛或急性肾衰竭、少尿、尿毒症。与肝药酶诱导剂并用时，发生肝毒性的危险增加。肝肾功能不全的患者应慎用，有增加肝肾毒性的危险。服用超量可出现恶心、呕吐、胃痛、胃痉挛、腹泻、多汗等症状。服用期间不得饮酒或含有酒精的饮料。对本品过敏者禁用。肝肾功能不全者慎用。孕妇及哺乳期妇女慎用。

（5）含马来酸氯苯那敏（扑尔敏）的中药：婴幼儿、孕妇、闭角型青光眼、膀胱颈部或幽门十二指肠梗阻或消化性溃疡致幽门狭窄者、心血管疾病患者及肝功能不良者慎用。老年人酌减量。孕期及哺乳期妇女慎用。驾驶员、高空作业人员、机械操作者及参赛前的运动员不宜服用该药。肝功能不良者不宜长期使用本药。

（6）含吲哚美辛的中药：溃疡病、帕金森病、哮喘、孕妇、精神病患者、哺乳期妇女禁用；14 岁以下儿童一般不用；老年患者及心功能不全，高血压病，肝、肾功能不全，出血性疾病患者慎用。

（7）**含氢氯噻嗪的中药：低血钾患者**；糖尿病患者，肝、肾功能障碍者，哺乳期妇女及孕妇不宜服用；不重复使用。

【同步练习】

一、A 型题（最佳选择题）

1. 含格列本脲的中成药是

A. 珍菊降压片　　　　B. 维 C 银翘片　　　　C. 消渴丸　　　　D. 咳特灵片

E. 鼻炎康片

本题考点：含西药组成的中成药，含格列本脲的中成药有消渴丸、消糖灵胶囊。

2. 地西泮与苓桂术甘汤合用，地西泮用量只需常规用量的

A. 1/5　　　　B. 1/3　　　　C. 2/3　　　　D. 1/2

E. 1/4

本题考点：地西泮 + 苓桂术甘汤——地西泮用量只需常规用量的 1/3，嗜睡等不良反应也因为并用中药而消除。

3. 黄连治疗细菌性痢疾宜联用

A. 呋喃妥因　　　　B. 阿司匹林　　　　C. 青霉素　　　　D. 利福平

E. 四环素

本题考点：黄连、黄檗 + 四环素、呋喃唑酮（痢特灵）、磺胺甲基异噁唑——治疗痢疾、细菌性腹泻。

4. 与莨菪碱联用具有协同增效的是

A. 小青龙汤　　　　B. 丹参注射液　　　　C. 苓桂术甘汤　　　　D. 干姜汤

E. 柴朴汤

本题考点：生脉散、丹参注射液与莨菪碱联用起协同增效，治疗病态窦房结综合征。

5. 下列药组中联用降低西药不良反应的是

A. 逍遥散 + 催眠镇静药　　　　　　B. 钩藤散 + 甲基多巴

C. 真武汤 + 利尿药　　　　　　　　D. 甘草 + 氢化可的松

E. 苓桂术甘汤 + 地西泮

本题考点：真武汤与利尿药联用可减轻应用西药利尿药产生的口渴等副作用。

二、B 型题（配伍选择题）

（6—9 题共用备选答案）

A. 影响药物吸收　　　　　　　B. 影响药物分布

C. 影响药物代谢　　　　　　　D. 增加药物排泄

E. 减少药物排泄

6. 银杏叶和地高辛联用，可

7. 大黄与士的宁联用，可

8. 乙醇和苯巴比妥联用，可

9. 红霉素和山楂制剂联用，可

本题考点： 考查中西药联用在药动学上的相互作用。鞣质类（大黄、虎杖、石榴皮）和士的宁联用影响生物透膜吸收，银杏叶和地高辛联用影响药物分布，乙醇和苯巴比妥联用是酶促反应，影响药物代谢，红霉素和山楂制剂联用增加药物排泄。

三、X 型题（多项选择题）

10. 含有机酸成分的中药有

A. 乌梅　　　　　　B. 山茱萸　　　　　　C. 木瓜　　　　　　D. 大黄

E. 山楂

本题考点： 含有机酸成分的中药，如乌梅、山茱萸、陈皮、木瓜、川芎、青皮、山楂、女贞子等。

11. 解热镇痛药不宜联用的中药有

A. 麻黄　　　　　　B. 荆芥　　　　　　C. 生姜　　　　　　D. 防风通圣丸

E. 甘草

本题考点： 发汗解表药荆芥、麻黄、生姜等及其制剂（如防风通圣丸）＋解热镇痛药（阿司匹林、安乃近等）——发汗太过，产生虚脱。

参考答案： 1. C　2. B　3. E　4. B　5. C　6. B　7. A　8. C　9. D　10. ABCE　11. ABCD

第10章　特殊人群的中药应用

一、老年人的中药应用

【复习指导】本部分内容历年考试分值占3～4分。常考的内容是老年人合理应用中药的原则和老年人合理服用滋补药的注意事项。

(一) 老年人合理应用中药的原则

老年人身体各器官和组织功能的不断减退，使药物在体内的吸收、分布、代谢和排泄都会受到影响。血药浓度的增高使得药物半衰期延长。这都使得老年人使用药物的安全范围变得更小，因此老年人的用药安全应特别注意。

1. **严格掌握适应证，辨证论治**　老年人患病时病情往往复杂多变，若再加上不合理的使用药物，则可能使病情加重到无可挽回的地步。因此，经医师辨证论治后，明确是否需要进行药物治疗。对于可以不用药治疗的病证应尽量不使用药物。不辨证就无法选择合适的中药，掌握了辨证之后，还需要知道哪些配伍的中药是治疗此证型的，如表虚自汗、阴虚盗汗者，禁用发汗力较强的解表药。

2. **选择合适的药物**　由于老年人的体质相较于一般成年人会有所改变，对药物的敏感性也比年轻人强，有时在正常剂量下也会出现不良反应，因此对于老年人用药应高度重视。

3. **选择合适的用药剂量**　由于老年人器官组织的衰退，我们用药的剂量应从"最小剂量"开始服用，可以根据病情的不同而增减剂量。

4. **掌握服药的最佳时间**
   (1) 病在胸膈以上者，如眩晕、头痛、目疾、咽痛等，宜饭后服。
   (2) 病在胸腹以下者，如胃、肝、肾脏疾病，宜饭前服。
   (3) 对胃肠有刺激的药物，宜饭后服。
   (4) 补益药多滋腻碍胃，宜空腹服。
   (5) 治疟疾药，宜在疟疾发作前2小时服药。
   (6) 安神药宜睡前服。
   (7) 慢性病患者使用的药物应定时服用。
   (8) 急性病、呕吐、惊厥、咽喉病须煎汤代茶者可不定时服用。

5. **掌握服药最适宜的温度**
   (1) 温服：一般的汤剂，都应该温服，特别是一些对胃肠道有刺激性的药物，温服可减轻药物对胃肠道的刺激。
   (2) 冷服：对于呕吐患者和中毒患者，均宜冷服；热证应用寒药，亦可冷服；真寒假热证，宜热药冷服。
   (3) 热服：对解表药、寒证用药，均宜热服，以帮助药物发挥药力；真热假寒证，宜寒药热服。

6. **选择合适的药物剂型**　传统中药剂型很多，包含有汤、丸、丹、膏、散等，其中汤剂为最常用剂型。

7. **合理配伍使用中药**
   (1) 中药间的配伍使用：中医用药的组方中各味药既有适应证，又有禁忌证，"十八反"十九畏"，合理组方用药非常重要。

（2）中西药配伍使用：中药与某些西药联合应用可增加不良反应发生的概率。因此，熟悉掌握中西药联合应用十分重要。

（二）老年人合理服用滋补药的注意事项

老年人由于各器官脏腑的生理功能衰退，在体力与精力上往往会不济、神疲健忘，所以总想依靠保健品、滋补类的药物来增强体质、延年益寿。但在使用滋补药时，应该严格遵照医师的辨证论治来合理使用药物。

1. 经医师辨证论治后，按需行补，不虚则不补。

2. 根据药物性质合理选用。

3. 服用滋补类药物应按季节时令进补。

4. 服用滋补类药物应按照说明书使用，说明书上的用量是一个范围，使用最高量或最低量应根据个人情况使用。

（三）确保老年患者用药安全的对策

1. 简化老年人的治疗方案　选择剂型时，要选择给药途径简便、有效的药物。联合用药一般 3～4 种比较适宜，要避免长时间使用同一药物，以免积蓄中毒。

2. 应特别关注老年患者　发药时，语速要慢、有耐心地交代用药剂量和方法，多重复几遍，让其明确该药物的准确用法用量。

3. 老年人要合理使用保健药品　老年人服用保健品应咨询医师，不要随意服用广告药品、偏方、秘方等。服用补药应遵循"虚则补之，不虚则不补"的原则。

（四）老年人用药注意事项

1. 正确认识老年人疾病特点，病情复杂多变、症状不典型，体征不明显，对各种检查反应不灵敏。治疗老年人疾病时，要抓住主要矛盾，避免不良反应的发生。

2. 老年人脏器多有不同程度的衰退，要特别注意合理选择药物。

3. 根据老年人的身体状况开展药物治疗。①尽量减少用药品种，应从最小剂量开始服药；②药物的治疗要点到为止；③用药要及时，随时观察，出现病情加重时，要分析是否与所用的药物相关；④老年人的经济条件应该要着重考虑，避免加重其经济负担；⑤输液量要严格控制。

二、妊娠期患者和哺乳期患者的中药应用

【复习指导】本部分内容历年考试均未涉及，故了解此节内容即可。

（一）妊娠期患者的中药应用

妊娠期患者使用中药时，要充分考虑用药与否的利与弊。例如：妊娠期妇女体温上升 1.5 ℃就可导致体内胎儿畸形，因此用药物使体温下降是十分必要的。在《中华人民共和国药典》2015 版中将妊娠禁忌分为禁用、忌用和慎用三种，具体用药与否应咨询医师。

（二）哺乳期患者的中药应用

哺乳期患者服用中药时需要特别注意。哺乳期患者服药后，药物会通过母乳进入到新生儿体内，所以使用药物时应特别注意能通过母乳影响新生儿生长和发育的药物。这些药物可分为三类：首先是乳汁中药物浓度高于乳母血中药物浓度的；其次是乳汁中药物浓度与乳母血中药物浓度相似的；再次是乳汁中药物浓度小于乳母血中药物浓度的。对于乳汁中浓度大于乳母血中药物浓度的最好不用，或用量宜小，即使是那些不易进入母乳的药物也要慎重选择使用。

三、婴幼儿患者的中药应用

【复习指导】本部分内容历年考试分值占2～3分，常考内容为婴幼儿患者合理应用中药的原则及婴幼儿滋补药的应用。

（一）婴幼儿患者合理应用中药的原则

婴幼儿各器官脏腑均处于生长发育的初期，整个机体的吸收、代谢和排泄均比成年人快，因此婴幼儿对药物的敏感性也比成年人强。由于中药具有起效快、毒副作用较小、疗效好的特点，因此特别适合婴幼儿防病治病。婴幼儿患者合理应用中药的原则有以下几点。

1. 用药要及时，用量宜轻。
2. 宜用轻治之品，中病即止。
3. 须佐以健脾和胃之品。
4. 外感高热，应佐以消热凉肝之品。
5. 滋补类药物不宜滥用，否则会使机体阴阳失衡，伤及脏腑气机。

（二）婴幼儿患者滋补药的应用

随着人们生活水平的提高，家长总想给自己孩子最好的，但由于缺乏相关的药理知识，因此时常出现保健品、滋补品滥用的情况，如人参、蜂王浆等。中医用药讲究"虚则补之，不虚则不补"，因此婴幼儿使用补益药、保健品应在医师、药师指导下服用。

总之，婴幼儿用药应经过医师的辨证论治，不可自行盲目用药。对于滋补药，要做到按需行补，不虚则不补。

四、肾功能不全者的中药应用

【复习指导】本部分内容历年考试分值约占1分。常考内容为对肾功能有影响的中药品种、用药原则及注意事项。

肾是人体内最重要的器官之一，它具有排泄尿液、人体代谢产物及药物和毒物的作用；具有调节渗透压、体液，维持机体酸碱平衡，维持血压等的功能。

（一）肾功能不全者用药基本原则及注意事项

肾功能不全时，药物在体内的代谢和排泄过程会受到影响。对于同一药物而言，在相同剂量下，肾功能正常患者使用可能是安全的，但对一个肾功能不全患者来说，则可能会引起蓄积而加重肾损害。由于药物的品种及疗效的有限性和疾病的种类及严重程度的无限性，因此在对肾功能不全者进行药物治疗时，不能简单地将治愈疾病作为用药是否合理的判断标准，还应考虑所用药物对肾有无损害，因此，在品种和剂量上的选择应慎重。

1. 明确疾病诊断和治疗目标　在对肾功能不全者用药前，应明确疾病诊断，对患者的疾病状态和现阶段病势做出明确地分析，适应证和禁忌证要了解清楚后再合理选择用药。

2. 忌用有肾毒性的药物　肾功能不全的患者由于肾代谢功能的衰退，药物在体内的过程会受到影响。因此在药物使用的过程中，不仅要考虑药物的疗效还要考虑对肾的损害程度。

3. 熟悉肾功能不全患者的药动学特点，实现个体化给药　医师应熟悉并掌握各种对药物有影响的因素，包括机体的内在因素、药物因素等，综合分析并制订出合理的给药方案，用药必须个体化。一般情况下，发现药物的肾损害作用是非常困难的。在某些病例中，把肾损害作用完全归于某一药物或某一类药物，也不符合事实。所以，医师应熟悉掌握可以引起肾损害的药物及其在临床上的表现，这对于发现和防治药源性肾损害十分重要。

4. **注意药物相互作用，避免与具有肾毒性的药物合用**　肾功能不全者应谨慎用药，不仅要掌握药物的适应证，还必须了解药物的禁忌证。有合并用药时，应先了解所用药物之间的相互作用，警惕新的肾损害的形成。

5. **坚持少而精的用药原则**　临床医师在对肾功能不全患者用药前应先了解患者的身体状态，对之做一个全面的分析了解后，根据病情对其进行相应的药物治疗。要熟悉并掌握所选药物体内代谢过程的基本规律和特点，避免采取多种药物并用来预防漏诊或误诊的治疗方案，这样既浪费医疗资源也容易发生药物相互作用和不良反应。

6. **定期检查，及时调整治疗方案**　在对肾功能不全患者用药之前，应先了解患者的身体状况及疾病的状态，用药时观察其肾功能变化及出现的不良反应，及时调整治疗方案，避免新的肾损害事件的发生。

7. **正确认识中药的安全性**　大多数患者认为：中药是纯天然的产物，没有毒副作用，可以长期服用。这种观点是不正确的，中药具有四气五味，需要经过医师辨证用药。若使用不当，即使人参也可能会发生不良反应，如出现头痛、头晕、烦躁、失眠、高血压、心律失常等不良反应。中医学根据中药的功能与毒性，将其分为上、中、下三品。我国药典对中药的毒性也有分类，分为大毒、有毒、小毒三级标准。所以在使用中药时，不能盲目用药。临床已证实：雷公藤、草乌、益母草、蓖麻子、麻黄、北豆根、马兜铃、关木通、广防己、青木香、天仙藤、寻骨风、大枫子、巴豆、土荆皮、土牛膝、芦荟、苍耳子等中药，服用超量时可引起尿量减少、尿闭或尿频量多，腰痛、浮肿等临床表现，严重时甚至会出现血尿、肾功能障碍、急性肾衰竭等肾损害。所以，在选用中药时，应谨慎用药，切不可盲目用药。

（二）常见对肾功能有影响的中药

1. 植物类

（1）含生物碱类：如雷公藤、草乌、益母草、蓖麻子、麻黄、北豆根及含上述中药成分的制剂等。含有雷公藤类中成药雷公藤片、雷公藤多苷片、昆明山海棠等均可引起肾损害，甚至急性肾衰竭。过服雷公藤会出现消化道出血、腰痛和肾叩击痛等反应。在使用的时候，应注意剂量，避免过量服用引起肾损伤。

（2）含酸、醇类：如马兜铃、关木通、广防己、青木香、天仙藤、寻骨风、大枫子、土细辛等均含有马兜铃酸，过量服用会出现血尿、尿闭、全身水肿、甚至会引起急慢性肾衰竭及尿毒症，最终导致死亡。含马兜铃酸的中成药有龙胆泻肝丸、冠心苏合丸、排石颗粒、纯阳正气丸、小儿金丹片、止咳化痰丸、导赤丸等，患者需遵从医嘱慎服，肾功能不全者应避免使用该类药物。

（3）含其他成分类：如含蛋白类（巴豆）、含挥发油类（土荆皮）、含皂苷类（土牛膝）、含蒽酰苷类（芦荟）和含其他苷类（苍耳子）等也可导致急性肾衰竭。

另外，还有一些可引起急性肾衰竭的含植物类的中成药，如茴香桔梗丸、云南白药、葛根素注射液、复方丹参注射液等。

2. 动物类

（1）胆酸类：如鱼胆。鱼胆过量服用可致肾损害。内服后发病时间从数分钟至数小时不等，大多数病人首先会出现胃肠道症状，如恶心、呕吐、腹泻等，随后出现血尿、蛋白尿、管型尿。多为少尿型急性肾衰竭，严重者可出现多脏器衰竭。肾毒性与服用鱼胆的剂量和鱼胆的炮制方式有直接的关系。

（2）蛇毒类：如蝮蛇抗栓酶制品。药用蛇毒制品导致的急性肾衰竭不常见。据文献报道，均为应用腹蛇抗栓酶注射液所致，可能与制剂不纯有关。

（3）斑蝥类：如斑蝥，斑蝥主要含有斑蝥酸酐，是一种具有很强毒性的化学成分，使用不当极易引起中毒，不及时治疗可致不可恢复的肾功能损害及死亡。

（4）其他类：如蜈蚣、蜂毒等也具有一定的肾毒性，在使用时应严格控制剂量，避免肾损害。可以引起急性肾衰竭的含动物类的中成药有牛黄解毒片、安宫牛黄丸、蚂蚁丸、蛔虫散等。出现中毒时，应及早予以洗胃治疗，大多数患者可以完全恢复。

3. 矿物类

（1）含砷类：如砒石、砒霜、雄黄、红矾等。砷中毒后会损害中枢神经，出现肌肉抽搐、恶心呕吐、血尿等现象。含砷类的中成药包含牛黄解毒片、安宫牛黄丸、牛黄清心丸、六神丸、砒枣散等。

（2）含汞类：如朱砂、升汞、轻粉、红粉等。这些药物均含汞，当汞被人体吸收后，其扩散速度极快，机体表现为少尿、蛋白尿，严重时可出现急性肾衰竭。含汞类的中成药有安宫牛黄丸、牛黄清心丸、朱砂安神丸、天王补心丹、安神补脑丸、苏合香丸、人参再造丸、大活络丹等。

若出现汞中毒，除采用传统的内科疗法外，还应及时的地进行透析治疗。为此，先了解药物的可透析性是非常重要的。

（三）中药引起肾损害的防治原则

预防药物性肾损害应掌握各种药物的适应证与禁忌证，还应避免药物的滥用。

1. 对肾功能不全者要合理使用中药，在用药期间应随时监测尿酶、尿蛋白、肾功能。

2. 有合并用药时，应注意药物之间的相互作用。

3. 不同中药煎煮的时间要求不同，如山豆根煎煮时间越长毒性越大。

4. 需要长期服用某种药物时，应注意其药物毒性的蓄积作用。

5. 一旦发现有药物性肾毒性的发生，应立即停用该药物。

五、肝功能不全者的中药应用

【复习指导】本小结历年考试占 0～2 分，常考内容为可引起肝损伤的中药品种。

（一）肝功能不全者用药基本原则

肝是人体进行解毒及药物转化和药物代谢的最重要器官之一，由于肝病患者的肝功能减退，药物在肝内的分解速度较慢，导致药物作用加强或作用时间延长，因此，合理应用很关键。不适当的用药，不仅不能取得预期的治疗效果，反而会加重病情，造成严重后果。所以，肝功能不全者应在医师指导下应慎重、合理地选择药物，用药要少而精，避免加重肝损害。

（二）肝功能不全者用药注意事项

1. 明确疾病诊断和治疗目标　首先要要对疾病进行诊断，包括所患肝病的类型、合并疾病等；其次应明确治疗需要达到的目标，是改善肝功能，还是抗病毒，或抗纤维化、抗脂肪肝、降转氨酶、调整蛋白代谢等。在治疗过程中，应密切观察病情变化，经过一定时间治疗后，再评估用药的合理性，避免盲目用药。

2. 忌用有肝毒性的药物　对已知有肝毒性的药物，应避免使用。

3. 熟悉肝功能不全者药动学特点，实现个体化给药　根据患者内在因素，以及外在因素，辨证论治，因人而异，制订合理的给药方案予以治疗。

4. 注意药物相互作用，避免与有肝毒性的药物合用　肝功能不全者用药前，要了解哪些药物可以引起肝损害，对已明确有肝毒性的药物，应尽量避免使用，有不得不使用的情况，应适当减少药物剂量，随时监测肝功能的变化。对有药物过敏史或过敏体质者，避免再度给予相同或化学结构相似的药物，用药时应密切注意观察肝功能的变化。

5. 坚持少而精的用药原则　肝功能不全者，常常会伴随着多种并发症，临床症状呈多样化，病情复杂多变，在治疗上势必会出现联合用药，致使肝负担加重。联合用药时，药物的相互作用增多，形成新的肝毒性物质的机会也会增加，这样治疗目的不但达不到预期，反而可能使病情加重，因此要尽量减少药物合并使用。凡长时间大量使用药物，则产生肝损害的机会越大。即使用保肝药物也要注意合理选择，不可乱用，以免加重肝损害。

6. 定期检查肝功能，及时调整治疗方案　肝病患者治疗期间，必须动态监测肝功能，密切观察药物的疗效及不良反应。

（三）引起肝损害的中药及其化学物质

1. 植物类

（1）生物碱类：如千里光属、款冬属、泽兰属、紫草属类的中药，它们大多数对人体中枢神经系统有毒副作用，可引起细胞坏死、纤维化，最终发展为肝硬化。

（2）苷类：如三七、黄药子、商陆等，对局部有刺激作用，有些还具有溶血的功能。

（3）毒蛋白类：如苍耳子、相思豆、蓖麻子、望江南子等，其毒性作用是使肝细胞坏死、淋巴充血等。

（4）萜与内酯类：如黄药子、川楝子、艾叶等。对肝的毒副作用机制尚不明确。川楝子可引起急性肝炎、肝大、黄疸等症状。

（5）鞣质类：如诃子、石榴皮、五倍子等，过量服用五倍子可引起灶性肝细胞坏死。

2. 动物类

（1）蜈蚣：蜈蚣的毒性成分与蜂毒类似，可引起过敏反应及溶血的发生。

（2）斑蝥：主要含斑蝥素，过量服用可引起肝细胞浑浊肿胀，肝脏脂肪坏死。

（3）其他：鱼胆、蟾蜍、猪胆，过量服用可引起肝损害，具体作用机制现阶段还不明确。

3. 矿物类

（1）含汞矿物药：主要包含朱砂、红粉、轻粉、白降丹等。其毒性与其在水中的溶解度呈正相关，过量服用时会导致肝坏死。

（2）含砷矿物药：包括有砒石、雄黄、赭石等，其毒性成分主要是三氧化二砷（As_2O_3），即砒霜，过量服用会使肝脂肪变性，肝小叶及上皮细胞坏死。

（3）含铅矿物药：包括铅丹、密陀僧等，过量服用会损害神经系统、使肝的造血功能减退，造成消化和心血管系统损害。

【同步练习】

一、A 型题（最佳选择题）

1. 老年人合理用药原则不包括

A. 选择合适的用药剂量　　　　　　B. 选择合适的药物剂型

C. 掌握服药的最佳时间　　　　　　D. 多服用补益药

E. 合理配伍使用中药

本题考点：老年人合理用药原则包括：①严格掌握适应证，辨证论治；②选择合适的用药剂量；③掌握服药的最佳时间；④掌握服药最适宜的温度；⑤选择合适的药物剂型；⑥合理配伍使用。

二、B型题（配伍选择题）
（2—6题共用备选答案）

A. 海马　　　　　　B. 红粉　　　　　　C. 雄黄　　　　　　D. 马兜铃
E. 雷公藤

2. 含生物碱类对肾有影响的是

3. 含马兜铃酸对肾有影响的是

4. 含砷类对肾有影响的是

5. 含汞类对肾有影响的是

6. 常见动物类对肾有影响的是

本题考点：本题考查的是常见对肾功能有影响的中药。

三、X型题（多项选择题）

7. 患者选择非处方药时，执业药师需要特殊指导的人群有

A. 肝功能不全者　　B. 普通感冒患者　　C. 老年人　　　　　D. 哺乳期妇女
E. 婴儿

本题考点：需要执业药师特殊指导用药的人群包括老年人、婴幼儿、孕妇、哺乳期妇女、肝功能不全者、肾功能不全者等。

8. 会导致肝损害的动物类中药有

A. 蜈蚣　　　　　　B. 蟾酥　　　　　　C. 斑蝥　　　　　　D. 猪胆
E. 鱼胆

本题考点：本题考查对肝脏有肝毒性的动物类中药。有肝毒性的动物类中药有：蜈蚣、鱼胆、蟾酥、斑蝥、猪胆等。

参考答案：1. D　2. E　3. D　4. C　5. B　6. A　7. ACDE　8. ABCDE

第11章　中药不良反应

一、中药不良反应的概念、分类及临床表现

【复习指导】本部分内容了解记忆，各系统常见的中毒表现不一，熟悉各系统常见的中毒表现，熟悉肝、肾损害的中毒表现。

（一）不良反应的概念

我国将药品不良反应定义为：合格药品在正常用法用量下出现的与用药目的无关的有害反应。

严重药品不良反应：导致死亡；危及生命；致癌、致畸、致出生缺陷；导致显著的或者永久的人体伤残或者器官功能的损伤；导致住院或者住院时间延长；导致其他重要医学事件，如不进行治疗可能出现上述所列的情况。

药品群体不良事件，是指同一药品在使用过程中，在相对集中的时间、区域内，对一定数量人群的身体健康或者生命安全造成损害或者威胁，需要予以紧急处置的事件。

同一药品：指同一生产企业生产的同一药品名称、同一剂型、同一规格的药品。

中药不良反应：其内容包括副作用、毒性作用、过敏反应、后遗效应、依赖性、特异反应性、致癌作用等。引发不良反应的药物既可以是中药饮片，也可以是中成药。

（二）中药不良反应的分类

根据不良反应发生的原因和临床表现，中药不良反应分为A型、B型、C型和D型。（引自：中国中医药出版社《中药安全与合理应用导论》）

1. A型中药不良反应　是可预知的，是由药物本身固有成分或者代谢产物的药理或毒理效用引起。临床可以分为作用增强型、副作用型、毒性反应型、继发型、首剂综合征型和停药综合征型。

2. B型中药不良反应　是指与药物药理作用无关的特殊反应，反应的发生难以预测，与药物剂量无关，与药物特性和人体特异质有关。临床常有药物不耐受型、特异质反应型和变态反应型。

3. C型中药不良反应　一般是在长期用药之后出现的，用药与反应的发生没有明确的时间关系，潜伏期长，没有明确的因果关系，难以预测，如致癌、致畸、致突变。

4. D型中药不良反应　主要指与配伍有关的不良反应，如中药与化学药配伍、中药与中药配伍等。

（三）常见中药不良反应的临床表现

中药不良反应的临床表现形式多样，症状不一，以皮肤及其附件损害最常见，其次为全身系统性损害的临床表现。

1. 皮肤症状　皮肤症状表现为各种类型的药疹、皮炎等各种皮肤症状，如荨麻疹与血管性水肿，麻疹样、猩红热样与斑丘疹型药疹，固定性药疹，水疱或大疱型药疹，多形性红斑型药疹，结节性红斑型药疹，紫癜型药疹，湿疹样药疹、红斑性狼疮样反应，接触性皮炎，光敏性皮炎，大疱性表皮坏死松解症，剥脱性皮炎型药疹，Stevens-Johnson综合征型药疹，银屑病样药疹，药物热，注射局部红、肿、坏死、色素沉着，痤疮样药疹等。

2. 全身症状　见表 11 - 1。

表 11 - 1　中药不良反应的全身症状

分类		中毒表现
各系统常见中毒表现	消化系统	消化不良、厌食、恶心、腹痛、腹胀、腹泻、呕吐、便血、胃部灼烧、便秘、肝损害
	神经系统	麻木、眩晕、头痛、失眠、嗜睡，严重时意识模糊、言语障碍、抽搐、惊厥、昏迷、呼吸抑制
	心血管系统	心慌、胸闷、面色苍白、心律失常、心律不齐、血压异常、心搏骤停、传导阻滞
	造血系统	贫血、出血性倾向和紫癜、白细胞减少症和粒细胞缺乏症、发热和易感染
	呼吸系统	咯痰、咯血、呼吸困难、咳嗽、喘息、急性肺水肿、呼吸衰竭或麻痹等
	泌尿系统	尿频、尿急、尿痛、少尿或无尿、蛋白尿、尿潴留、血尿、腰痛或肾区叩击痛、肾功能降低或衰竭、氮质血症、酸中毒、电解质平衡失调，甚至尿毒症
	其他毒性反应	眼、耳等五官功能障碍，如视力降低，甚而失明复视，耳鸣、耳聋，以及脱发、头痛、水肿、咽痛、胸膜炎
肝、肾损害中毒表现	肝损害	全身症状　消化道症状：纳差、乏力、恶心、厌油腻、尿黄 体征：皮肤、巩膜黄染、肝区疼痛、肝区压痛、肝大
		急性肝损害　血清总胆红素升高，转氨酶异常升高；肝炎病毒检验全部阴性；肝炎、肝萎缩等
	肾损害	肾毒性临床表现各异，少尿或无尿，或非少尿性急性肾衰竭；慢性肾功能不全会出现神昏、头痛、嗜睡、发热、全身浮肿、心慌气急；肾外表现有恶心、呕吐、上腹部不适；严重的可引起肾衰竭。

（1）中药引起肝损害的临床表现：主要为全身症状和急性肝损害。全身症状表现为纳差、乏力、恶心、厌油腻、尿黄等消化道症状及皮肤、巩膜黄染等体征，也可有肝区疼痛、肝区压痛、肝大；肝功能的改变，可有血清总胆红素升高、转氨酶异常升高，甲、乙、丙、丁、戊肝炎病毒检验全部阴性，可有急性肝炎、慢性肝炎、脂肪变性而致的中毒性肝炎、急性亚急性黄色肝萎缩的表现。停药后及时治疗，大部分患者肝功能损害可在短时间内恢复，并且预后状况良好。

（2）中药引起肾毒性的临床表现：肾毒性临床表现各异，少尿或无尿，或非少尿性急性肾衰竭；慢性肾功能不全会出现神昏、头痛、嗜睡、发热、全身浮肿、心慌气急；肾外表现有恶心、呕吐、上腹部不适。严重的可引起肾衰竭。

【同步练习】

X 型题（多项选择题）

1. 肝损害的临床表现包括

A. 血清总胆红素升高　　　　　　B. 转氨酶异常升高

C. 皮肤黄染　　　　　　　　　　D. 纳差乏力

E. 肝大

本题考点： 本题是考查引起肝损害的临床表现。所有选项均是肝损害的临床表现，应全选。

2. 严重的不良反应包括

A. 导致死亡　　　　　　　　　　B. 危及生命

C. 致癌　　　　　　　　　　　　D. 导致住院或者住院时间延长

E. 致畸

本题考点： 本题考查严重药品不良反应的内容。严重药品不良反应包括：导致死亡；危及生命；致癌、致畸、致出生缺陷；导致显著的或者永久的人体伤残或者器官功能的损伤；导致住院或者住院时间延长；导致其他重要医学事件，如不进行治疗可能出现上述所列的情况。

3. 中药不良反应的皮肤症状有

A. 荨麻疹　　　　B. 血管性水肿　　　　C. 湿疹样药疹　　　　D. 接触性皮炎

E. 光敏性皮炎

本题考点： 本题考查中药不良反应的皮肤症状。荨麻疹、血管性水肿、湿疹样药疹、接触性皮炎、光敏性皮炎均为皮肤症状。

4. 中药不良反应的心血管系统症状有

A. 心慌　　　　B. 胸闷　　　　C. 心率加快或减慢　　　　D. 心律不齐

E. 血压下降

本题考点： 本题考查心血管系统的毒性反应。所有选项均为心血管系统的毒性反应。

参考答案： 1. ABCDE　2. ABCDE　3. ABCDE　4. ABCDE

二、引起中药不良反应发生的因素

【复习指导】本部分内容重点掌握划线部分内容就行，其他辅助记忆了解。

引起中药不良反应的因素见表 11-2。

表 11-2　引起中药不良反应的因素

药物和使用的因素	品种混乱	同品种中药由于产地不同而导致同名异物、同物异名及品种混乱等问题，使用不当易发生不良反应
	炮制不当	不严格执行炮制规范，粗制滥造，无法发挥中药的疗效，并且引发中药不良反应，如苍耳子炒黄去刺后可使有毒的植物蛋白变性凝固
	剂量过大	中药超剂量使用与大多数中药不良反应的发生有关，如麻黄用量过大引起心律失常，肉桂用量过大引起血尿
	疗程过长	药物同时具有疗效性和毒性两重性，一般用药中病即止，如非必要，长期使用可能引起不良反应
	辨证不准	中医强调辨证论治，药不对证、辨病辨证失误或不辨证用药，是引发用药安全的主要因素
	配伍失度	中药组方不合理，汤剂配伍不合理

续表

机体因素	生理因素	特殊人群	年龄与不良反应发生率有很大关系，老年人和儿童比普通成年人易发生不良反应。幼儿稚阳之体不宜用参、茸峻补；老年人体虚，对药物的耐受力较弱，故用量应适当减少
		性别	性激素是性别对药物作用的主要影响，如妇科用药和孕妇用药
	遗传因素	个体差异	由于生物学差异而造成个体差异，使不同个体对同一剂量的同一药物有不同反应
		种族不同	种族不同对药物反应有较大差异
	病理因素		人体病理状态下，药物代谢、排泄会受到影响，如肝、肾功能减退会延长中药在体内的停留时间，容易引起中药不良反应或蓄积中毒

【同步练习】

X 型题（多项选择题）

1. 引起中药不良反应发生的因素

A. 品种混乱　　　B. 炮制不当　　　C. 遗传因素　　　D. 病理因素

E. 配伍失度

本题考点：本题是考查中药不良反应发生的因素。A、B、E 选项是不良反应发生的药物和使用因素，C、D 选项是不良反应发生的机体因素。均是不良反应发生的因素。

2. 引发中药不良反应的机体因素

A. 性别　　　　　B. 年龄　　　　　C. 个体　　　　　D. 病理因素

E. 遗传因素

本题考点：本题是考查不良反应发生的机体因素。A、B、C、D、E 选项均是机体因素。

3. 因药物使用因素引起的不良反应有

A. 配伍失度　　　B. 品种混乱　　　C. 疗程过长　　　D. 辨证不准

E. 炮制不当

本题考点：本题考查引起不良反应的药物和使用因素。引起不良反应的药物和使用因素包括配伍失度、品种混乱、疗程过长、炮制不当、剂量过大、辨证不准。

参考答案：1. ABCDE　2. ABCDE　3. ABCDE

三、医疗用毒性中药的中毒反应和基本救治原则

【复习指导】本部分内容考试要点每年必考，A、B、X、C 型题都会出现，对含乌头类、马钱子、蟾酥、雄黄、朱砂有毒类中药及这些药物组成的中成药品种，中毒表现，解救方法需要掌握。

（一）乌头类中药及含乌头类的中成药（引自：中国中医药出版社《中药安全与合理应用导论》）

乌头类中药及含乌头类的中成药的中毒机制、表现、解救、原因见表 11－3。

表 11 - 3　乌头类中药及含乌头类的中成药的中毒机制、表现、解救、原因

乌头类中药材	雪上一枝蒿、草乌、川乌、附子等
含乌头类 的中成药	小活络丸、木瓜丸、正天丸、追风丸、追风透骨丸、风湿骨痛胶囊、祛风止痛片、祛风舒筋丸、小金丸、金匮肾气丸、右归丸、三七伤药片、附子理中丸、活络丸等
中毒机制	主要有毒成分：乌头碱，致死量为 2～4 mg，中毒量为 0.2 mg。主要影响神经系统
中毒表现	大量服用后可在几分钟内出现中毒症状，甚至死亡。主要中毒死亡的原因为心律失常和呼吸中枢麻痹。主要表现为口唇、四肢和全身麻木，痛觉减退或消失，头晕眼花、恶心、呕吐、烦躁、心率异常、血压下降，甚至昏迷、抽搐、呼吸衰竭等
中毒解救	1. 清除毒物 2. 肌内注射阿托品0.5～1.0 mg，可以根据病情多次注射。出现阿托品中毒反应或者症状未改善，静脉注射或静脉滴注利多卡因并停用阿托品 3. 对症治疗休克、昏迷或者呼吸衰竭患者
中毒原因	1. 服用过量是主要原因 2. 用法不当，如煎煮时间太短或生用 3. 与酒同服或泡酒服用 4. 个体差异引起蓄积性中毒

记忆宝典：木瓜整（正）天追风消（小）金又（右）伤

（二）马钱子及含马钱子的中成药

马钱子及含马钱子的中成药的中毒机制、表现、解救及原因见表 11 - 4。

表 11 - 4　马钱子及含马钱子的中成药的中毒机制、表现、解救、原因

含马钱子的中成药	疏风定痛丸、山药丸、九分散、伤科七味片、舒筋丸
中毒机制	番木鳖碱（即士的宁），毒性大。成年人中毒量为 5～10 mg，致死量为 30 mg
中毒表现	士的宁是马钱子的有毒成分，有兴奋脊髓、延髓中枢神经系统的作用，服用过量，会出现中毒反应。临床中毒表现为先出现头痛、头晕、舌麻、烦躁、口唇发紫、呼吸加快、血压升高等症状，继而出现肌肉震颤，吞咽困难，强直性惊厥，角弓反张，呼吸肌痉挛、收缩致窒息或心力衰竭而死亡
中毒解救	1. 患者**避免声音、光线刺激**（可引发惊厥），吸氧 2. 对症治疗，痉挛静脉注射**苯巴比妥钠** 3. 清除毒物，导泻、洗胃、加快排泄 4. 肉桂、甘草煎汤饮服
中毒原因	1. 误服或服用过量 2. 服用炮制不当的马钱子

（三）蟾酥及含蟾酥的中成药

蟾酥及含蟾酥的中成药的中毒机制、表现、解救、原因见表 11 - 5。

表 11 - 5　蟾酥及含蟾酥的中成药的中毒机制、表现、解救、原因

含蟾酥的中成药	麝香通心滴丸、六应丸、六神丸、梅花点舌丸、喉症丸、麝香保心丸、蟾酥丸等
中毒机制	强心苷（蟾酥毒素）为主要毒性成分，用量小可增强心肌收缩力，用量大可使心脏停搏
中毒表现	表现为恶心呕吐、腹痛肠鸣、腹泻、头晕头痛、胸闷心悸、心率缓慢、脉缓慢无力、心律不齐、心电图显示房室传导阻滞等（心功能毒性为主要表现）、四肢冰冷、大汗虚脱、血压下降、嗜睡、出汗、膝反射迟钝或消失、惊厥、休克、甚至心搏骤停
中毒解救	1. 清除毒物，洗胃、导泻、灌肠，服用牛奶、蛋清，保护胃黏膜并大量饮水或浓茶 2. 对症治疗，如注射阿托品，服用颠茄合剂等 3. 以生姜、鲜芦根捣汁饮服或甘草、绿豆煎汤饮用
中毒原因	1. 外用过多 2. 内服过量 3. 误食或者过量食用

（四）雄黄及含雄黄的中成药

雄黄及含雄黄的中成药的中毒机制、表现、解救、原因见表 11 - 6。

表 11 - 6　雄黄及含雄黄的中成药的中毒机制、表现、解救、原因

含雄黄的中成药	牛黄抱龙丸、六神丸、牛黄解毒丸（片）、喉症丸、牛黄清心丸、追风丸、牛黄镇惊丸、紫金锭（散）、牛黄至宝丸、牛黄醒消丸、安宫牛黄丸等
中毒机制	雄黄主要成分为二硫化二砷，砷对机体的毒性较大
中毒表现	口腔咽喉干痛，流涎，口中有金属味，烧灼感，腹痛腹泻，严重时类似霍乱；各种出血症状；肝肾功能损害而引起血尿、转氨酶升高、蛋白尿、黄疸等
中毒解救	1. 清除毒物，服用牛奶、蛋清等，必要时可应用二巯基丙醇类 2. 对症治疗，纠正代谢和电解质紊乱 3. 甘草、绿豆煎汤内服
中毒原因	1. 过量服用 2. 饮雄黄酒

（五）含朱砂、轻粉、红粉的中成药

含朱砂、轻粉、红粉的中成药的中毒机制、表现、解救、原因见表 11 - 7。

表 11 –7　含朱砂、轻粉、红粉的中成药的中毒机制、表现、解救、原因

含朱砂、轻粉、红粉的中成药	牛黄抱龙丸、紫金锭（散）、牛黄清心丸、更衣丸、人参再造丸、苏合香丸、安宫牛黄丸、紫雪、安神补脑丸、牛黄千金散、天王补心丸、梅花点舌丸、牛黄镇惊丸、磁朱丸、抱龙丸、复方芦荟胶囊、朱砂安神丸
中毒机制	含汞，主要为汞中毒
中毒表现	呕吐、口渴、口中有金属味及辛辣感，流涎，黏膜红肿，腹痛腹泻，牙龈肿胀、溃疡等；蛋白尿，便血，尿血，严重者可发生中毒性肾病
中毒解救	1. 清除毒物，如催吐、洗胃，服用牛奶、蛋清等。也可用硫代硫酸钠、二巯丙醇磺酸钠等解毒 2. 纠正水液代谢、抗休克等对症治疗 3. 甘草、绿豆汤、土茯苓煎汤饮
中毒原因	1. 久服 2. 过量服用

同时含有朱砂、蟾酥的中成药：梅花点舌丸、蟾酥丸。
同时含有雄黄、乌头的中成药：追风丸。
同时含有雄黄、蟾酥的中成药：六神丸、喉症丸、蟾酥丸。
同时含雄黄、蟾酥、朱砂的中成药：蟾酥丸。

【同步练习】

一、A 型题（最佳选择题）

1. 木瓜丸所含的有毒中药
A. 附子　　B. 蟾酥　　C. 雄黄　　D. 朱砂
E. 黄药子
本题考点： 含有毒中药的中成药，木瓜丸含乌头类。

2. 乌头类有毒成分乌头碱致死量是
A. 0.2 mg　　B. 2～4 mg　　C. 30 mg　　D. 5～10 mg
E. 0.5～1.0 mg
本题考点： 乌头碱中毒量为 0.2 mg，致死量为 2～4 mg。

3. 同时含有朱砂、蟾酥的中成药
A. 六神丸　　B. 喉症丸　　C. 蟾酥丸　　D. 牛黄清心丸
E. 牛黄抱龙丸
本题考点： 同时含有朱砂、蟾酥的中成药有梅花点舌丸、蟾酥丸。

4. 含马钱子的中成药有
A. 山药丸　　B. 小活络丸　　C. 六神丸　　D. 追风丸
E. 正天丸
本题考点： 含马钱子的中成药有九分散、山药丸、舒筋丸、疏风定痛丸、伤科七味片。

二、B 型题（配伍选择题）

（5—9 题共用备选答案）

A. 阿托品　　　　　B. 解磷定　　　　　C. 二巯基丙醇类　　　D. 亚硝酸钠

E. 苯巴比妥钠

5. 蟾酥中毒后的解救用药是

6. 雄黄中毒后的解救用药是

7. 乌头中毒后的解救用药是

8. 马钱子中毒后的解救用药是

9. 朱砂中毒后的解救用药是

本题考点：本题考查有毒中药中毒后的解救方法，蟾酥用阿托品＋颠茄合剂，雄黄用二巯基丙醇类，乌头用阿托品，马钱子用苯巴比妥钠，朱砂、轻粉、红粉用二巯基丙醇类或硫代硫酸钠。

（10—14 题共用备选答案）

A. 面部肌肉紧张，痉挛，角弓反张，惊厥

B. 全身麻木，四肢抽搐，牙关紧闭

C. 四肢冰冷、大汗虚脱、心电图显示房室传导阻滞

D. 口中有金属味，吐血，咯血，便血，尿血，黄疸

E. 口腔黏膜充血，牙龈肿胀、溃疡，少尿

10. 朱砂的中毒表现是

11. 马钱子的中毒表现是

12. 雄黄的中毒表现是

13. 乌头类的中毒表现是

14. 蟾酥的中毒表现是

本题考点：本题考查对有毒中药的中毒表现的掌握和区分。

三、X 型题（多项选择题）

15. 含蟾酥的中成药有

A. 喉症丸　　　　　B. 蟾酥丸　　　　　C. 梅花点舌丸　　　　D. 麝香保心丸

E. 牛黄解毒丸

本题考点：含蟾酥的中成药有六神丸、六应丸、喉症丸、蟾酥丸、梅花点舌丸、麝香保心丸、麝香通心滴丸等，牛黄解毒丸含雄黄。

16. 含乌头类的中成药有

A. 木瓜丸　　　　　B. 正天丸　　　　　C. 追风丸　　　　　　D. 追风透骨丸

E. 风湿骨痛胶囊

本题考点：含乌头类中药的中成药有小活络丸、附子理中丸、木瓜丸、正天丸、追风丸、追风透骨丸、风湿骨痛胶囊、祛风止痛片、祛风舒筋丸、小金丸、金匮肾气丸。

17. 蟾酥丸中所含有毒中药成分

A. 朱砂　　　　　　B. 马钱子　　　　　C. 蟾酥　　　　　　　D. 乌头类

E. 雄黄

本题考点： 蟾酥丸是同时含雄黄、蟾酥、朱砂的中成药。

参考答案： 1. A　2. B　3. C　4. A　5. A　6. C　7. A　8. E　9. C　10. E　11. A　12. D
13. B　14. C　15. ABCD　16. ABCDE　17. ACE

四、常用中药品种的不良反应

【复习指导】本部分内容常以综合分析题的形式出现，掌握不良反应的常用中药、中成药、中药注射剂品种，重点区分各中药饮片中毒后表现的差异。

（一）中药饮片的不良反应及解救方法

1. 引起中药饮片不良反应的常见品种　有 13 种：香加皮、蓖麻子、雷公藤、黄药子、吴茱萸、鸦胆子、白矾、胆矾、蜈蚣、细辛、苍耳子、苦杏仁、罂粟壳。白矾的不良反应为肝肾功能损伤；黄药子的不良反应为急性肝炎、胆囊炎；细辛、苦杏仁的不良反应为呼吸肌麻痹而死亡。

2. 中药饮片不良反应的解救方法　①洗胃（高锰酸钾、药用炭），催吐（酒石酸锑钾），导泻（硫酸镁或硫酸钠），保护胃黏膜（牛奶、蛋清）；②各种对症治疗，如心跳过缓（阿托品）、惊厥（镇静药苯巴比妥或水合氯醛）等；③中药治疗。

常用中药饮片的中毒反应及其解救方法见表 11 - 8。

表 11 - 8　常用中药饮片的中毒反应及其解救方法

中药饮片	中毒反应	解救方法
香加皮	1. 消化系统：主要为恶心、呕吐、腹泻等胃肠道症状 2. **心血管系统**：主要为心律失常，如心率减慢、期前收缩、房室传导阻滞等。动物毒性实验表明，香加皮中毒后多表现为血压先升而后下降、心肌收缩力增强、每分钟心排血量增加，继而心排血量减弱、心律不齐，乃至心肌纤颤而死亡	1. 甘草 15 g，绿豆 30 g，水煎服 2. 心律失常时，干姜 6 g，附子 12 g，甘草 6 g，葱白 2 节，煎服。每 2～4 小时服 1 次。禁用钙剂、拟肾上腺素药 3. 心跳过缓时注射阿托品 0.5～1 mg，必要时重复注射 4. 呼吸困难时，可用山梗菜碱、尼可刹米等
蓖麻子	蓖麻毒素经呼吸道吸入、消化道摄入和肌内注射均可致人中毒，**潜伏期一般为 4～8 小时** 1. 消化系统：咽部烧灼感、口麻、腹泻呕吐、恶心、腹痛 2. 循环、呼吸系统：循环、呼吸衰竭 3. 网状内皮系统：严重脱水、低蛋白血症、水肿、毒血症 4. 血液、泌尿系统：溶血、血尿、少尿、尿闭等中毒性肾病 5. 精神系统：四肢麻木、烦躁不安、幻觉、癫痫样发作 6. 过敏反应：口唇青紫、荨麻疹	1. 洗胃、催吐、导泻之后口服牛奶、冷米汤等保护胃黏膜 2. 对症治疗：如呕吐、腹泻静脉注射葡萄糖氯化钠注射液和止吐药；惊厥用苯巴比妥钠；心力衰竭用强心药；溶血用激素和补血药；心律失常用利多卡因。如有条件，可皮下注射抗蓖麻毒血清并输血

中药饮片	中毒反应	解救方法
雷公藤	雷公藤有大毒，毒性与其所含生物碱及有细胞毒的二萜类成分有关 1. 消化系统：恶心、腹痛、呕吐、食欲缺乏、**肝损害**、消化道出血 2. 血液系统：血小板、白细胞等减少、再生障碍性贫血等 3. 生殖系统：男性长期使用会造成性欲减退、睾丸萎缩及精子数量减少；女性为月经紊乱、经量减少、卵巢早衰 4. 神经系统：头晕、失眠、听力减退、嗜睡、周围神经炎 5. 泌尿系统：少尿、水肿、血尿、血便、蛋白尿、管型尿、严重时脱水、腰痛或伴肾区叩击痛、电解质紊乱、急性肾衰竭和尿毒症。过量中毒时常发生 6. 心血管系统及皮肤黏膜损害：皮肤糜烂、溃疡	1. 催吐、洗胃、导泻、灌肠、静脉输液 2. 对症治疗：如急性溶血用碳酸氢钠；急性肾衰竭用利尿药；继发感染用抗生素 3. 中药治疗
黄药子	1. **肝毒性** 2. 常见乏力、纳差、尿黄、头晕、厌油腻，有的伴有巩膜、皮肤黄染，瘙痒，大便灰白等，严重者表现为急性肝炎等，有的患者伴有胆囊炎。大剂量服用可引起恶心、呕吐、脱发等症状	1. 洗胃，导泻，服药用炭、牛奶、蛋清等保护胃黏膜 2. 应用保肝药，如出现肝昏迷时，精氨酸加入5%葡萄糖注射液中静脉滴注 3. 腹痛、腹泻、呼吸困难、瞳孔缩小时，皮下注射阿托品 4. 中药治疗
吴茱萸	腹痛、腹泻、**视力障碍、错觉、脱发**、胸闷、头痛、眩晕或皮疹、孕妇易流产等症状	1. 洗胃、导泻、服用牛奶等保护胃黏膜 2. 腹痛用阿托品或颠茄合剂；视力障碍用维生素B 3. 中药治疗，如黄连煎汤服用
鸦胆子	1. 消化道症状：恶心、呕吐、腹痛、腹泻、胃肠道充血等 2. 神经系统：头昏、乏力、四肢麻木或瘫痪、昏迷、抽搐等 3. 泌尿系统：尿量减少，双肾刺痛 4. 心血管系统：**心率增快**，严重者心律失常致死 5. 其他眼结膜充血；外用可引起过敏反应	1. 洗胃、催吐、导泻、静脉输液 2. 对症治疗：如有剧烈腹痛可皮下注射硫酸阿托品；昏睡、呼吸困难给予吸氧、中枢兴奋药、人工呼吸；便血给予止血药 3. 中药治疗
白矾	1. 急性中毒的症状：大剂量内服可引起**口腔、喉头烧伤**，呕吐腹泻，虚脱，甚至死亡 2. 慢性中毒的症状：慢性中毒主要为明矾中的铝离子长期摄入导致的蓄积反应（如神经毒性、骨软化和营养不良、肝肾损害、非缺铁性的小细胞低色素性贫血）	1. 口服中毒者可用乳汁洗胃，内服镁盐作为抗酸剂 2. 保护消化道黏膜，减少毒物吸收用阿拉伯胶浆或西黄芪胶浆 3. 补充体液，稀释毒素用静脉输入5%葡萄糖生理盐水 4. 中药治疗

续表

中药饮片	中毒反应	解救方法
胆矾	1. 消化系统：口涎，呕吐物、粪便多呈蓝绿色，口中有特殊金属味；黄疸、中毒性肝炎等症状 2. 血液系统：溶血性贫血 3. 泌尿系统：少尿、蛋白尿、无尿、血尿、急性肾衰竭或尿毒症等 4. 循环系统：铜离子引起中毒性心肌炎，造成心脏损害 5. 神经系统：头痛头晕、全身乏力，严重者出现脑水肿、痉挛、意识障碍等中毒性脑炎症状	1. 保护胃黏膜（口服含丰富蛋白质的食品）、洗胃（1% 亚铁氰化钾） 2. 解毒剂首选**依地酸二钠** 3. 对症治疗：如溶血用氢化可的松、碳酸氢钠，必要时输血；血压下降或心力衰竭用抗休克治疗 4. 中药治疗
蜈蚣	1. 消化道症状：恶心、呕吐、腹痛、腹泻、急性肝损害等 2. 循环系统：心悸、胸闷、气短、心律失常、血压下降等 3. 泌尿系统：急性肾功能损害、尿量减少等 4. 血液系统：溶血性贫血、酱油尿、黑粪等 5. 神经系统：抽搐、面神经损害等 6. 过敏反应：过敏性皮疹等，严重者，可致过敏性休克	1. 被蜈蚣咬伤后，用火罐立即拔出毒液，并迅速用 3% 氨水、5%～10% 碳酸氢钠液或用肥皂水清洗伤口。局部冷湿敷 2. 洗胃后服药用炭吸附毒素 3. 对症治疗：如过敏性休克用氢化可的松；呼吸困难用呼吸兴奋剂 4. 中药治疗
细辛	1. 细辛中的挥发油直接作用于**中枢神经系统，最终可因呼吸中枢完全麻痹而致死**，对肺的病理损害最为严重 2. 头痛、呕吐、呼吸急促、瞳孔散大、体温血压均升高，个别出现心慌、气短、失眠、濒死感，面色萎黄灰暗、心动过速、心律失常等。严重者可出现角弓反张，最后因**呼吸麻痹而死亡**	1. 立即催吐，洗胃（1:4000 高锰酸钾），服用通用解毒药、牛奶、蛋清，静脉注射可加维生素 C 2. 痉挛、惊厥用地西泮（安定）或安宫牛黄丸对症治疗 3. 尿闭可导尿或口服氢氯噻嗪
苍耳子	苍耳子含有细胞原浆毒的毒蛋白，造成肝性脑病 1. 消化系统：呕吐、腹泻、消化道出血等 2. 神经系统：头痛、头晕等 3. 循环系统：胸闷、心慌气短、血压下降、心律失常、房室传导阻滞等 4. 呼吸系统：呼吸困难、呼吸节律不整、肺水肿等 5. 泌尿系统：水肿、少尿、尿闭、血尿、尿失禁、肾功能异常、急性肾衰竭等 6. 其他：血小板减少性紫癜、神经性水肿、**喉头水肿**、喉梗塞等	1. 无胃肠道出血时，催吐、洗胃、导泻 2. 饮用大量糖水，并且静脉滴注（5% 葡萄糖氯化钠），需要限制输液量（肺水肿、心力衰竭、尿闭者） 3. 出血用止血药、维生素 K，必要时输血 4. 肝损害用糖皮质激素和保肝药 5. 治疗期间暂禁脂肪类食物 6. 中药治疗

中药饮片	中毒反应	解救方法
苦杏仁	主要成分苦杏仁苷，误服过量可产生氢氰酸中毒，主要影响中枢神经先抑制后麻痹。临床表现为眩晕、心悸、恶心、呕吐等中毒反应，重者出现昏迷、惊厥、瞳孔散大，<u>对光反应消失</u>，最后因<u>**呼吸麻痹而死亡**</u>	1. 食后 4 小时内出现中毒症状，洗胃、催吐（高锰酸钾液及大量清水或 3% 过氧化氢充分洗胃、催吐） 2. 联合使用亚硝酸钠和硫代硫酸钠 3. 静脉注射高渗葡萄糖液，能与氰离子结合并可促进毒物排泄，防治脑水肿和肺水肿 4. 对症治疗，必要时给呼吸兴奋剂、强心药、镇静药及升血压药物等，重症病人给细胞色素 C，根据循环、呼吸情况给予其他处理，如吸氧、人工呼吸等 5. 中药治疗
罂粟壳	罂粟壳中毒与其所含的主要成分吗啡有关。其临床表现<u>**昏迷，呼吸浅表而不规则，抽搐**</u>，恶心、腹泻，面无血色，发绀、<u>**瞳孔极度缩小呈针尖样**</u>，血压下降等	1. 先用碘酒 20～30 滴，温开水送服，洗胃、导泻、口服牛奶保护胃黏膜 2. 解毒可静脉注射 50% 葡萄糖，或促进排泄可滴入 10% 葡萄糖注射液，降低颅内压（静脉滴注甘露醇） 3. 保持呼吸道通畅（呼吸兴奋剂如山梗菜碱），呼吸衰竭时，给予含二氧化碳的氧气，必要时进行人工呼吸，保暖，给浓茶或咖啡，勿使病人入睡 4. 可用烯丙吗啡对抗毒性，不可用士的宁，以免和吗啡作用相加而导致惊厥。必要时导尿，其他对症治疗 5. 中药治疗

（二）中成药的不良反应

引起中成药不良反应的常见品种有 10 种：壮骨关节丸、克银丸、白蚀丸、痔血胶囊、龙胆泻肝丸、鼻炎宁颗粒、雷公藤制剂、维 C 银翘片、珍菊降压片、复方青黛丸。其中壮骨关节丸、克银丸、白蚀丸、痔血胶囊、珍菊降压片、复方青黛丸会造成肝损害；雷公藤制剂、维 C 银翘片会造成肝、肾损害；鼻炎宁颗粒会造成过敏性休克。

中成药不良反应的用药指导：①注意药物过敏史。②遵医嘱用药，采用合理的剂量和疗程，避免大剂量、长期连续用药。长期服用者每疗程之间注意时间间隔。③对特殊人群用药，应注意用药方案。④须长期服药的病人要加强安全性指标的监测，特别是肝、肾功能的监测。

中成药的不良反应及用药指导见表 11-9。

表 11 - 9　中成药的不良反应及用药指导

<table>
<tr><td rowspan="4">壮骨关节丸
痔血胶囊</td><td colspan="2">不良反应</td><td colspan="2">肝损害、腹痛、皮疹、过敏样反应、头晕、头痛</td></tr>
<tr><td rowspan="3">用药指导</td><td>同</td><td>1. 遵医嘱用药，避免大剂量、长期连续用药；一旦出现纳差、尿黄、皮肤黄染等症状应及时停药就医
2. 肝功能不良或特异体质者慎用</td></tr>
<tr><td rowspan="2">异</td><td>壮骨关节丸：定期检查肝功能，<u>30 天</u>为 1 个疗程，长期服用者每疗程之间间隔<u>10～20</u> 天</td></tr>
<tr><td>痔血胶囊：用药过程中密切监测肝功能、服药期间勿食辣椒等刺激性食物</td></tr>
<tr><td rowspan="5">克银丸
白蚀丸</td><td rowspan="2">不良反应</td><td>同</td><td colspan="2">肝损害</td></tr>
<tr><td>异</td><td colspan="2">克银丸：剥脱性皮炎</td></tr>
<tr><td rowspan="3">用药指导</td><td>同</td><td colspan="2">1. 必须在医师指导下用药，严格控制剂量和疗程，避免超剂量、长期服用，注意肝功能监测
2. 儿童、老年人、哺乳期妇女慎用，肝功能不全者禁用</td></tr>
<tr><td rowspan="2">异</td><td colspan="2">克银丸：孕妇慎用，对其他药物过敏者慎用，有克银丸过敏史禁用</td></tr>
<tr><td colspan="2">白蚀丸：孕妇禁用</td></tr>
<tr><td rowspan="2">龙胆泻肝丸</td><td colspan="2">不良反应</td><td colspan="2">肾损害</td></tr>
<tr><td colspan="2">用药指导</td><td colspan="2">1. 必须在医师指导下用药，严格按照适应证使用，避免大剂量、长疗程服用
2. 肾功能不好者、老年人、儿童、孕妇等人群使用应谨慎，治疗期间应注意肾功能监测。</td></tr>
<tr><td rowspan="2">鼻炎宁颗粒</td><td colspan="2">不良反应</td><td colspan="2">过敏性休克、全身过敏反应、皮疹</td></tr>
<tr><td colspan="2">用药指导</td><td colspan="2">1. 严格按照说明书用药，对有药物过敏史或过敏体质者应避免使用
2. 首次用药及用药后 30 分钟内加强用药监护，出现面色潮红、皮肤瘙痒等早期症状应引起重视并密切观察，必要时及时停药并对症治疗</td></tr>
<tr><td rowspan="2">雷公藤制剂</td><td colspan="2">不良反应</td><td colspan="2">药物性肝炎、肾功能不全、粒细胞减少、白细胞减少、血小板减少、闭经、精子数量减少、心律失常等；严重者有药物性肝炎、肝肾功能异常、肾衰竭、胃出血</td></tr>
<tr><td colspan="2">用药指导</td><td colspan="2">1. 遵医嘱，<u>从最小剂量开始</u>，严格控制用药剂量和疗程，<u>一般连续用药不宜超过3个月</u>
2. 用药期间应定期随诊并注意检查血、尿常规，加强心电图和肝肾功能监测
3. 儿童、育龄期有孕育要求者、孕妇和哺乳期妇女禁用；心、肝、肾功能不全者禁用；严重贫血、白细胞和血小板降低者禁用；胃、十二指肠溃疡活动期及严重心律失常者禁用</td></tr>
</table>

维C银翘片	不良反应	皮肤及附属器官损害，表现为全身发疹型皮疹伴瘙痒、严重荨麻疹、重症多形红斑型药疹、大疱性表皮松解症；消化系统损害，表现为肝功能异常；全身性损害，表现为过敏性休克、过敏样反应、昏厥；泌尿系统损害，表现为间质性肾炎；血液系统损害，表现为白细胞减少、溶血性贫血
	用药指导	1. 本品含**马来酸氯苯那敏、对乙酰氨基酚、维生素C**。对本品所含成分过敏者禁用，过敏体质者慎用 2. 服用本品期间**不得饮酒或含有酒精的饮料**；不得同时服用与本品成分相似的其他抗感冒药 3. 肝、肾功能受损者慎用；膀胱颈梗阻、甲状腺功能亢进、青光眼、高血压和前列腺肥大者慎用；孕妇及哺乳期妇女慎用。服药期间不得驾驶机、车、船，不得从事高空作业、机械作业及操作精密仪器 4. 建议严格按说明书用药，避免超剂量、长期连续用药，用药后应密切观察，出现皮肤瘙痒、皮疹、呼吸困难等早期过敏症状应立即停药并及时处理或立即就诊；出现食欲不振、尿黄、皮肤黄染等症状应立即停药，及时就诊，并监测肝功能
珍菊降压片	不良反应	消化系统表现为肝功能异常、黄疸、胰腺炎等；精神神经系统损害表现为头晕、视物模糊、运动障碍、麻木；皮肤及附件损害表现为剥脱性皮炎、全身水疱疹伴瘙痒等；代谢和营养障碍表现为低钾血症、低氯血症、低钠血症；有肾功能异常、心前区疼痛、心律失常、白细胞减少等个例报告
	用药指导	1. 注意用药剂量　与含有盐酸可乐定、氢氯噻嗪和芦丁成分的药品联合使用时，应分别计算各药品中相同组分的用量，避免药物过量 2. 防止撤药反应　停用本品时应在2~4天缓慢减量，以避免本品组分盐酸可乐定的撤药反应；如果已与β受体阻滞药合用，应先停用β受体阻滞药，再停用盐酸可乐定，避免与β受体阻滞药序贯给药 3. 注意水、电解质及代谢紊乱，出现上述不良反应征象时应及时就诊，对症处理 4. 应注意珍菊降压片与合并用药的相互作用，选择适宜的并用药物或者调整药物剂量，避免或减少不良反应的发生
复方青黛丸	不良反应	腹泻、腹痛、肝炎、肝功能异常、头晕等；严重者临床主要表现为药物性肝损害和胃肠道出血
	用药指导	1. 严格按照说明书用药，用药期间注意监测肝生化指标，血象及患者临床表现，若出现肝生化指标异常、便血及腹泻等，应立即停药，及时就医 2. 孕妇和对本品过敏者禁用，肝生化指标异常、消化性溃疡、白细胞低者禁用

（三）中药注射剂的不良反应

中药注射剂不良反应的常见品种有12种：清开灵注射液、双黄连注射液、参麦注射液、莲必治注射液、穿琥宁注射液、炎琥宁注射液、生脉注射液、香丹注射液、脉络宁注射液、喜炎平注射液、红花注射液、鱼腥草注射液。其中莲必治注射液、穿琥宁注射液会造成肾损害。

中药注射剂常见的不良反应为过敏反应。

12种中药注射剂的用药指导：①严格掌握适应证，合理选择给药途径。②禁止超功能主治用药。③不超剂量、过快滴注和长期连续用药。④严禁混合配伍，谨慎联合用药。⑤用药前应询问过敏史，过敏体质者慎用。⑥特殊人群和初次使用中药注射剂的患者慎用，并加强监测。长期使用的患者每个疗程间要有间隔。⑦加强用药监护，特别是开始使用的前 30 分钟。发现异常，立即停药，积极救治。

中药注射剂的不良反应及用药指导见表 11 – 10。

表 11 – 10　中药注射剂的不良反应及用药指导

莲必治 注射液	不良反应	急性肾损害、皮疹、头晕、胃肠道反应、过敏样反应等
	用药指导	1. 严格掌握适应证，加强肾功能的监测 2. 避免与氨基糖苷类等有肾毒性的药物联合使用 3. 对于老年人、儿童、孕妇、哺乳期妇女及有肾疾病者应避免使用 4. 用药后出现腰痛、腰酸等症状，应立即就诊检查肾功能情况
穿琥宁 注射液	不良反应	全身性损害：过敏性休克（为主）、发热、过敏样反应、寒战 呼吸系统损害：呼吸困难、气促、胸闷 皮肤黏膜损害：重症药疹 其他损害：紫癜、血小板减少、急性肾衰竭
	用药指导	1. 加强用药监护，严格按照适应证使用 2. 用药前应详细询问患者的过敏史，严禁用于对穿琥宁注射剂有过敏史的患者；严禁与其他药物配伍使用；给药期间应对患者进行密切观察，一旦出现过敏症状，则应立即停药或给予适当的救治措施 3. 严格掌握适用人群，慎用于儿童
炎琥宁 注射液	不良反应	全身性损害：过敏性休克、过敏样反应、高热、乏力 呼吸系统损害：呼吸困难、窒息、呼吸衰竭 皮肤及其附件损害：剥脱性皮炎、重症药疹 其他损害：低血压、四肢麻痹、昏迷、药物性肝炎
	用药指导	1. 权衡患者（尤其是儿童患者）的治疗利弊，谨慎用药 2. 严格按说明书用药，不得超剂量，尤其是儿童患者；用药期间密切观察，出现异常应立即停药，并及时采取救治措施 3. 对本品过敏者禁用，过敏体质者慎用。如必须用药，应在用药过程中对患者进行密切监测
生脉注射液	不良反应	全身性损害：发热、寒战、过敏性休克、过敏样反应 呼吸系统：呼吸困难、喉水肿、憋气 心血管系统：心悸、心律失常、高血压 皮肤及其附件损害：皮疹、剥脱性皮炎
香丹注射液	不良反应	全身性损害（过敏样反应、过敏性休克）；呼吸系统损害；心血管系统损害；皮肤及其附件损害（皮疹、瘙痒）；中枢及外周神经系统损害（头晕、头痛）；胃肠系统损害（恶心、呕吐）
脉络宁 注射液		呼吸系统损害（呼吸困难、憋气、喉水肿）；全身性损害（过敏样反应、寒战、发热、过敏性休克）；心血管系统损害（胸闷、发绀、低血压、高血压）

续表

生脉注射液 香丹注射液 脉络宁注射液	用药指导	同	1. 加强用药监护，严格按适应证使用 2. 对有药物过敏史或过敏体质者应避免使用，静脉输注时不应与其他药品混合使用，并避免快速输注
		异	香丹注射液：首次用药开始30分钟，发现异常，立即停药，采用积极救治措施
参麦注射液	不良反应		过敏反应，如心慌、气短、胸闷、颜面潮红；严重过敏性反应，如过敏性休克、呼吸困难
	用药指导		1. 加强用药监护，严格按适应证使用 2. 对有药物过敏史或过敏体质者应避免使用 3. 孕妇及老年人慎用，新生儿、婴幼儿禁用 4. 本品含人参，不宜与含藜芦、五灵脂的药物同时使用
喜炎平注射液	不良反应		全身性损害（过敏样反应、过敏性休克）；呼吸系统损害；皮肤及其附件损害（全身皮疹）；心血管系统（发绀）
红花注射液			呼吸困难、胸闷、过敏样反应、过敏性休克、寒战、发热、心悸
喜炎平注射液 红花注射液	用药指导	同	1. 用药前详细询问过敏史 2. 严禁与其他药物混合配伍，谨慎联合用药 3. 加强用药监护，用药过程缓慢滴注密切观察，特别是开始的30分钟，如有异常立即停药并采用积极救治措施
		异	1. 喜炎平注射液：对穿心莲类药物过敏者及孕妇禁用，过敏体质者慎用，老年人、儿童、肝肾功能异常者等特殊人群和初次使用中药注射剂者应慎重使用，加强监测；严格按照说明书的用法用量给药，不得超剂量使用 2. 红花注射液：对本品或含红花的制剂有过敏或严重不良反应病史者禁用，凝血功能不正常及有眼底出血的糖尿病患者禁用，孕妇、哺乳期妇女及儿童禁用；过敏体质者慎用，老年人、肝肾功能异常者等特殊人群和初次使用中药注射剂者慎用，加强监测；长期使用者应在每疗程间留有间隔时间
清开灵注射液	不良反应		以各种类型过敏反应为主
双黄连注射液			全身性损害（过敏性休克、过敏样反应），呼吸系统损害（呼吸困难、喉水肿）；皮肤及其附件损害（发疹型药疹）；肝肾损害、视觉听觉异常、抽搐、惊厥等

续表

清开灵注射液 双黄连注射液	用药指导	同	1. 严格掌握其适应证，权衡患者的治疗利弊，谨慎用药 2. 用药前仔细询问过敏史，对使用该产品曾发生过不良反应的患者、过敏体质者不宜使用 3. 单独使用，禁忌与其他药品混合配伍；谨慎联合用药，如确须联用时，谨慎考虑与本品的时间间隔及药物相互作用等因素 4. 严格按说明书用药，不得超剂量、高浓度应用；用药期间密切观察，发现异常应及时停药并采取救治措施
		异	1. 清开灵注射液：对于老年人、儿童患者应谨慎使用 2. 双黄连注射液：除临床必须使用静脉输液外，尽量选择相对安全的口服双黄连制剂，或采用肌内注射方式给药；有咳喘病、心肺功能疾病、血管神经性水肿、静脉炎的患者避免使用该产品
鱼腥草注射液	不良反应		以过敏反应为主，严重不良反应有过敏性休克、呼吸困难
	用药指导		1. 加强用药监护，严格按说明书用药 2. 对有药物过敏史或过敏体质者应避免使用，静脉输注时不应与其他药品混合使用，并避免快速输注

【同步练习】

X 型题（多项选择题）

1. 香加皮的中毒反应主要有

A. 心律失常　　　　B. 房室传导阻滞　　　C. 恶心　　　　D. 呕吐

E. 药疹

本题考点：本题考查对常见中药饮片不良反应的表现的掌握，香加皮不良反应表现在消化系统和心血管系统毒性，A、B、C、D 四个选项都是，E 选项药疹是皮肤损害，不是香加皮的中毒反应。

2. 雷公藤的中毒反应为

A. 肝损害　　　　　B. 少尿　　　　　　　C. 生殖损害　　　D. 肾区叩击痛

E. 卵巢早衰

本题考点：考查对常见中药饮片不良反应的表现的掌握，雷公藤的不良反应 A、B、C、D、E 选项都是。

3. 细辛中毒的解救方法有

A. 服用蛋清　　　　B. 安定　　　　　　　C. 输维生素 C　　D. 服氢氯噻嗪

E. 高锰酸钾洗胃

本题考点：细辛中毒解救方法。中毒后立即催吐，用 1∶4000 高锰酸钾洗胃，服用蛋清、乳汁或通用解毒剂，静脉输液内加维生素 C。有惊厥、痉挛等症状时，可给安定或安宫牛黄丸。尿闭时进行导尿或口服氢氯噻嗪。

4. 苦杏仁中毒的症状有

A. 眩晕　　　　　　B. 心悸　　　　　　　C. 瞳孔散大　　　D. 对光反应消失

E. 最后因呼吸麻痹而死亡

本题考点：苦杏仁不良反应的表现。临床表现为眩晕、心悸、恶心、呕吐等中毒反应，重者出现昏迷、惊厥、瞳孔散大、对光反应消失，最后因呼吸麻痹而死亡。

5. 罂粟壳中毒的症状有

A. 恶心呕吐   B. 昏迷抽搐   C. 腹泻发绀   D. 瞳孔变小

E. 血压下降

本题考点：罂粟壳的中毒表现。罂粟壳中毒与其所含的主要成分吗啡有关，其临床表现为昏迷，抽搐，呼吸浅表而不规则、恶心、呕吐、腹泻，面色苍白，发绀、瞳孔极度缩小呈针尖样，血压下降等。

6. 罂粟壳中含有的主要成分是

A. 吗啡   B. 可待因   C. 罂粟碱   D. 士的宁

E. 强心苷

本题考点：罂粟壳的主要成分。罂粟壳含有的主要成分为吗啡、可待因、罂粟碱

7. 参麦注射液的不良反应有

A. 过敏反应   B. 心慌   C. 气短   D. 过敏性休克

E. 呼吸困难

本题考点：参麦注射液的不良反应。参麦注射液的不良反应表现为过敏反应，如心慌、气短、胸闷、颜面潮红；严重过敏性反应，如过敏性休克、呼吸困难。

8. 参麦注射液不宜配用的中药饮片有

A. 细辛   B. 赤芍   C. 半夏   D. 藜芦

E. 五灵脂

本题考点：不宜与参麦注射液配伍的中药饮片。参麦注射液含人参，不宜与含藜芦、五灵脂的药物同时使用。

9. 雷公藤制剂使用的注意事项有

A. 查血、尿常规   B. 从最小剂量开始

C. 查心电图和肝肾功能   D. 心律失常者禁用

E. 孕妇禁用

本题考点：考查对雷公藤制剂的用药指导。①从最小剂量开始，严格控制用药剂量和疗程，一般连续用药不宜超过3个月。②用药期间应定期随诊并注意检查血、尿常规，加强心电图和肝肾功能监测。③儿童、育龄期有孕育要求者、孕妇和哺乳期妇女禁用；心、肝、肾功能不全者禁用；严重贫血、白细胞和血小板降低者禁用；胃、十二指肠溃疡活动期及严重心律失常者禁用。

10. 维C银翘片的使用注意事项有

A. 对马来酸氯苯那敏过敏者禁用   B. 对维生素C过敏者禁用

C. 服药期间不得饮酒   D. 服药期间不得从事高空作业

E. 青光眼慎用

本题考点：考查对维C银翘片使用注意事项的掌握。

参考答案： 1. ABCD　2. ABCDE　3. ABCDE　4. ABCDE　5. ABCDE　6. ABC
　　　　　　7. ABCDE　8. DE　9. ABCDE　10. ABCDE

五、中药不良反应的监测与报告

【复习要点】本部分内容掌握不良反应的监测方法，我国的药品不良反应监测系统的组成，新药和进口药的监测报告内容，以及划线部分内容。

（一）药品不良反应的监测方法

药品不良反应的监测方法见表 11 – 11。

表 11 – 11　药品不良反应的监测方法

自愿呈报系统	目前，世界卫生组织国际药物监测合作中心的成员国大多采用这种方法 缺点是存在漏报和资料的偏差 优点是监测时间长、范围广、覆盖面大，简单易行
集中监测系统	1. 重点医院监测 2. 重点药物监测：新药和进口药
记录联结	记录联结，指通过独特的方式把分散的信息联结起来发现与药物有关的事件的监测方法 举例：牛津记录联结研究，对安定与交通事故关系进行研究，发现安定与交通事故高度相关，证实安定类药有嗜睡的不良反应，驾驶员、机器操作者必须慎用
记录应用	记录应用，即指在一定范围内通过记录使用研究药物的每个患者的全部有关资料，以提供没有偏性的抽样人群，从而了解药物不良反应在不同人群中的发生情况，以计算药物不良反应的发生率，寻找药物不良反应的易发因素

（二）药品不良反应监测报告监管系统

我国的药品不良反应监测报告系统组成：国家药品不良反应监测中心，省级药品不良反应监测中心。

1. 国家药品不良反应监测中心　国家药品不良反应监测中心负责全国药品不良反应报告和监测的技术工作，并履行以下主要职责：①承担国家药品不良反应报告和监测资料的收集、评价、反馈和上报，以及全国药品不良反应监测信息网络的建设和维护；②制定药品不良反应报告和监测的技术标准和规范，对地方各级药品不良反应监测机构进行技术指导；③组织开展严重药品不良反应的调查和评价，协助有关部门开展药品群体不良事件的调查；④发布药品不良反应警示信息；⑤承担药品不良反应报告和监测的宣传、培训、研究和国际交流工作。

2. 省级药品不良反应监测中心　省级药品不良反应监测机构负责本行政区域内的药品不良反应报告和监测的技术工作，并履行以下主要职责：①承担本行政区域内药品不良反应报告和监测资料的收集、评价、反馈和上报，以及药品不良反应监测信息网络的维护和管理；②对设区的市级、县级药品不良反应监测机构进行技术指导；③组织开展本行政区域内严重药品不良反应的调查和评价，协助有关部门开展药品群体不良事件的调查；④组织开展本行政区域内药品不良反应报告和监测的宣传、培训工作。

（三）药品不良反应的监测报告范围

我国药品不良反应监测报告范围如下。

1. **新药监测期内的国产药品**　应当报告该药品的所有不良反应；其他国产药品，报告新的和严重的不良反应。

2. **进口药品**　自首次获准进口之日起 5 年内，报告所有不良反应；满 5 年的，应报告新的和严重的不良反应。

在我国，中药饮片产地、品种、种植条件和农药残留等因素对中药材的药效和毒性都会造成很大影响，并且中药饮片未实行批准文号管理，造成不良反应监测实施困难。

（四）药品不良反应的报告程序

药品不良反应监测报告实行逐级、定期报告制度，必要时可以越级报告。对于新的或者严重的药品不良反应应于发现之日起 15 日内报告，死亡病例须立即报告，其他药品不良反应应当在 30 日内报告。

世界卫生组织国际药物监测合作中心，要求各成员国每 3 个月以报告卡或磁盘方式向中心报告所收集到的不良反应。

（五）药品不良反应/事件报告表

1. **填表内容**　必须使用《药品不良反应/事件报告表》报告不良反应，最后须进行关联性评价，我国目前评价分为六级：肯定、很可能、可能、可能无关、待评价、无法评价。对此，我国的评价原则有五条。

（1）用药的时间和可疑不良反应出现的时间有无合理的先后关系。

（2）可疑不良反应如果符合该药品已知的不良反应类型，有助于确定因果关系。

（3）停药或降低剂量后，可疑不良反应是否减轻或消失。

（4）再次使用可疑药品后是否再次出现同样反应。

（5）所怀疑的不良反应是否可以用患者的并用药的作用、患者病情的进展、其他治疗的影响来解释。

2. **注意事项**

（1）《药品不良反应/事件报告表》：是药品安全性监测工作的重要档案资料，手工填写须长期保存，务必用钢笔、签字笔书写，填写内容、签署意见（包括有关人员的签名）的字迹要清楚，不得用报告表中未规定的符号、代号、不通用的形式和花体式签名，表格填写内容需准确、完整、简明，不得有缺漏项。

（2）不良反应/事件过程描述及处理情况：不良反应/事件开始及变化过程，均需要注明具体时间，如×年×月×日。填写不良反应/事件表现时，要明确、具体，如为心律失常，要填写何种心律失常；严重病例应注意生命体征指标的记录（如体温、呼吸、脉搏、血压）。与可疑不良反应/事件有关的辅助检查尽可能明确填写，如怀疑某药引起药物性肝损害，应填写用药前后肝功能的变化情况，同时要填写肝炎病毒学检验结果，所有检查要注明检查日期。

（3）怀疑药品：报告人认为可能是不良反应/事件发生有关的药品，批准文号应与药品生产企业、药品名称、规格对应。如果无商品名或不知道时，填写不详。通用名、生产厂家应填写完整，不应简写。产品批号应是患者使用时发生不良反应药品的批号。给药途径填写准确，对于规定要缓慢静脉注射的药品应在报告表"其他"栏内注明是缓慢注射。如有四个以上怀疑药品（含四个），可另附 A4 纸说明。

（4）用药起止时间：是指药品同一剂量开始时间和停止时间，如果用药过程中改变剂量应另行填写该剂量的起止时间，并予以注明。用药起止时间大于一年，应按×年×月×日—×年×月×日格式填写；用药起止时间少于 1 年，据×月×日—×月×日格式填写；如某药只用一次或只用一天可具体写明，如一次或静脉滴注 1 小时。

（5）用药原因：应填写使用该药品的原因，应详细填写。如患者既往有高血压病史，此次是因为肺部感染使用注射氨苄西林引起不良反应，用药原因栏应写肺部感染。

（6）并用药品：患者同时使用的其他药品（包括患者自行购买的药品或中草药，不包括治疗不良反应的药品），并用药品可能提供以前不知道的药物相互作用线索，或者可提供不良反应发生另外的解释，故请一定填写。填表时不要忽略慢性病长期服药因素。

（7）不良反应结果：是指本次药品不良反应经采取相应的措施之后的结果，不是指原患疾病的后果。如患者不良反应已经痊愈，之后死于与不良反应无关的并发症，此栏填痊愈。

（8）关联性评价：报告人只填写报告人评价，签名需要报告人亲笔签名。报告单位评价由联络员填写。

【同步练习】

一、A 型题（最佳选择题）

1. 药品不良反应监测报告监管系统不包括

A. 国家药品不良反应监测中心　　　　　B. 省不良反应监测中心

C. 自治区不良反应监测中心　　　　　　D. 直辖市药品不良反应监测中心

E. 市不良反应监测中心

本题考点：我国的药品不良反应监测报告系统组成：①国家药品不良反应监测中心；②省、自治区、直辖市药品不良反应监测中心。

2. 目前，世界卫生组织国际药物监测合作中心的成员国大多采用的监测方法是

A. 自愿呈报系统　　　B. 集中监测系统　　　C. 重点医院监测　　　D. 记录联结

E. 记录应用

本题考点：自愿呈报系统是目前世界卫生组织国际药物监测合作中心的成员国大多采用的监测方法。

3. 世界卫生组织要求各成员国将药品不良反应报告的定期是

A. 1 个月　　　　　B. 2 个月　　　　　C. 3 个月　　　　　D. 4 个月

E. 5 个月

4. 对于新的或者严重的药品不良反应须用有效方式快速报告，最迟不超过

A. 3 个工作日　　　B. 7 个工作日　　　C. 15 个工作日　　　D. 30 个工作日

E. 14 个工作日

本题考点：药品不良反应监测报告实行逐级、定期报告制度。必要时可以越级报告。对于新的或者严重的药品不良反应病例须用有效方式快速报告，必要时可越级报告，最迟不超过 15 个工作日。

二、X 型题（多项选择题）

5. 药品不良反应监测方法包括

A. 走访调查　　　　B. 自愿呈报系统　　　C. 集中监测系统　　　D. 记录联结
E. 记录应用

本题考点： 药品不良反应监测方法包括自愿呈报系统、集中监测系统、记录联结、记录应用。

6. 药品不良反应/事件报告表目前关联性评价分为

A. 可能　　　　B. 很可能与肯定　　　C. 可能无关　　　D. 待评价
E. 无法评价

本题考点： 不良反应报告关联性评价目前分为无法评价、待评价、可能无关、可能、很可能、肯定六级。

参考答案： 1. E　2. A　3. C　4. C　5. BCDE　6. ABCDE